THE HEALTHY HOME

헬시 홈

마이런 웬츠, 데이브 웬츠 지음
윤승일 옮김

The HEALTHY HOME: Simple Truths to Protect Your Family From Hidden Household Dangers by Dave Wentz and Dr. Myron Wentz

헬시 홈
당신의 가족을 위협하는 집안의 비밀

2019년 1월 17일 초판 1쇄 발행
2019년 8월 30일 초판 2쇄 발행

저자 마이런 웬츠 · 데이브 웬츠 **역자** 윤승일 **발행자** 박흥주 **영업부** 장상진 **관리부** 이수경
발행처 도서출판 푸른솔 **편집부** 715-2493 **영업부** 704-2571~2 **팩스** 3273-4649 **디자인** 여백 커뮤니케이션
주소 서울시 마포구 삼개로 20 근신빌딩 별관 302
등록번호 제 1-825

값 22,000원

ISBN: 978-89-93596-89-2 (03510)

THE HEALTHY HOME

마이런 웬츠,
데이브 웬츠 지음
윤승일 옮김

헬시 홈

당신의 가족을 위협하는 집안의 비밀

푸른솔

차례

머리말 6

PART 1
집으로의 초대

건강에 좋은 집 구경 28
이 책의 구성상 특징 30
집 구경을 시작한다 32

PART 2
침실

제1장 옷이 문제다 42
천연 섬유 대 합성 섬유 44 / 청결함의 냄새는? 50 /
드라이클리닝의 비밀 57 / 바짝 죄는 옷 64 /
매트리스 속에는 무엇이 있나? 69

제2장 전자파 72
전자파의 음과 양 74

제3장 수면 시간 82
죽으면 자겠다 84 / 당신의 침실 예보 87 /
맑은 공기를 찾아서 92 / 적정한 수면 시간 98 /
성욕 증진 방안 106

심플 솔루션 요약 108

PART 3
욕실

제1장 개인용품 120
로션과 물약 122 / 독성 물질로 치장한다? 123 /
발한 억제제의 진실 143

제2장 백옥같이 흰 치아 150
독성 치약 152 / 독성 물질로 가득한 입 156

제3장 약물 중독 168
균의 퇴치 170 / 콜레스테롤에 관한 진실 185

심플 솔루션 요약 200

PART 4
주방

제1장 음식 사랑 210
현대 식사의 함정 212 / 탄수화물 식품은 본질적으로 동일하지 않다 216 / 영양 불균형 225

제2장 요리하기 240
식사의 준비 242 / 플라스틱 주방 254

제3장 마시기 270
폐수지 272 / 온통 잘못된 이유로 온통 잘못된 음료 286

심플 솔루션 요약 293

PART 5
거실

제1장 청결한 삶 304
환경을 위한 투쟁 306 / 청결에 대한 집착 311

제2장 첨단 기술, 고위험 334
다양한 기기 336 / 전자파의 바다 339 / 전자 대공황 350

심플 솔루션 요약 354

PART 6
차고와 마당

제1장 차고의 마귀 364
침실 아래의 차고 366 / 휘발성 유기 화합물 375 / 직접 정비하되, 안전하게 380

제2장 마당의 친환경화 382
나가자! 384 / 현명한 해충 방제 389 / 몸을 움직이라! 403

심플 솔루션 요약 408

후기 1 - 데이브 웬츠 412
후기 2 - 마이런 웬츠 박사 419
감사의 글 424
참고 문헌 428
저자 주 443

✚ 머리말

수년간 나는 아버지 마이런 웬츠 박사에게 그날의 주요 안건은 무엇이냐고 물어볼 필요가 거의 없었다.

나는 아버지가 실제로 무엇을 하고 있는지(자신에게 가용한 시간과 재정적 수단을 들여 하는 일들) 관찰하기만 하면 됐다. 진단 의학의 향상, 질 좋은 영양 보충제의 개발, 전체론적 의학(holistic medicine) 연구, 영양실조 고아 지원, 순수 예술 지원 등 그의 열정은 많지만, 그의 방법은 거의 변하지 않는다.

그는 내게 구체적이고 개인적인 행동이 진정한 변화를 가져오는 것이라고 가르쳐왔다.

그리고 개인적인 노력이 바라는 변화를 가져오기에 충분하지 않을 경우에, 아버지는 “글쎄, 자네는 책을 쓰라면 언제든지 쓸 수 있겠어”라고 말하곤 했다.

나는 첫 아기의 출생을 준비하고 환영하면서 근년에 아버지가 보여준 본보기를 생각하게 됐다. 불현듯 정신이 번쩍 들면서 새로운 책임감(앤드류를 유해한 것들로부터 안전하게 지켜야 하는 것)을 느꼈다. 오랫동안 내가 끊임없이 우려한 사항의 하나는 일상생활에서 우리가 자신을 감춰진 환경 독성 물질에 불필요하게 노출시킨다는 것이었다. 매일 매순간 우리는 현대 세계에서 불필요한 위험(독성 화학물질, 음 에너지, 예기치 못한 부작용 등)의 공세에 직면하고 있다.

앤드류의 출생이 임박하면서, 이러한 감춰진 위험에 대한 나의 우려는 진심어린 열정으로 승화됐다. 그리고 아버지로부터 배웠듯이 열정은 행동을 의미한다.

내가 행동에 나서고 싶었던 만큼이나, 독성 물질 제조사 또는 굼뜬 정부 규제기관과 일일이 맞설 방법은 없었다. 그러나 나는 앤드류와 기타 많은 사람들에게 엄청난 변화를 가져올, 내가 할 수 있는 어떤 것을 알고 있었다. 그건 간단한 두 단어로 충분히 설명됐다. 즉 인식과 회피였다. 나는 사람들이 환경 건강 위험에 대한 지식을 늘리고 그러한 위험에 대한 노출을 줄이도록 함으로써, 그들이 장기적인 건강의 가능성을 향상시키고 그들 자녀의 미래 행복을 보장하는 데 도움을 줄 수 있다고 확신했다.

앤드류를 계기로, 나는 주변 사람들에게 그들이 매일 당연한 일로 여기는 것들에 도사리고 있는 위험에 대해 알리고 싶었다. 집에 감춰진 그러한 위험을 쉽게 그리고 큰 불편 없이 제거하는(또는 최소한 줄이는) 방법을 설명하고 싶었다. 작은 변화들이라도 오랜 세월에 걸쳐 쌓이면 놀라울 정도의 변화를 가져올 수 있다는 희망을 주고 싶었다. 바로 아버지의 조언을 구하고 또 책을 쓸 시점이었다.

그래서 나는 아버지를 참여시켰다. 그는 지식이 방대하고 연구 욕구가 왕성해 연구들의 숨은 의미와 추측을 알아차릴 수 있다.

우리는 당신이 현대 사회의 독성 환경으로부터 가족을 보호하기 위해 과학자(혹은 심지어 동굴에서 생활하는 기술 공포증 환자)가 될 필요는 없다는 점을 입증하기 시작했다. 당신은 위험한 제품 또는 습관을 받아들일 필요가 없다. 앞으로 소개되는 내용은 당신이 어떻게 변화를 이룰 수 있는지를 보여줄 것이다.

당신은 건강한 집을 가질 수 있다.

첫째 단계는 배우는 것이다. 둘째 단계는 당신의 삶을 변화시키기 위해 단호한 행동을 취하는 것이다. 이 부분은 당신의 몫이다.

PART 1 _ Welcome

집으로의 초대

글 : 웬디 스패로우 (Wendy Sparrow)

솔트레이크시티가 고향인 데이브 웬츠(Dave Wentz)는 2009년에 Forbes.com에 의해 '미국에서 가장 영향력 있는 40세 이하 CEO 중 한 명'으로 선정됐다. 데이브는 아버지인 마이런 웬츠(Myron Wentz) 박사를 돕는 활동을 포함해 자신의 40년 생애에서 많은 업적을 쌓았다. 마이런 웬츠 박사는 국제적인 영양 및 건강기능식품 제조사인 유사나헬스사이언스(USANA Health Sciences)를 창립하였는데, 이 회사는 현재 아들인 데이브가 이끌고 있다. 나는 이번 프로젝트에 날 끌어들인 데이브의 구상이 마음에 들었다.

나는 인상적인 어떤 유리 건물에 도착하였다. 이 건물의 유리에는 싹이 트는 나무, 아름다운 건식 조경 그리고 이 도시를 상징하는 산맥의 멋진 모습이 비춰지고 있었다. 곧 이어 나는 주변 경관과 잘 어울리는 건물의 코너에 위치한 널찍한 데이브의 사무실로 안내되었는데, 가지런히 정리된 데스크 근처에 위치한 러닝머신이 눈에 띄었다.

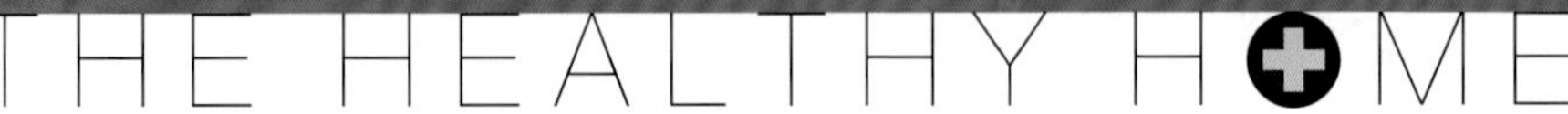

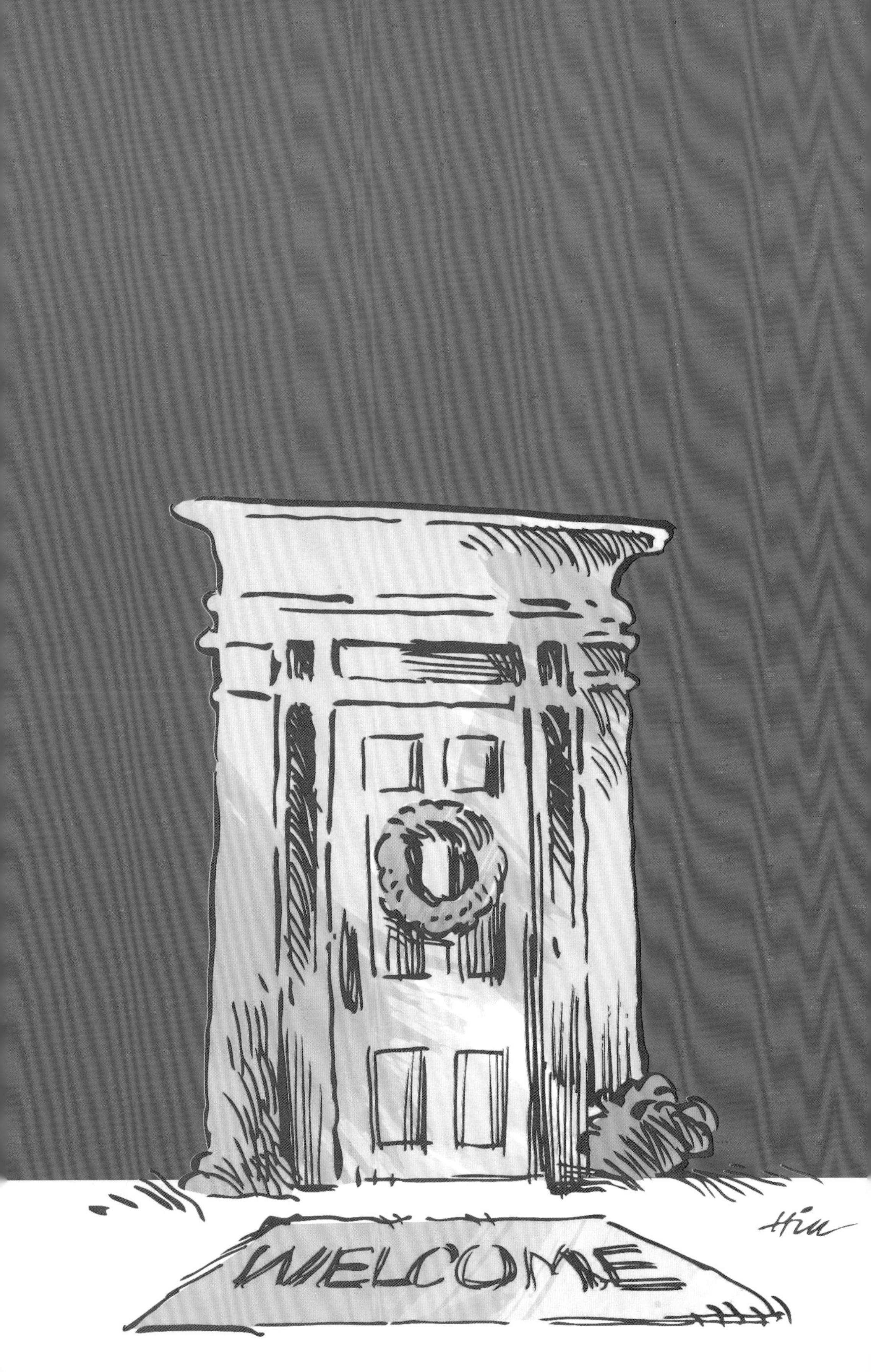
WELCOME

데이브는 반갑게 나를 맞이하였다. 구릿빛 탄탄한 피부를 가진 그에게서 나이가 들었다는 느낌은 거의 없었다. 그에게는 뭔가 비결이 있는 듯했다. 수줍어하면서도 주저하지 않는 집중력을 보여주는 인간적이고 격의 없는 그의 태도로 인해 나는 금방 편해졌다.

짧게 대화를 나눈 다음, 그는 내게 문으로 따라오라는 제스처를 취했다.

데이브는 나와 함께 회사의 '크리에이티브룸(Creative Room, 창의실)'으로 걸어갔다. 이 환한 공간에는 각종 의자, 소파와 안락의자가 여기저기 널브러져 있었다. 화이트 보드들이 룸 전체에 둘러져 있었으며, 일부 보드들에는 앞서 브레인스토밍 세션이 열렸음을 짐작케 하는 흔적이 아직 남아 있었다. 한 직원이 헬스 바, 견과류, 과일, 물, 그리고 커피 대신 제공되는 회사 제품인 건강 에너지 음료 같은 영양 간식을 가져왔다.

우리가 앉자마자, 데이브는 바로 본론으로 들어갔다.

데이브 _ 솔직히 말해 나는 책을 쓸 때 대충대충 넘어가지 못하는 성격이지요. 하지만 이번 책은 꼭 써야 할 이유가 있기 때문에 웬디와 함께 일하고 싶어요. 내가 가지고 있는 정보를 구성하고 그 정보가 필요로 하는 사람들에게 잘 읽히도록 표현하는 작업을 도와주시면 좋겠네요.

웬디__이런 큰 프로젝트를 시작하게 된 동기는 무엇인가요?

데이브__우리가 섭취하거나 우리의 주변에 있는 일상적인 것들, 즉 우리의 건강에 직접적인 영향을 미치는 것들에 감춰진 위험 때문이지요. 안타깝게도 정부 기관은 그러한 위험을 규제할 시간 또는 방법이 없고, 전문 의료인은 그런 위험이 신체 증상으로 드러날 때까지 신경쓰지 못하며, 일반인은 그런 위험이 문제가 된다는 점을 제대로 알고 있지 못해요.

우리는 일반인이 이러한 것들에 대해 이야기하게끔 해야 합니다. 그래야 사람들이 이런 위험을 피하거나 최소한 그 영향을 인식할 수 있지요.

웬디__프로젝트가 진행되는 과정에서 구체적으로 무엇을 다루기를 원하나요?

데이브__어디서부터 시작해야 할지 잘 모르겠네요. 그래서 당신의 도움이 필요해요. 여기서 다루는 정보를 사람들이 실제로 사용할 수 있도록 구성해야 하거든요. 당장 머리에 떠오르는 대로 각 항목을 나열해 볼게요.

- '신차 냄새'는 너무도 위험해 에어백이 터져야 할 정도다.

- 이를 때우는 은 충전물은 언젠가 자신의 모습을 인식하지 못하게 할 수도 있다.
- 전자레인지는 텔레비전이 아니므로 팝콘이 튀겨지는 것을 절대로 보아서는 안 된다.
- 마시지 싶지 않은 것은 피부에도 바르지 말아야 한다.
- 향기 나는 세탁물은 니코틴 패치처럼 작용한다.
- 우리는 파리나 모기 한 마리를 죽이려고 집안을 유독하게 만든다.
- 플라스틱은 가족의 미래를 앗아갈 수도 있다.
- 백신 접종의 장기적인 결과는 정말로 모른다.
- 실내 공기 오염은 내일의 석면이다.
- 영리를 위해 이루어지는 기술 진보는 항상 안전을 목적으로 하는 연구를 앞서간다.
- 불소(플루오린)는 유독하다.
- 누구의 조언을 받아들일지 신중해야 한다.
- 자신을 가장 잘 옹호해줄 사람은 자신밖에 없다.
- 자제가 아닌 '절제'가 과잉에 대한 해결책이다.

이런 내용들은 시작에 불과하다고 생각해요.

웬디 _ 시작에 불과하다고는 하지만, 아무리 당신이 건강기능식품 회사를 운영한다고 해도, CEO에게 생소한 프로젝트일 것 같은데요.

이번 책을 구상하게 된 동기는 무엇인가요?

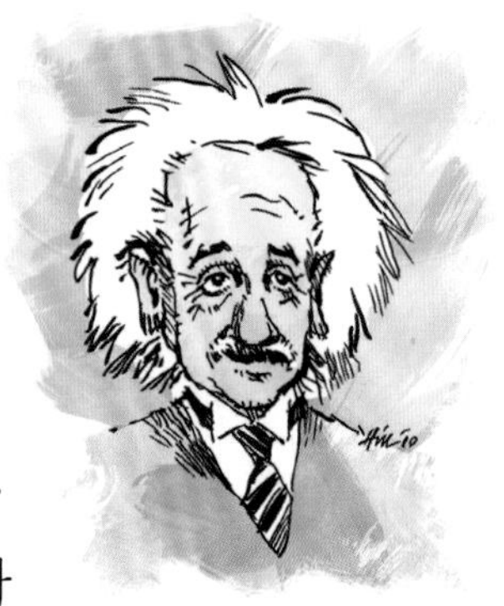

데이브 그건 사실 아버지의 과학 연구에서 비롯되었어요. 아버지(마이런 웬츠 박사)는 세포 영양에 관한 한 세계적인 권위자 중 한 분이죠. 그는 생명과학 분야에서의 업적으로 앨버트 아인슈타인 상을 수상하셨어요. 그리고 늘 건강 분야의 혁신을 끊임없이 추구하고 계시죠.

저의 독특한 성장 과정과 아버지와 함께 건강에 초점을 맞춘 회사를 창립한 경험 때문에, 저는 대부분의 사람들이 이미 건강에 위협이 되는 요소들에 대해 알고 있다고만 생각했어요. 그러나 더 깊이 파헤칠수록 대다수의 사람들이 인식하지 못해서 행복한(그래서 위험한) 상태에 있다는 사실을 알게 되었어요.

웬디 아버지도 당신의 견해에 공감하시나요?

데이브 상당히요. 아버지는 부족한 영양과 건강하지 못한 생활습관, 그리고 독성 물질이 만연한 환경 문제로 우리 아이들이 자기 부모만큼 오래 살지 못하는 제1세대의 아이들이 될 수도 있다고 생각해요. 그 증거를 찾기는 어렵지 않습니다. 우리 주변이 온통 그러거든요. 저는 아이를 갖고 싶지 않았는데, 우리가 야기한 독성 환경에서 아기가 고통을 받게 하고 싶지 않았기 때문입니다. 그러나 세월이 흐르면서 그러한 입장에 변화가 생겨 지금은 아들이 하나 있습니다.

아내 르네가 임신했을 때 저는 아내가 자신에게 필요한 영양을 제대로 얻길 바라면서 지금껏 아내에게 노출되었을지도 모를 독성 물질에 대해 우려하는 마음 때문에 밤잠을 이루지 못했어요. 아기가 뱃속에서 차거나 구를 때는 경이로움에 휩싸이면서도, 한편으론 아기의 미래에 대해 걱정했어요.

이제 우리 아들 앤드류는 더 큰 세계를 탐험하고 있습니다. 뱃속에서 나왔으니 그에게 영향을 미칠 요인들에 대해 우리가 통제할 여지는 많이 줄었습니다. 하지만 이로 인해 더욱더 의문을 갖게 되었습니다.

현재의 환경을 바꾸기 위해 세상에 큰 변화를 주는 일이 가능할까요? 아니면 우리는 암, 심장질환과 알츠하이머병 같은 퇴행성 질환이 일반화된 세상에서 인공 독성 물질이 제기하는 새로운 진화상의도전과 싸워야 할까요? 저는 우리 아이의 미래를 위해 그러한 변화를 이룰 수 있길 희망합니다. 세계가 무엇을 하든 상관없이 아이들에게 건강하고 행복한 삶을 위한 최선의 기회를 주기 위해 노력할 겁니다.

내 아들 앤드류는 우연이 아니라 선택에 의해 건강해질 것입니다.

웬디 ‘가족 보호’라는 중대한 사명을 가지고 있다면, 그걸 실행 가능한 단계들로 나눌 수 있나요?

데이브 그럴 수 있다고 생각해요. 아니라면 우리가 이러한 대화를 나누고 있지 않겠죠. 우선 저는 사람들이 다음과 같은 4가지 기본적인 조치를 취하도록 권장하고자 합니다.

- 편의성 비용을 계산한다. 당신이 편의성 없이는 살아갈 수 없을 것들을 결정하고 나머지를 재평가하는데, 편의성이란 없어도 생활할 수 있기 때문이다.
- 사전 예방 원칙에 따라 산다. '유비무환'이다. 그러한 과정에서 당신의 본능에 귀를 기울인다. 어떤 것이 흔하기 때문에 안전할 거라고 추정해서는 안 된다.
- 당신의 감각을 따른다. 독성 환경에서는 코가 먼저 안다.
- 그리고 정부는 생태환경보다 경제를 택할 수도 있지만, 그 반대로 한다. 건강이 돈보다 더 중요하다. 다른 사람들이 당신의 가족을 보호해주길 기다려서는 안 된다. 스스로 보호하고 당신 자신의 집에서 시작한다.

독성 환경이 우리를 압도하도록 놔두어서는 안 됩니다. 일단 우리가 진실을 알게 되면 독성 물질이 매일 우리 신체에 가하는 공격에 대해 낙담하기 쉽습니다. 독자들은 이 책에서 우리가 추천하는 모든 것을 다 성취할 필요는 없다는 점을 이해해야 합니다. 한 가지 좋은 습관만 채택해도 더 건강해질 것이고, 몇 가지 긍정적인 변화를 이루면 삶의 질이 향상될 수 있으며, 각각의 단계를 추가할 때마다 독자들과 그 가족의 생명이 수년 연장될 수 있습니다.

저는 내가 뭘 해야 하는지 알고 있기 때문에 아이들 세대에 대한 희망을 품고 있습니다. 우리는 어떻게 인식해야 하고 어떻게 자신을 가장 잘 보호해야 하는지를 배우며, 부모들은 자기 가족의 안전을 지키는 데 열중하고 있죠. 우리 아이들은 다행히도 제 아버지와 같은 선지자들의 발자국을 따라가고 있습니다.

아들 앤드류는 수많은 생명에 영향을 미친 한 사람의 손자입니다. 당신이 채혈을 위해(아마도 바이러스 감염을 검사받기 위해) 병원에 가면 검사실은 아마도 제 아버지가 오래 전에 개발한 진단 기술을 사용하고 있을 것입니다. 그는 거기에서 멈출 수도 있었지만, 질환을 진단하는 것으로는 충분하지 않다는 점을 깨닫고는 퇴행성 질환을 퇴치하는 길을 발견하고 예방을 위한 방법을 확인하기 위해 다시 세포 기술 연구로 돌아갔습니다.

우리는 아직 갈 길이 멀지만, 저는 사람들이 건강하게 오래 살기 위해 주의를 기울이고 다양한 선택을 하는 것을 자주 봅니다. 그 때문에 이 책이 필요합니다. 이 세계에서 저만 아이를 기르는 것은 아니니까요.

웬디 수많은 정보를 곧바로 찾을 수 있는 세상인데, 누구나 이미 자신의 안전을 지키기 위해 필요한 지식을 갖고 있지 않을까요?

데이브 역사의 교훈에 따르면 대부분의 주요 발견과 많은 흥미로운 신제품의 경우에 긴 시간이 흐른 후에야 제품의 안전성 정보가 실험실에서 대중으로 전달됩니다. 대부분의 경우에 결정적인 증거를 확보하는 데 시간이 너무 오래 걸립니다. 한 제품이 안전하지 못하다고 확인될 즈음에는 십중팔구 생명들을 잃게 될 것입니다.

이 때문에 사전 예방 원칙이 필요합니다. 이 원칙에 따르면 어떤 행동이나 제품이 인간 건강 또는 환경에 해를 끼칠 가능성이 있는 경우에 과학적 절차를 통해 인과관계가 완전히 입증되지 않았을지라도 사전 예방 조치를 취해야 한다는 것입니다.

과학은 그리 빨리 따라갈 수 없습니다. 우리는 과학이 따라올 때까지 개인적인 논리 및 직관에 의지해야 합니다. 우리 각자는 가용한 모든 정보를 입수해야 하며, 아울러 상당한 상식을 갖추고 편의성과 첨단 혁신 제품 없이도 지내려는 의지를 가져야 합니다. 우리는 자신이 진실이라고 알고 있거나 그렇다고 믿는 것들에 대한 감각을 다시 일깨워야 합니다.

웬디 당신의 아버지가 과학자라는 점을 감안한다면, 당신이 과학보다 직관을 앞세운다는 사실을 당신은 어떻게 받아들이나요?

데이브 그건 그리 모순적이지는 않아요.

성장하면서 저는 발음하기 힘든 말들을 하고 가장 단순한 것들을 복잡하게 설명하며 우리가 일상생활에서 마주치는 모든 작용 및 반작용에 관해 끊임없이 견해를 피력하는 과학자 아버지를 두고 있었습니다. 아이였을 때 친구들과 흙장난을 하고 있는데 한 이웃사람이 흙을 입속에 넣어서는 안 된다고 주의를 준 것이 기억납니다. 아버지가 이를 듣고는 대답하기를 "흙을 먹게 놔두세요. 그러면 면역력이 길러질 거예요"라고 말했습니다.

너무도 자주 우리는 잠시 멈춰 "왜지?"라고 묻는 일 없이 많은 일들을 합니다(혹은 하지 않습니다). 아버지는 자신의 직관을 이용하여 거의 모든 것에 대해 "왜지"라고 묻습니다.

중요한 것은 그가 배우고자 하는 끊임없는 욕망을 늘 가지고 있었다는 점입니다. 그래서 그는 전 세계의 학술 대회에 참여하였고 종종 저를 데리고 갔습니다. 14살 때 저는 독일인들이 사우나에서 땀을 낸 다음 눈에서 구르거나 얼음같이 찬 물에 뛰어드는 방법으로 해독하는 것에 열광한다는 점을 알았습니다. 이에 충격을 받고 매료되었는데, 제가 배운 건강 효과 때문이 아니라 그들이 사우나를 알몸으로, 그것도 혼탕에서 한 점 때문이었습니다.

그건 놀라운 경험이었습니다. 하나의 문화에서는 관행인데, 다른 문화에서는 금기이니 말이죠. 광범위한 변화를 가져오는 데 몰두하는 외골수 과학자를 아버지로 둔다는 것에는 정말로 멋진 측면들이 일부 있었습니다. 하지만 때로 저는 귀가해서 신발을 벗어던지고는 저와 함께 영화를 보거나 마당에서 농구를 하는 아버지를 두었으면 하고 바랐습니다. 그러나 아버지는 늘 외골수였습니다. 비록 그는 광범위한 시각과 많은 다양한 관심을 가지고 있지만, 한 가지 강한 열정이 있습니다. 그는 하루 종일 일주일 내내 모든 것을 과학자의 관점에서 접근합니다.

그건 사람을 미치게 만드는 일일 수 있습니다. 하지만 '진정한 건강'이란 무엇인가에 대한 아버지의 비전은 결코 사그라지지 않습니다. 그는 세상에서 고통과 질병을 완화시키기 위한 혁신적인 연구를 끈기 있게 하고 있습니다.

웬디_하지만 그러다 보면 자신의 이론들이 논문에만 존재하는 사람의 관점으로 여겨지지 않을까요?

데이브_전혀요. 아버지는 일생을 학자로 살아왔어요. 그는 절대로 공부와 학습을 멈추지 않으며, 대부분의 사람들이 보지 못하는 것들을 봅니다. 우리에게 직관적인 듯한 것이 그에게는 그저 논리적으로 보입니다. 그에게 삶은 매일 매일을 바쁘게 살고 해야 할 일의 목록에서 모든 일을 마치는 것이 아닙니다. 삶은 살아가는 것입니다.

사실 그의 일은 실험실을 훨씬 벗어납니다. 그는 제3세계 국가들에 병원을 지어주는데 힘쓰며, 종종 국제 자선단체인 기아아동구호

기금(CHF)과 함께 여행도 합니다. 이 책에서 얻는 수익은 전부 유사나 트루헬스 재단 및 기타 자선단체의 지원에 쓰일 것입니다.

그가 접근하는 방법의 한 예를 들자면, 기름지고 튀긴 패스트푸드를 먹는 것은 현명한 생각이 아니라고 합니다. 아버지는 현미경을 통해 세포가 우리가 늘 섭취하는 식품들에 노출된 결과 실제로 죽는다는 점을 확인했습니다. 그러한 영상을 보면 미심쩍은 결정들에 관한 논쟁의 여지가 거의 없어집니다.

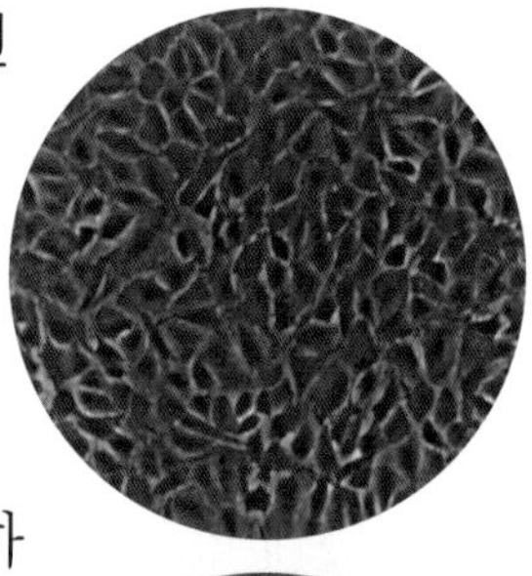

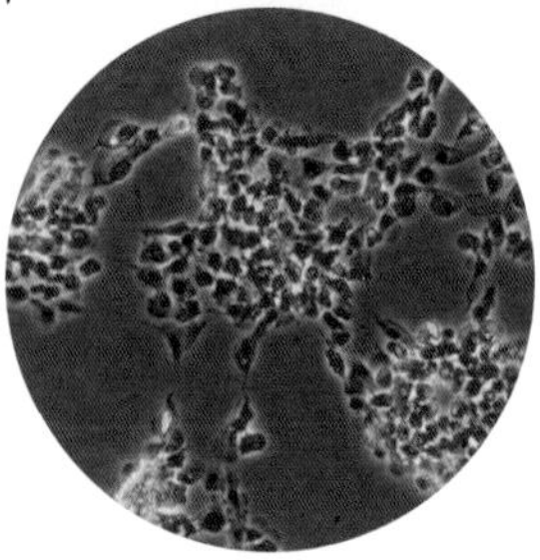

말할 필요도 없이 제가 햄버거와 프렌치프라이를 좋아하는 만큼 절제가 중요하죠. 좋아하는 것만 한다면 건강한 세포를 많이 희생시킬 것이라는 사실을 명심하면서 욕망을 누그러뜨립니다. 저는 완벽하지 않지만 인식하고 있기 때문에 보다 건강합니다.

성장하면서 저는 아버지와 거의 동일한 방식으로 세상을 바라보고 이해하게 되었습니다. 그는 소수의 극히 전문적인 사람들만 이해할 수 있는 언어를 사용합니다. 저는 생명공학을 전공하였지만 제가 알고 있는 지식의 대부분은 서서히 터득하였다고 생각합니다. 저는 어떻게 보면 이민 가정의 자녀 같은 부분이 있습니다. 새로운 나라로 이주한 후 부모를 대신해 소통하는 법을 배워야 하는 아이 말이죠. 제 삶은 아버지가 의미하는 바를 비전문가의 용어로 설명하는 일을 중심으로 이루어져 왔습니다.

저는 아버지를 세상과 소통시키는 사람입니다. 그는 현미경을 통해 진정한 건강이 어떤 모습인지를 이해합니다. 저는 그것을 대부분의 사람들이 이해할 정도로 단순하게 설명합니다.

웬디 그럼에도 불구하고 그의 지식은 극히 전문적인 것처럼 들리네요. 당신은 웬츠 박사의 지식을 이 책을 읽는 모든 사람이 파악하고 실행할 수 있는 방식으로 설명할 수 있나요?

데이브 물론이죠. 저는 아버지가 이룬 업적의 기반을 가지고 있지만, 사실 과학적 연구 결과에 관한 장황하고 칙칙한 강의는 정말 싫어합니다. 저는 쉽게 산만해져요. 그래서 신속한 답변과 현실적인 해결책을 제공하고자 합니다. 사람들이 절대적인 자제로 실패하기보다는 절제로 성공하기를 바라며, 수월하게 시도할 수 있는 평생 영향을 줄 작은 변화에 대해 알기를 바랍니다.

업무 차 세계를 돌아다니면서 세계적으로 필요로 하는 요구가 끊임없이 많다는 점을 알았습니다. 그러나 이 책에서는 집 주변에 초점을 두려합니다. 당신은 어쩔지 모르지만, 제가 선택을 하게 된다면 가족과 함께 집에 있고 싶습니다. 물론 세상도 중요하고 우리 모두는 자신의 역할을 해야 하지만, 저는 그것이 집의 거실에서 시작될 수 있다고 봅니다.

모든 사람이 그런 식으로 할 수 있습니다. 저는 사람의 삶에서 위험을 방지하기 위한 종합적인 규정집을 쓰고자 하는 것이 아닙니다. 생활습관 전체를 바꾼다는 것은 누구에게나 너무도 힘든 일이죠. 특히 사람들이 너무나 바빠 편의성을 따르는 것이 유일한 길일 경우에 더욱 그렇습니다. 이 책은 사람들이 알지 못하거나 실제로 생각해보지 못한 위험을 인식하게 하고, 실제로 실행할 수 있는 간단한 해결책을 제공하며, 보다 건강한 삶을 살도록 돕는 것입니다.

그건 이 세상의 모든 가족들에게 적용될 수 있습니다.

웬디_하지만 햄버거는 차치하고라도, 독자들이 당신과 같은 가정에서 당신이 이끌어왔을 이상적인 생활방식으로 살아가리라고 기대할 수 있을까요?

데이브_내 아버지를 보면 제가 채식을 위주로 하고 기술 제품을 멀리하며 멸균되어 있는 환경에서 성장하였다고 추정할 수 있겠죠.

그러나 실은 그렇지 않았어요.

아버지가 결코 박학다식하지는 않지만, 그의 장점은 무지를 빌미로 규범을 고수하고 평지풍파를 일으키지 않는다는 것입니다. 그는 감춰진 문제가 있다고 의심되면(생수에서 문신 잉크까지 어떤 것이든) 답을 찾을 때까지 그것을 연구합니다. 때로 그건 그가 기대하였던 답이 아닌 경우도 있습니다. 과학 이론은 각각의 새 이론이 부정되거나 확장되리라는 전제에 입각하고 있습니다.

진정한 과학자는 절대로 마치 자신이 최종적인 해답을 가지고 있는 것처럼 단호히 말하지 않습니다.

아버지는 더 많은 정보를 수집하면서 다양한 문제에 관한 견해를 분명히 바꾸어왔지만, 중요한 것은 그가 여전히 시대를 앞서가고 있다는 점입니다.

지금까지도 제가 아이였을 때 그랬듯이 캠핑 여행을 가면 아버지에게 비엔나소시지를 해달라고 조릅니다. 오랫동안 건강과 질병 예방을 연구한 후인 지금 아버지는 제게 짜고 방부제가 가득한 젤리에 들어 있는 가공 돼지고기 및 닭고기를 먹였다는 생각에 끔찍해하고 있습니다. 당시에는 그 여파에 대해 생각해보지 못하였지만, 지금은 분명 그렇지 않습니다. 그는 끊임없이 배우고 있으므로 미래에 돌이켜볼 때 자책해야 할 경우는 적을 것입니다. 저는 제가 채택한 모델이 저의 성장과정에서 왔다고 생각합니다.

이 책은 논란을 일으키기 위함이 아닙니다. 학술 저널에서부터 지나친 마케팅 정보에 이르기까지 온갖 정보를 철저히 조사한 후 간단하고도 믿을 만한 지침서를 제공하고자 합니다. 수많은 해결책을 빠르고도 쉽게 읽을 수 있는 체제로 구성해 독자들이 최대한 많은 정보를 얻길 바랍니다. 그리고 여기서 제시한 다양한 해결책은 어떠한 예산에도 부합할 것입니다. 독자들은 평생에 걸쳐 누적되는 효과가 있으면서 인생의 방향을 변화시킬 수도 있는 결과를 얻을 수 있습니다.

과제나 너무 지루한 통계는 없으며, 그저 자유로이 스스로 선택하면 됩니다. 이미 나와 있는 정보를 배우고 선택을 극대화하는 능력을 실현하는 것이 목적입니다. 건강하게 사는 방식은 많습니다. 그러나 건강은 항상 세포로 되돌아갑니다. 우리의 세포가 건강할 때 우리도 건강하니까요.

웬디 현재 '친환경'이 매우 유행이죠. 이 책에서 추천하는 사항들이 그러한 철학 내에서도 효과적일까요, 그렇다면 어떻게 그렇죠?

데이브 모든 사람이 친환경적인 삶을 마음에 품고 있겠죠. 우리 회사는 우리가 환경에 미치는 영향을 줄이고 배출하는 폐기물을 감소시키는 데 있어 일부 큰 진전을 이루었어요. 그러한 실천은 우리 모두에게 중요합니다. 그러나 이는 멀리 있는 환경을 말하는 것이 아니며, 그 환경은 가까이 있고 늘 우리를 둘러싸고 있습니다. 우리에게 가장 중요한 생태계는 우리의 집과 직장입니다. 그것들은 우리를 건강하게 하거나 병들게 합니다. 우리 각자는 세포적인 존재로 우리가 마주치는 모든 물질(아무리 사소할지라도)과 상호작용합니다. 우리가 여기서 추구하는 것은 진정한 건강으로, 우리가 사는 공간을 본질적으로 안전하게 만드는 것입니다.

이를 성취할 수 있다면 우리는 황금기를 맞을 것입니다.

웬디_하지만 독자가 따라야 할 모델이 있어야 할 거예요. 즉 당신이 전달하고자 하는 아이디어들을 구체화할 사례 말입니다.

데이브_아, 제게 그런 것이 있다고 생각해요. 르네와 저는 대대적인 개조를 막 끝내고 집정리를 하고 있습니다. 정신없던 그 일련의 과정에 아마도 제 인생의 수개월을 빼앗겼겠지만, 앞날은 모두 알 수는 없어도 이 과정을 통해서 제 인생은 수년 연장되었을 겁니다. 우리는 오래된 카펫과 같은 일부 물건들을 의도적으로 없앴습니다. 대신 보다 청소하기 쉬운 타일과 독성이 없는 접착제 및 마감재를 사용한 원목 마루로 대체했습니다. 또한 공기청정제와 정수기를 들여놨습니다. 우리는 장기적인 효과를 보일 작고 점진적인 변화를 일으키고 있습니다.

집은 시작하기에 이상적인 장소인 듯합니다.

건강에 좋은 집 구경

데이브는 현실적인 해결책을 탐색하자고 주장했다. 예를 들어 변화를 가져오기 위해 15분 정도 만에 할 수 있는 일 말이다. 데이브는 자신의 삶에 변화를 가져오기 위해 소매를 걷어붙이곤 하였다고(필요하다면 쓰레기봉투와 삽을 들고) 말했다. 그는 단순한 진리는 행동을 취해야 하는 이유를 안 다음 그것이 일어나도록 하는 데 있다고 덧붙였다.

그렇다면 변화를 시작하기에 가장 좋은 것은 무엇일까?

집이다.

당신의 집은 일시적인 거처 혹은 '반쪽 집'일 수도 있다. 그건 아파트 혹은 당신이 꿈에 그리던 집일 수도 있다. 당신이 거기에 3년만 살 계획이든 30년을 거주할 계획이든 관계없이, 집은 당신이 먹고, 잠자고, 일하고, 노는 환경이며, 궁극적으로 건강 또는 질병을 가져오는 배경이 된다. 이 책은 집의 청사진을 단계적으로 그리고 방별로 제시하도록 짜여 있다. 또한 이는 보다 나아지고 안전하며 건강한 삶을 위한 청사진도 될 것이다.

마이런 웬츠 박사의 가장 유명한 인용문 중 하나는 다음과 같다.

“우리는 너무 짧게 살고 너무 오랫동안 죽어간다.”

그는 그러한 상황을 변화시키는 것을 평생의 목표로 삼아왔다. 세포 과학 분야의 선지자인 그는 삶을 알차게 산다는 것은 모든 질병의 위험을 낮추고 세포 수준에서 건강을 극대화하는 것을 의미한다고 믿는다. 그래서 매일의 삶에서 우리가 내리는 많은 선택과 마주치는 것들이 죽을 때까지 알찬 삶을 사는 우리의 능력에 영향을 미칠 것이다. 여기에는 무엇을 먹고 마시기로 하는지, 어디서 자는지, 무엇을 피부에 바르는지, 어떻게 집을 청소하는지 등이 있다.

우리는 ‘독성 환경’에서 살고 있다는 점에 대해 과하다 싶을 정도로 듣고 있다. 과학 연구들은 절망적일 수 있으며, 우리는 어디에서나 위험이 있다는 말을 듣는 데 무감각해질 수 있다.

이 책은 길고 암울하게 화학물질과 독성 물질들을 열거함으로써 환경 위험을 장황하게 이야기하는 것이 아니다. 대신 데이브와 웬츠 박사가 가장 우려하는 것으로 엄선한 소수의 사항들에 집중할 것이다. 그들이 소개하는 많은 것들에 당신은 놀랄 수도 있다. 하지만 이러한 깨달음은 변화를 가져오고 또한 당신의 위험을 극소화하는 일련의 간단한 해결책을 제시하면서 당신의 가족이 보다 건강한 환경을 갖도록 도우려는 데이브의 사명과 잘 맞는다.

이 책의 구성상 특징

솔직히 말하자면 편의성과 예산은 우리가 어떤 변화를 이루기로 할지를 결정하는 것과 깊은 관련이 있다. 이 책에서는 필수적으로 알아야 할 사실과 신속하고 비용 대비 효과적인 행동 단계 외에도 웬츠 박사가 심도 있는 과학적 근거를 제공할 것이다. 충격적인 진실들과 그 배후의 미스터리를 풀어주는 과학을 소개한 후, 우리는 당신이 향후 며칠, 몇 주, 몇 개월 또는 몇 년 사이에 알게 될 위험과 하게 될 선택을 보는 시야를 넓혀줄 것이다.

각각의 파트는 집의 특정 부분에 초점을 두어, 당신의 건강에 끼치는 놀라운 파장을 드러내는 한편, 그 내부 작용과 당신의 몸에 미치는 미지의 영향에 대한 통찰력을 제공할 것이다. 이 책을 대충 훑어보면 다음 내용들을 발견하게 될 것이다.

- 중요한 정보를 금방 파악하도록 시각적으로 보여주는 만화가 있다.
- 각 장의 시작 부분에는 설문지가 있어 현재 생활습관을 평가하고 어떤 해결책이 당신에게 적절한지를 선택할 수 있도록 한다.
- 웬츠 박사가 제공하는 '세포에 관한 진실' 박스는 기초적인 수준

에서 일어나는 현상을 설명한다. 좀 덜 딱딱한 '과학자에게 묻는다' 박스는 일련의 질문에 대한 그의 개인적 응답을 보여준다.

- 건강과 관련된 특정 위험 요소와 그러한 위험을 퇴치하도록 고안된 해결책을 제시한다.
- 간단한 해결에서 극적인 변화까지 일련의 기타 해결책들을 제시한다.
- 이 책의 내용과 관련된 웹사이트 링크를 제공한다. 이 웹사이트는 좀 더 자세한 정보를 소개하고 보다 건강에 좋은 집을 만들기 위한 개인 맞춤형 계획을 짜도록 도울 것이다.

데이브 웬츠는 우리에게 가장 큰 도전이 되는 과제들을 해석하고 그 우선순위를 정하면서 각각의 페이지로 우리를 안내하는 한편, (늘 진실을 열렬히 추구하는) 그의 아버지는 그러한 도전 과제들을 일종의 통찰력으로 검토할 것이다. 그의 통찰력은 오랜 세월에 걸쳐 현미경을 통해 들여다보고 거기에 무엇이 놓여 있는지를 발견해왔던 경험의 결과물이다.

이 책의 배경이 되는 과학을 좀 더 광범위하게 살펴보고 싶다면 www.myhealthyhome.com을 방문해 보세요.

집 구경을 시작한다

다음날 데이브는 멋진 이층짜리 집의 현관에서 기다리고 있었다. 이 집은 솔트레이크시티의 역사적인 도심 지역에서 창고를 개조한 건물의 일부였다. 그의 아버지인 마이런 웬츠 박사도 작은 가방을 들고 잠시 후 도착했다. 웬츠 박사는 세계적인 건강 문제에 대한 혁신적인 해결책을 고안하는 데 자신의 삶을 바쳐온 선지자로, 집을 안전하고 독성이 없는 장소로 만들기 위한 아들의 열정에 공감하고 있다. 데이브와 웬츠 박사의 대화는 과학과 유머가 섞이면서 나름의 리듬을 타며 이어졌다.

데이브 다소 어색하게 느껴지지만, 저는 침실에서 시작해야 한다고 생각해요. 왜냐하면 이곳이 바로 우리가 집에서 대부분의 시간을 보내는 장소, 다시 말해 인간미가 깃든 곳이기 때문이죠.

웬츠 박사 나 역시 침실이 우리 대부분에게 삶이 시작되는 장소라고 생각해요.

우리 셋은 복도를 따라 걷다가 폭포 소리를 맞이하게 되었다. 먼저 내게 떠오른 생각은 데이브의 집에서 나는 냄새가 정말로 청결하였다는 것인데, 마치 냄새가 정말 전혀 없는 것 같았다.

이곳이 바로 데이브와 웬츠 박사가 우리의 눈을 뜨기 시작하게 해준 장소이다.

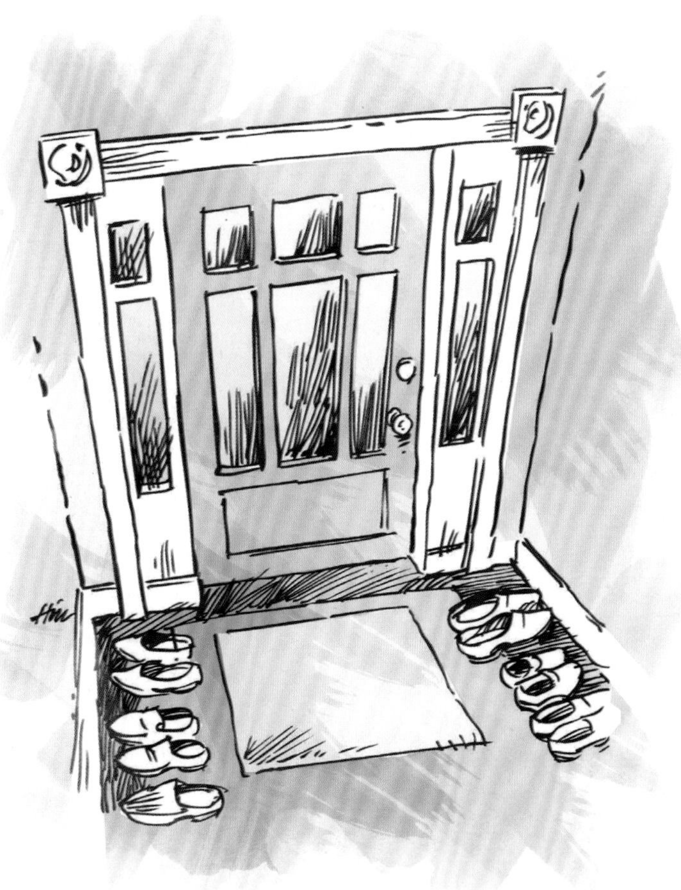

PART 2 _ Bed Room

침실

흔히 집안의 침실은 느긋하고 편안한 휴식처일 것이다. 그러나 연구에 따르면 깊고 편안한 잠에 관한 한 우리의 침실은 기대에 못 미치고 있다. 많은 경우에 집안에서 가장 개인적인 방인 침실은 대대적인 개조, 즉 페인트칠이나 유명 브랜드의 최신 가구로 교체하는 수준을 넘어서는 해결책이 필요하다.

침실에서는 TV 시청에서 러닝머신 운동까지 많은 활동들이 이루어진다. 우리는 거기서 적어도 삶의 1/3을 보내며, 우리의 활력은 침실에서부터 시작된다. 그러나 침실에는 우리가 눈치 채지 못하는 사이에 우리의 수명을 단축하는 위험이 도사린다.

우리 자신의 행동이 일련의 용의 선상에서 첫 번째일 수도 있다.

chapter.1
옷이 문제다

chapter.2
전자파

chapter.3
수면 시간

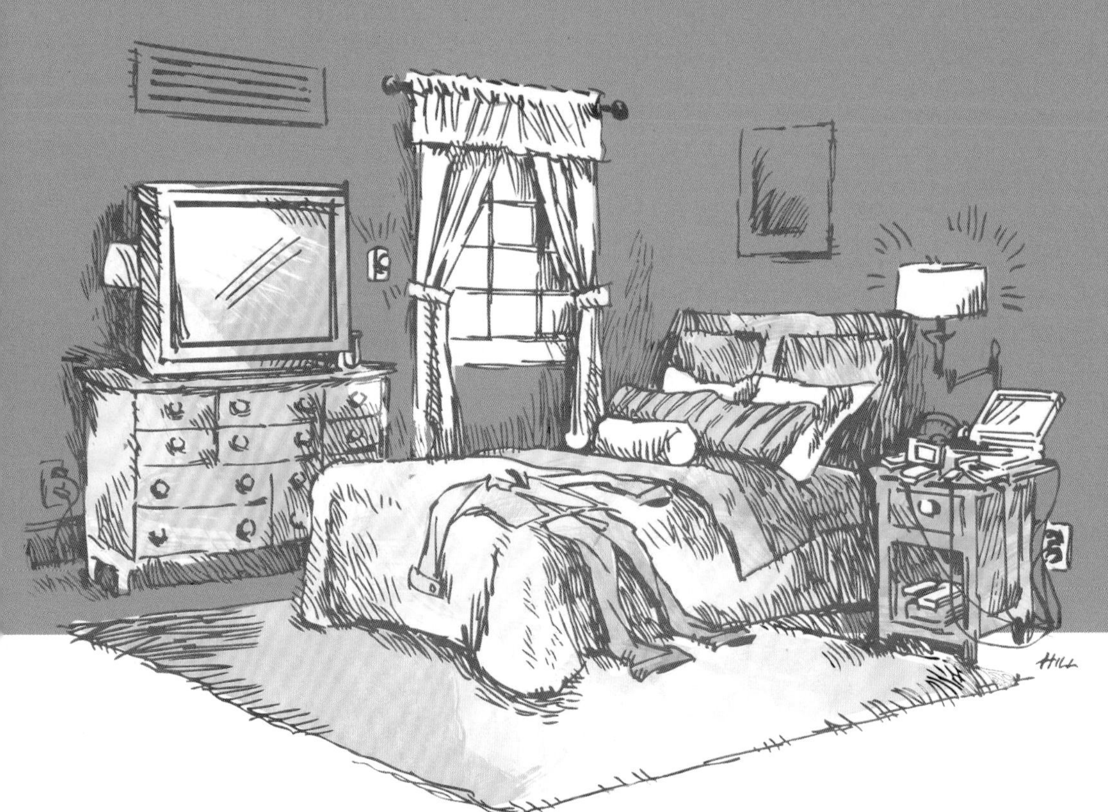

당신의 침실에 일부 놀라울 정도로 간단한 변화를 주면 수면의 질과 활력이 향상될 수 있다. 당신이 간결함 혹은 정교함, 세련됨 혹은 편안함 중 어느 쪽을 선호하든, 집안에서 정리하고 치워야 할 첫 번째 방은 침실이다. 당신은 몇몇 기본적인 통찰력과 일부 간단한 해결책으로 침실을 건강하게 활력을 되찾아주는 안식처로 만들 수 있다.

우리는 현대 회화의 작품들을 감상하면서 복도를 따라 데이브의 침실로 갔다. 침실은 단순하게 장식되어 있었지만 고전적인 우아함을 물씬 풍겼다. 시원한 바람이 솔트레이크시티의 도심 지역과 동쪽으로 워새치(Wasatch) 산맥이 내려다보이는 창문의 벽에 드리워진 두터운 커튼을 흔들었다. 방은 금빛으로 부서지는 늦은 아침 햇살에 휩싸여 있었다.

마이런 웬츠 박사는 새로 수리한 아들의 침실 가운데로 걸어 들어가 360도를 돌아서고는 킁킁거리며 이불의 냄새를 맡은 다음 시트를 걷어 매트리스의 라벨을 살펴봤다.

웬디 웬츠 박사님이 뭐 하고 계신건가요?

데이브 아버지는 어떤 화학물질의 냄새를 맡을 수 있는지 확인하고 계세요. 실내 공기 오염은 오늘날 손꼽히는 건강 위험 요인 중 하나죠. 그 이유는 현재 너무나 많은 합성 물질들이 집의 건축에 사용되고 우리가 사용하는 제품들에 너무나 많은 독성 물질들이 있기 때문이에요. 환기가 부족한 것이 더해져, 집안의 실내 공기는 대개 실외 공기보다 훨씬 더 오염되어 있어요.

상점들에서 보게 되는 통상적인 물건보다 화학물질 함량이 더 낮은 제품을 선택하도록 노력해야만 해요.

웬츠 박사 침대 옆 탁자에 있는 저 모든 기구들은 무엇이니?

데이브 아, 그것들 중 일부는 베이비 모니터처럼 일시적인 것이죠. 아버지 말씀이 맞아요. 나머지는 치워야겠어요.

[웬츠 박사는 창문 위에 걸려 있는 블라인드를 점검하기 위해 걸어간다.]

웬츠 박사 넌 과거에 가로등 불빛을 너무 많이 받았어. 이 새 커튼은 효과가 있니?

데이브 예, 하지만 요즘은 그 불빛을 받고 있는지 모르겠어요. 르네와 저는 잠들 때 너무 지쳐 있거든요.

웬츠 박사 집안에 아기가 있으니 그렇기도 하겠지만, 양질의 수면을 취하는 것은 침대에서 곯아떨어지는 것 이상이야. 밤에 세포 기능과 치유를 적절히 조절하는 호르몬 균형은 멜라토닌에 의해 작동하지. 멜라토닌은 어두워지면 생성되며, 그 생성은 불빛이 한 번만 비춰도 차단될 수 있어.

앤드류는 매일 밤 몇 번이나 깨지?

데이브 지금은 나아지고 있지만, 한동안은 매일 밤 네다섯 번 깼어요. 앤드류도 나름의 스케줄이 있는가 봐요.

웬츠 박사 맞아, 어린 아이들과 그들의 다른 수면 패턴은 부모를 힘들게 할 수 있지만, 난 네가 아기를 돌볼 때 빛을 아주 낮게 유지해주길 바라. 앤드류가 태어나기 전에도 너는 누가 최소한의 잠으로 버텨낼 수 있는지 알아보기 위해 경쟁이라도 하는 듯했어.

데이브 다섯 시간만 자도 된다고 하는 일부 사람들을 알고 있어서, 저도 같은 수면 시간으로 그럭저럭 살아갈 수 있을 것 같아요.

웬츠 박사 우리는 늘 매일 밤 여덟 시간은 자야 세포가 다시 구축된다는 말을 들어왔지만, 너무 적게 또는 너무 많이 자도 수명이 단축될 수 있다는 사실을 알아야 해. 각 개인의 몸은 서로 다르므로 성인들은 각자 자신의 최적 수면 양을 알아야 하는 것이지.

웬디 그럼 우리가 배워왔듯이 수면이 꼭 '두루 적용되는' 공식은 아니라는 것이죠?

웬츠 박사 그렇지요. 몸에는 체내 '시계'가 있는데, 이는 뇌에 위치한 작은 무리의 세포들로 시교차상핵(suprachiasmatic nucleus)이라고 알려져 있어요. 이 시계는 눈이 수용하는 빛의 양에 의해 설정되며, 몸의 천연 수면-각성 리듬을 확립하죠. 태양이 수평선 아래로 내려가기 시작하면 몸은 자연적으로 하루를 마감하기 위해 활동을 서서히 줄이기 시작해요.

웬디 심장은 좀 더 느리게 뛰고, 혈압은 내려가고, 근육은 이완되고…

웬츠 박사 맞아요. 우리의 체내 시계가 수행하는 기능 중 하나는 체내의 기관계들이 우리의 휴식을 방해하지 못하도록 하는 것이죠. 예를 들어 신장 기능은 밤에 떨어져 대소변을 보기 위해 밤중에 여러 번 일어날 필요가 없죠. 체온도 보통 떨어져요. 그러나 또한 운동과 식사 같이 그리 유익하지 않은 야간 활동을 끊임없이 피해야만 건강한 수면을 취하게 되죠.

데이브 [웃는다.] 앤드류에게도 들려줄 수 있으면 좋겠네요.

웬츠 박사 그러면 좋을 텐데? 너와 르네에게는 수면의 질이 수면의 양만큼이나 중요해. 사람들이 정말로 편안한 수면을 취하는 것에 노력을 집중해야 한다고 생각해.

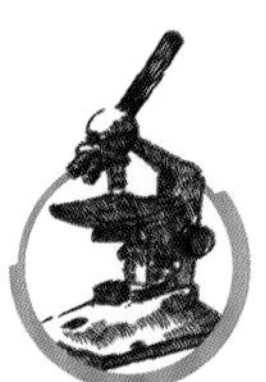

옷이 문제다

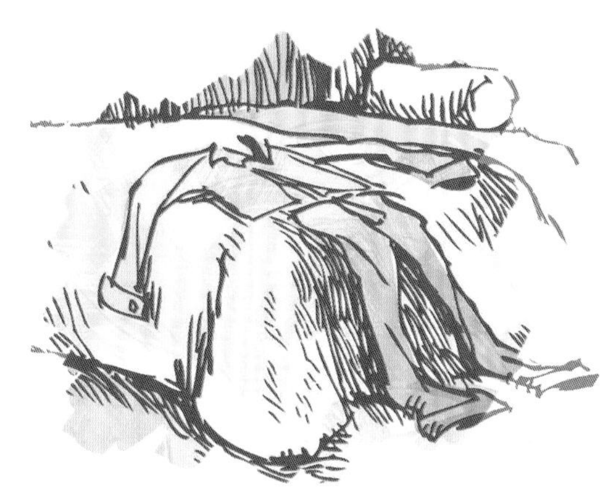

당신의 침실을 둘러보면 도처에서 섬유를 보게 될 것이다. 매트리스에서 침구 그리고 옷이 가득한 벽장까지 침실은 다양한 천연 및 합성 섬유들이 들어차 있고 많은 섬유들이 오랜 시간 밀착해서 우리의 몸과 접촉하게 된다. 새 이불, 애용하는 셔츠, 또는 비싼 란제리는 우리의 몸을 미지의 독성 물질과 숨은 위험에 노출시킬 수 있다. 이제 침실의 섬유들을 유심히 훑어볼 시점이다.

각 장의 시작 부분에 있는 설문지는 집안에 감춰진 위험을 평가하도록 도울 것이다. 높은 점수가 나오면 특정 장소에서 위험이 높을 수 있다는 점을 시사한다. 섹션을 마칠 때까지 이 설문지 점수를 기억하도록 한다. 각 섹션의 끝에서는 당신의 점수를 평준화해줄 많은 해결책이 제시될 것이다.

설문지 당신의 집은 얼마나 유독한가?

점수

1. 다음 중 당신의 침구와 잠옷의 섬유를 가장 잘 설명하는 것은?
   - □ 유기농 면직물 (0점)
   - □ 합성과 천연 혼방 (6점)
   - □ 실크, 삼, 면, 울 등 100% 천연 섬유 (1점)
   - □ 100% 합성 (12점)

2. 당신은 세탁에 보통 어느 제품을 사용하는가? (해당 항목 모두 선택)
   - □ 방향 세제 (6점)
   - □ 드라이어 시트 (6점)
   - □ 얼룩 제거제 (3점)
   - □ 섬유 유연제 (6점)
   - □ 정전기 방지 분무제 (3점)
   - □ 무향 세제 (0점)

3. 다음의 의류와 부대용품 중 어느 것이 당신의 피부에 붉은 줄을 남기는가? (해당 항목 모두 선택)
   - □ 속옷 (8점)
   - □ 칼라/넥타이 (6점)
   - □ 벨트/바지 허리밴드 (8점)
   - □ 양말 (3점)
   - □ 보석류/시계 (3점)

4. 당신은 드라이클리닝 한 옷을 보통 일주일에 며칠 입는가? (하나만 선택)

   □ 0일 (0점) □ 1일 (4점) □ 2일 (6점) □ 3일 (8점)
   □ 4일 (10점) □ 5일 (12점) □ 6일 (14점) □ 7일 (16점)

당신의 '옷' 위험 점수 □

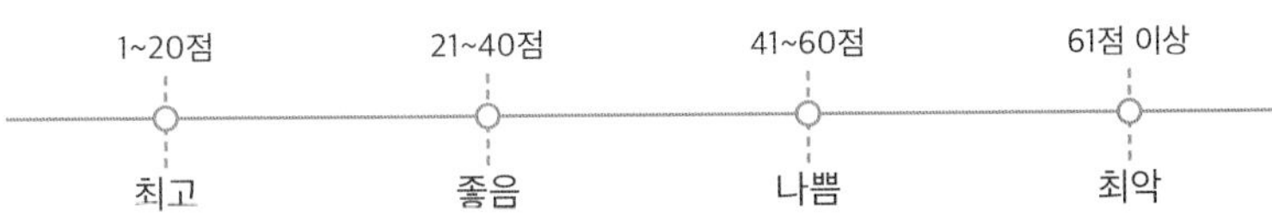
1~20점
21~40점
41~60점
61점 이상
최고
좋음
나쁨
최악

천연 섬유 대 합성 섬유

우리는 "뭘 입고 있어?"라는 질문을 들어왔다. 십중팔구 당신은 "석유, 살충제, 퍼플루오로 케미컬 및 안티몬, 아울러 카드뮴 액세서리"라고 대답한 적은 결코 없을 것이다. 그럼에도 대부분의 경우에 그것이 정직한 대답일 것이다.

현대 의류는 단순히 라벨의 디자이너와 판매 가격을 고려하는 수준보다 훨씬 더 복잡하다. 잠시 멈춰 당신이 지금 입고 있는 셔츠나 바지의 태그를 읽어보라. 이번만은 사이즈에 신경 쓰지 마라. 대신 그 의류를 구성하는 섬유들의 목록을 살펴보라. 아마도 당신은 예를 들어 97% 레이온과 3% 스판덱스 또는 65% 폴리에스테르와 35% 면처럼 섬유의 혼방을 보게 될 것이다. 당신이 벽장 전체의 옷들을 조사해보면 알아보지조차 못하는 몇몇 섬유 이름 또는 혼방을 발견할 수도 있다.

우리는 대부분 여전히 의류를 패션과 어울림의 관점에서 생각하는 경향이 있다.

- 그거 괜찮아 보여?
- 그거 입으니 어울려 보여?

그러나 우리가 의류와 기타 섬유에 관해서 항상 물어야 하는 기타 두 가지 질문이 있다.

- 그건 무엇으로 구성되어 있어?
- 그건 우리 몸에 무슨 작용을 하지?

인간이 섬유가 동물 가죽보다 신체를 더 잘 보호할 수 있다는 사실을 발견한 이래 섬유는 우리 삶의 중요한 일부분이 되어왔다. 수천 년 동안 네 가지 주요 섬유는 리넨, 울, 면과 실크였으며, 모든 제품은 천연 재료로 만들었다. 하지만 천연 섬유는 한계가 있다. 면과 리넨은 구김이 지고, 실크는 섬세한 취급을 요하며, 울은 줄어들고 가려울 수 있다. 그래서 지난 세기에 기술의 발전으로 의류업계가 천연 섬유(그리고 그 한계)를 합성 섬유로 대체할 수 있었을 때 사람들은 당연히 열광했다.

나일론과 폴리에스테르처럼 이러한 새 인조 물질들은 구김 및 얼룩 방지, 항균성과 난연성을 제공했다. 그러나 오늘날 우리는 합성 섬유가 초래하는 건강 위험이 흔히 그 유익을 능가한다는 점을 깨닫고 있다. 인조 물질의 개발에는 수천 가지 신 화학물질의 발명이 필요하였으며, 그들 중 소수만이 가장 기본적인 인체 건강 영향 시험을 받았다. 현재 우리 몸과 직접 접촉하는 화학물질들은 피부를 통해 흡수되거나, 섬유에서 증발하면서 흡입되거나, 혹은 (영아의 경우에) 이가 나면서 빨거나 삼켜 질 수 있다.

어떤 면에서 우리의 의류는 식품만큼이나 고도로 가공된 상태이며, 둘 다 건강하고 천연인 수준에서 편의적이고 유독한 수준으로 넘어간 상황이다.

플라스틱 바지

우리의 옷 안 또는 위에(따라서 체내에) 존재하는 잠재적으로 유독한 화학물질에는 어떤 것들이 있는지를 이해하기 위해서는 합성 의류가 어떻게 만들어지는지를 생각해볼 필요가 있다.

오늘날 거의 모든 합성 섬유 제조 공정이 우리의 건강에 해롭다. 예를 들어 암을 유발하는 폴리염화비닐(polyvinyl chloride, PVC)은 모든 플라스틱들 중에서 가장 부적당한 것으로 널리 받아들여지고 있음에도, 여전히 의류에 사용하기 위해 독성 가소제(대개 프탈레이트[phthalate]로, 이는 우리의 호르몬에도 심각한 손상을 초래할 수 있다)의 첨가를 통해 더 부드럽고 보다 유연한 형태로 만들어지고 있는 것을 보게 된다.

또 다른 예로, 폴리에스테르는 안티몬(antimony)이란 금속의 사용과 관련된 과정을 통해 석유 제품으로부터 제조된다. 안티몬에 오래 노출되면 심장, 소화계, 눈, 피부와 폐에 악영향을 줄 수 있다.

퍼플루오로 케미컬(perfluorochemical, PFC)은 눌러 붙지 않는 첨가

물인 테플론® 등이 있는데, 내구성, 얼룩 방지와 구김 방지를 위해 섬유에 첨가된다. PFC는 대사, 즉 분해가 안 되기 때문에 체내에 끔찍하게 잔류한다. 이 물질은 세포에 축적되고 간암과 방광암은 물론 생식 및 발달 독성과 연관되어 왔다. '다림질 불필요'라고 표기된 옷은 보통 PFC를 함유할 것이다. 불행히도 점점 더 많은 학생과 근로자들이 다림질이 필요하지 않은 제복을 매일 입어야 하는 처지이다.

심플 솔루션(Simple Solution) 구김 방지용 물질의 사용을 줄인다. 5분간 다림질하면 평생 PFC 노출을 면할 것이다.

의류와 실내 장식용품 같은 제품에 석유화학 플라스틱과 기타 합성 섬유의 사용이 증가하면서 이들 제품의 가연성도 증가되어, 소방 기준을 충족시키기 위해 추가로 화학 처리를 해야 할 필요가 생겼다. 화재 방지에 사용되는 가장 흔한 계열의 화학물질은 할로겐화 난연제(halogenated flame retardant, HFR)인데, 이 물질은 갑상선 장애, 생식 및 신경발달 문제, 면역 억제, 그리고 (일부 동물실험들에서) 암과 연관되어 왔다.

과거에 대부분의 섬유 염료들은 식물, 동물 또는 광물과 같은 천연 재료에서 추출했다. 그러한 시대는 한 세기 반 전에 끝났다. 오늘날에는 염료의 제조에 카드뮴, 코발트와 안티몬 같은 금속을 훨씬 더 심하게 사용한다. 착색은 섬유 생산에서 가장 복잡한 측면이다.

염료를 첨가하는 시점(직조 전, 섬유가 직물로 직조된 후, 또는 최종 생산의 일부로)을 알면 염료가 환경에 미치는 영향 그리고 염료가 시간이 흐르면서 완성된 의류, 카펫류 또는 기타 제품들에서 어떻게 방출될지를 판단하는 데 도움이 된다.

현명하게 쇼핑하라

천연 섬유로 만든 제품을 선택하면 당신은 우리가 방금 논의한 화학물질 가운데 적어도 일부를 피하게 될 것이다. 추가로 얻는 유익은 천연 섬유는 합성 섬유보다 통기가 더 잘되고 흔히 몸에서 습기를 내보내는 경향이 있다는 것이다.

가능하면 언제든 다음과 같은 섬유를 멀리하라.

- 아크릴
- 폴리에스테르
- 아세테이트
- 트리아세테이트
- 나일론
- '정전기 방지' '구김 방지' '영구 가공' '다림질 불필요' '얼룩 방지' 또는 '방충 가공'이라고 표기된 것

다음과 같이 보다 천연적인 대체품을 찾아라.

- 면
- 리넨
- 울
- 캐시미어
- 실크
- 삼

천연 섬유조차 완전히 안전하거나 환경적으로 지속 가능하지 않다는 점을 명심한다. 농작물 생산에 관한 한 보고서에 따르면, 면화 업계는 미국에서 제초제를 가장 많이 사용하는 상위 5대 업계의 하나이다. 유기농 면직물은 백화점들에서 접하기 어려울 수 있지만, 영아용 의류와 당신 자신의 기본 의상인 경우에 시간을 내어 살충제를 사용하지 않고 재배 및 수확한 섬유인지를 알려주는 기록을 추적할 필요가 있다.

심플 솔루션 유기농 면직물로 만든 잠옷과 침구를 구매함으로써 하루에 최소한 8시간 동안 당신의 몸이 안전한 천연 물질을 사용하도록 한다.

청결함의 냄새는?

매일 우리는 절대 괴롭힘이나 스트레스를 받지 않으면서 황홀해하는 엄마를 등장시키는 TV 광고를 본다. 왜 그녀는 눈에 행복한 빛을 띠면서 미소 짓고 있을까? 그녀는 갓 세탁해 '산속에 있는 샘'과 같은 냄새가 나는 세탁물에 코를 묻고 있다.

만일 당신이 실제로 산속에 있는 샘 옆에 앉아본 적이 있다면, 향기 나는 세탁물과 같은 냄새는 나지 않는다는 점을 알 것이다.

그럼에도 우리는 광고 속의 이 여성이 기타 주요 브랜드를 사용하는 엄마들의 경우보다 세탁물이 더 깨끗해 보이고 보다 신선한 냄새가 나기 때문에 더 나은 엄마라고 믿게 된다.

놀라울 따름이다.

정말로 놀라운 것은 그녀가 선전하고 있는 잠재적으로 위험한 제품들을 우리가 구매하고 있다는 점이다. 상인들은 우리가 향기를 좋아한다는 사실을 놓치지 않는다. 대부분의 사람들이 생각하지 못하는 것은 그러한 향기의 기원이다. '산속에 있는 샘'과 같은 그 냄새는 과학자들에서 유래한다. 이들은 흰색 실험실 방호복과 마스크를 착용하고는 작은 의자에 앉은 채 돌아다니면서 화학물질들을 사용해서 '천연' 냄새를 재현하는 방법을 찾아낼 때까지 화합물들을 혼합한다.

'산속에 있는 샘'과 같은 그 냄새는
과학자들에서 유래한다…
이들은 화학물질들을 사용해서
'천연' 냄새를 재현하는 방법을 찾아낼 때까지
화합물들을 혼합한다.

우리는 인공적인 냄새에 속을 수도 있지만, 우리의 세포는 그렇지 않다. 피부는 신체의 최대 기관이며, 일반적 통념과 달리 그저 우리를 외부 침입자로부터 보호하는 장벽이 아니다. 사실 피부는 미세한 그물망과 비슷해 미세 입자들이 신체 내외로 통과하도록 한다. 심신을 변화시키는 화학물질들을 착용자에게 투여하는 니코틴 패치를 생각해보라. 그것과 세제 및 드라이어 시트가 옷에 코팅되어 피부와 접촉해 남기는 잔류물 사이에 무슨 차이가 있는가? 우리는 그것이 일어나는 것을 볼 수 없을 수도 있고 그것을 가급적 무시할지도 모르지만, 그러한 화학적 잔류물은 우리 몸에 영향을 미치고 있다.

그러나 우리의 옷에 도사리고 있는 것은 그저 향기만이 아니다.

향기에는 고약한 뭔가가 있다

20세기까지 향수와 향기는 뿌리, 나무껍질, 꽃과 베리 같은 천연 물질로 만들었으며, 이들은 모두 물과 동물성 지방에 담가 방향유로 제조됐다.

그러나 오늘날 국립과학원(NAS)의 보고서에 따르면 향기의 제조에 쓰이는 화학물질들의 최대 95%가 석유에서 유래하는 합성 화합물이라고 한다. 여기에는 암, 선천성 결손, 중추신경계 질환과 알레르기 반응을 일으킬 수 있는 것으로 알려진 독성 물질들이 포함된다. 이러한 화학물질들 중 많은 것이 인류에게 알려진 가장 발암성이 강한 화학물질의 하나인 벤젠에서 유래한다.

과학자에게 묻는다

"웬츠 박사님, 우리가 살고 있는 독성 환경에 대해 우리가 취할 수 있는 최선의 방어 전략은 무엇인지요?"

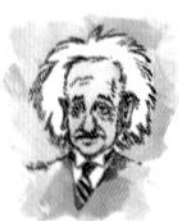

오늘날 환경에서 우리가 노출되는 독성 물질로부터 자신을 방어하는 최선의 길은 그 위험을 알고 인식해 피할 수 있도록 하는 것이다. 또 하나 강력한 전략은 코를 훈련시키고 신뢰하는 것이다. 우리의 모든 감각 중 후각은 외부 세계와 뇌를 가장 직접적으로 연결한다.

인공 향기와 같은 휘발성 유기 화합물(VOC)은 코를 통한 흡입, 입을 통한 섭취, 또는 피부를 통한 흡수로 신체에 들어올 수 있다. 이러한 향기에 노출되면 감각 기관 병리, 폐 손상 등이 다양하게 복합적으로 나타나고, 폐활량이 감소하며, 신경독성의 증상들이 증가한다.

인공 향기는 접촉성 피부염 등 알레르기 반응의 가장 흔한 원인에 속한다. 국립과학원 산하 의학연구소(IM)는 이러한 향기를 성인과 학령 아동에게 천식을 유발하는 면에서 간접흡연과 동일한 범주로 분류하고 있다.

코는 독성 물질에 노출되면 즉시 경고할 수 있다. 예를 들어 미용실에 걸어 들어가는 순간 후각 세포가 독성 VOC가 존재하고 뇌세포를 위협할 정도로 근접해 있다고 경고해줄 것이다.

방향 제품들에서 발견되는 화학물질들 중 일부는 이차 작용기전을 통해서도 잠재적으로 위험할 수 있다. 예를 들어 수백 종의 제품들에 쓰이는 아세톤은 자체로는 중간 정도의 건강 위험만 제기하는 것으로 생각된다. 그러나 아세톤은 기타 물질들과 상승적으로 작용하여 사염화탄소, 클로로포름과 트리클로로에틸렌 같은 화학물질들의 간독성을 증가시킬 수 있다. 또한 아세톤은 에틸알코올의 대사와 배설을 억제하므로 그 독성을 증가시키는 것으로 보인다.

특히 우려되는 사항은 향기의 제조에 쓰이는 독성 화학물질들 중 많은 것이 실제로 자궁에 침투해 태아를 해롭게 할 수 있다는 사실이다. 많은 화장품에서 그렇듯이 화학적 향기에 노출되면 이르면 임신 8주차 남자 태아의 생식계를 손상시킬 수도 있다.

오늘날 향기는 건강 및 미용 보조제품, 빨랫비누와 컨디셔너, 가정용 세제, 종이 제품, 오일과 용제, 약물, 양초, 플라스틱, 심지어 식품 등 수천 종의 제품들에 첨가되고 있다.

라벨에 '무향'이라고 표기되어 있는 세제와 섬유 유연제는 여전히 향기를 유발하는 화학물질들을 함유할 수도 있다. 그러한 라벨은 그 제품에 지각 가능한 냄새가 없다는 것만 의미한다. '무향'으로 표기된 제품은 흔히 제조 공정에서 포함되어 냄새를 중화해 가리는 향기를 함유한다. 제조사들은 향기가 기타 성분들의 냄새를 가리거나 감추기 위해 제품에 추가되면 그것을 라벨에 포함시키지 않아도 된다.

이 때문에 소비자들은 특정 제품을 사용할 때 자신이 노출되고 있는 대상이 정확히 무엇인지 알기가 매우 힘들다. 그렇지만 당신은 방향 화학물질이 첨가되었다고 알고 있는 세탁 제품들을 서서히 제거함으로써 위험을 낮출 수 있다. 또한 소비자들에게 보다 안전하고 천연인 대체품을 제공하는 것을 기반으로 하는 믿을 만한 '친환경' 브랜드를 선택한다.

방향제 업계는 소비자들에게 자신의 화학물질들이 유독하다고 입증된 바가 없다고 말한다. 그런데 화학적으로 생성된 향기가 생물들에게 위험하다는 것을 대부분의 과학자들은 인식하지 못하고 있다. 캘리포니아에 사는 한 여학생조차 특정 방향제와 향수의 독성 효과를 입증하는 과학전람회 프로젝트를 구상할 수 있었음에도 말이다. 그녀는 면봉에 캘빈 클라인, 폴로와 기타 업체들이 제조한 방향제와 향수를 분무했다. 그런 다음 면봉을 살아 있는 귀뚜라미가 한 마리씩 들어 있는 각각의 컵에 넣고 컵을 식품 포장용 랩으로 밀봉해 고무줄로 고정했다. 그녀는 귀뚜라미가 죽는 데 걸리는 시간을 측정함으로써 캘빈 클라인이 가장 유독한 방향제(84초 만에 죽음)라고 판단했다.

가장 유독한 향수는 그에 걸맞은 이름을 가진 액스(Axe) 브랜드였다.

자문해보라. 만일 향기나 향수가 수초 만에 귀뚜라미를 죽일 수 있다면, 그 향이 있는 옷을 하루 종일 입고 있는 사람에게 어떠한 손상을 입힐 수 있는가? '세척 과정'의 일부로 당신의 옷과 침구(그리고 보다 심각하게는 당신 아이의 옷)를 비슷한 향기 화학물질에 흠뻑 적시는 일에 대해 좀 더 생각해보라.

위험한 향기를 줄이는 방법을 알려면
www.myhealthyhome.com/fragrance를 방문해 보세요.

세탁은 일상생활의 일부로 당신은 그러한 생활에서 불필요한 화학물질을 쉽게 제거할 수 있다. 무독성 천연 세제는 많은 슈퍼마켓과 대부분의 천연 식품 상점에서 손쉽게 구입할 수 있다. 재사용 의류 드라이어 시트 또는 비PVC 드라이어 볼(정전기의 감소에 도움이 된다)은 온라인으로 구할 수 있다. 적어도 당신은 무향 또는 가벼운 방향인 주류 세탁 제품을 선택할 수 있다.

심플 솔루션 정전기를 줄이고 옷을 부드럽게 하기 위해 세탁기에 섬유 유연제 대신에 반 컵의 흰 식초를 사용한다.

*주의: 절대로 동일한 빨랫감에 식초와 표백제를 혼합해서는 안 되는데, 유독 가스가 발생할 수 있기 때문이다.

우리의 면직물 침대 시트는 라벤더 같은 냄새가 나서는 안 되고, 바지는 우리가 산에서 살지 않는 한 산 공기 같은 냄새가 나서는 안 된다. 우리는 청결함의 진짜 냄새(아무 냄새가 없다)를 인식하기 위해 코를 재훈련시켜야 한다. 당신은 집안에서 연기 냄새를 맡으면 위험이 있음을 감지한다. 그래서 당신이 향기 나는 시트 또는 역겨울 정도의 향수를 냄새 맡으면 그것이 당신의 인생을 좌우하는 것처럼 달아나는 법을 알아야 한다.

왜냐하면 그것은 실제로 그렇기 때문이다.

우리는 청결함의 진짜 냄새(아무 냄새가 없다)를 인식하기 위해 코를 재훈련시켜야 한다.

드라이클리닝의 비밀

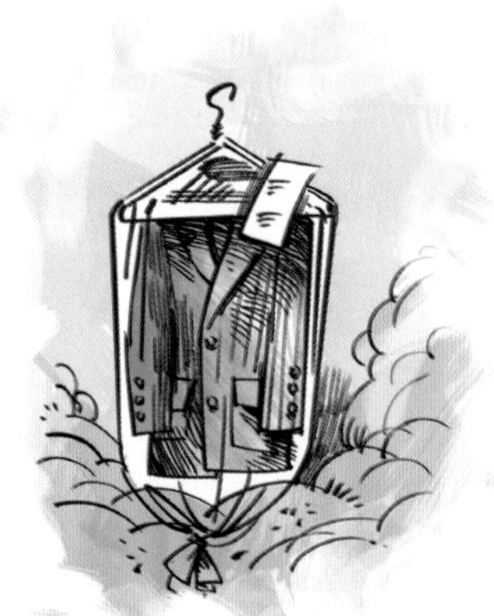

도대체 드라이클리닝은 무엇인가?

우리의 옷이 세탁소에서 어떻게 처리되는지의 비밀을 굳이 풀어 보려는 사람들은 거의 없다. 결국 우리의 옷이 깨끗하면서 빳빳해 보이고 옷이 그렇게 보이도록 하기 위한 작업을 우리가 할 필요가 없으면 되는 것이다. 우리는 전문적으로 세탁된 옷을 벽장에 걸어두고 깔끔하게 다려진 옷을 옷걸이에서 꺼내 바로 입는 일에 익숙해져 있다. 게다가 그렇게 편리한 서비스치고는 비용이 비교적 저렴하다.

문제는 대부분의 사람들이 드라이클리닝의 과정에 무엇이 관여하는지에 대해 전혀 모른다는 점이다.

여기서 첫 번째 아이러니는 그 과정이 드라이가 아니라는 것이다. 두 번째는 그 과정이 옷을 깨끗하게 하는 것이 아니라 화학물질들로 오염시킨다는 것이다. '드라이클리닝'은 사실 세탁기와 비슷한 기계에 얼룩 제거제를 첨가하는 습식(wet) 과정이다. 그럼에도 '드라이(dry)'라고 하는 이유는 그 세정제가 수용성이 아니기 때문이다.

용제이자 휘발성 유기 화합물(VOC)인 퍼클로로에틸렌(perchloroethylene)은 가장 흔히 쓰이는 세정제로 냄새가 강하고 신속히 증발한다. 이 화합물은 물 같이 보이지만 밀도가 휘발유와 비슷하다. 퍼클로로에틸렌은 옷에 스며든 다음 세탁 과정을 거쳐 우리가 때라고 생각하는 것을 제거한다.

그러나 여기에 의외가 있다. 즉 때를 제거하는 세정 과정이 드라이클리닝 용액은 제거하지 못한다는 것이다. 옷은 여전히 독성 화학물질들로(겨자, 커피 또는 땀으로가 아니라) 더럽혀져 있다.

만일 이 책을 읽으면서 당신이 드라이클리닝 한 옷을 입고 있다면, 퍼클로로에틸렌이 섬유에 흡수되어 있고 씻겨나가지 않기 때문에 당신은 이 화합물에 노출되고 있다. 퍼클로로에틸렌이 건강에 미치는 영향은 특히 오래 기간에 걸쳐 사용되면 무서울 정도이다. 장기적인 노출은 신장 및 간 손상을 초래할 수 있고 동물실험에서 암을 유발하는 것으로 입증됐다. 단기적인 노출이라도 어지럼, 급속한 심장 박동, 두통, 피부 자극 등의 위험이 따른다.

중추신경계 억제제인 퍼클로로에틸렌은 폐와 피부를 통해 신체에 들어올 수 있다. 사실 이 화합물에 대한 노출은 알코올처럼 음주측정기로 측정할 수 있다. 지방에 저장된 퍼클로로에틸렌은 서서히 혈류로 분비되어 심한 노출 후 수 주 동안 검출될 수 있다. 뉴저지 주거지의 공기 질을 살펴본 한 연구는 드라이클리닝 한 옷을 집안으로 들여오는 것의 영향을 검토했다. 이 연구에서 상승된 퍼클로로에틸렌 수치는 최장 48시간 지속되는 것으로 밝혀졌다. 그 시간 동안 퍼클로로에틸렌 흡입 수치는 노출된 환경에 있는 사람들에게서 2~6배 증가했다.

이러한 위험 때문에 캘리포니아와 기타 몇몇 주들은 퍼클로로에틸렌을 2023년까지 단계적으로 폐지한다는 명령을 내렸다. 수많은 기타 주들은 이 화합물을 금지하는 아무 조치도 취하지 않고 있다는 점을 고려하면, 캘리포니아와 기타 일부 주들에게 박수를 쳐야 한다. 그 시민들은 여전히 또 다른 10여 년을 내다보면서 중독을 우려하고 있다. 어떤 화학물질이 위험한 것으로 입증된 때에도 우리 정부가 경제적 우려를 먼저 그리고 공중 보건 위험을 다음으로 고려한다는 것은 믿기 어렵다.

•

어떤 화학물질이 위험한 것으로 입증된 때에도
우리 정부는 경제적 우려를 먼저 그리고
공중 보건 위험을 다음으로 고려한다.

•

옷을 환기하라

이는 당신이 체념한 채 구김지고, 얼룩지고, 유행에 안 맞는 옷을 입어야 한다는 것을 의미하는가?

아니, '너저분한' 모습을 할 필요는 없다. 몇 가지 조치를 취하면 당신은 퍼클로로에틸렌에 대한 노출을 제한하거나 이 화합물을 당신의 삶에서 최종적으로 완전히 제거하면서도 여전히 옷과 리넨이 계속 산뜻해보이도록 할 수 있다.

먼저 드라이클리닝을 한 옷 또는 기타 섬유를 완전히 환기시키면 당신의 위험을 감소시킬 수 있다. 이를 바깥에 걸거나 옥상 또는 환기가 잘되는 방에 두어 화학물질들을 외부로 빼내면 된다.

그런 다음 코를 킁킁거리며 냄새를 맡아보고, 여전히 세정제 같은 냄새가 나면 하루나 이틀 더 환기시킨다.

심플 솔루션 드라이클리닝을 한 옷의 포장을 벗기고 옥상 등 실외 지역에서 최소한 이틀 동안 환기시킨다. 절대로 벽장이나 침실에 두어서는 안 된다.

또한 재킷 또는 스웨터 안에 내의나 탱크톱을 입으면 퍼클로로에틸렌으로 처리된 옷과의 피부 접촉을 줄일 수 있다. 이렇게 하면 드라이클리닝 사이에 그 옷을 좀 더 입을 수 있는 덤이 생긴다. 따라서 옷이 더럽거나 냄새가 나지 않으면 세탁소에 보내지 않는다. 그저 환기시키고 다리면 되는데, 세정제가 여전히 존재하기 때문이다.

친환경 세탁소를 선택하라

환경 친화적이고 독성이 덜한 여러 퍼클로로에틸렌 대체품들이 최근 나왔는데, 파라핀 성분 세정제, 프로필렌 글리콜 에테르, 액상 CO_2(이산화탄소) 등이 있다. 그리고 캘리포니아와 같은 주들이 VOC의 사용을 갈수록 더 엄격히 제한함에 따라서, 점점 더 많은 세탁소들이 이러한 합리적인 대체품들을 사용하기 시작할 것이다.

우선 여러 곳에 전화를 걸거나 온라인으로 검색해('친환경 세탁소'와 같은 키워드를 사용해) DF 2000®, Pure Dry®와 EcoSolv® 같이 파라핀 성분 세정제를 사용하거나, 혹은 Rynex®, Impress®, Gen-X®와 Solvair®라는 이름으로 시판되는 프로필렌 글리콜 에테르 제품을 사용하는 지역 세탁소를 찾아본다. 또한 '웨트클리닝(wet-cleaning)'이란 신기술을 도입한 세탁소를 찾아보아도 된다. 이 기술은 생분해성 세제와 함께 물을 사용하여 컴퓨터 제어 과정을 통해 용제를 제조하며, 이 과정은 습도 조절 건조를 통해 섬유를 온전하게 보존한다.

그리고 만일 다행히도 지역에 액상 CO_2를 사용하는 세탁소가 있다면, 더 찾아보지 않아도 된다. 액상 CO_2는 효과적이고 무독성이며 환경에 좋아 훌륭한 드라이클리닝 세정제가 된다.

퍼클로로에틸렌 드라이클리닝 대체품들에 관한 정보를 얻으려면 www.myhealthyhome.com/drycleaning에 방문해 보세요.

직접 해보라

라벨은 때로 거짓말을 한다.

예를 들어 사이즈가 34인 내 바지는 실제로 35이지만 제조사는 내가 자신에 대해 기분 좋으라고 더 작게 표기했다. 그리고 그런 전략은 통한다. 나는 사이즈가 34인데도 내 몸에 맞지 않는 '정직한' 브랜드는 사지 않는다.

또한 라벨은 관리와 세척 지침에 관한 한 거짓말을 한다. '드라이클리닝만 하기'라고 표기된 옷은 흔히 처음에만 드라이클리닝 한 후 집에서 세탁해도 된다. 더구나 많은 천연 섬유들(울과 실크조차)은 드라이클리닝을 하지 않고도 집에서 가볍게 세탁할 수 있다. 이러한 종류의 섬유들은 부드러운 세제를 사용해 찬물로 몇 차례 섬세하게 세탁한 다음 빨랫줄에 말리거나 약하게 설정한 건조기를 사용해도 된다. 실크나 캐시미어처럼 매우 까다로운 섬유들인 경우에는 연한 비누로 찬물에 손 세척을 한 다음 자연 건조한다.

늘 손상, 축소 또는 탈색 위험이 어느 정도 있지만, 당신은 옷 또는 장기적인 건강 손상 중 어느 쪽을 더 우려하는가? 드라이클리닝은 우리가 독성 물질에 대한 노출을 감소시키는 것 이상을 할 수 있는 일상 활동일 수도 있다. 우리는 그 노출을 자신에게서 완전히 제거할 수 있을지도 모른다

바짝 죄는 옷

당신이 대부분의 사람들과 마찬가지라면 밤에 옷을 벗는 것보다 아침에 어떻게 옷을 입는지에 훨씬 더 신경을 쓸 것이다. 그러나 당신은 하루를 마치면서 양말을 벗거나, 꿈틀거리면서 바지를 내리거나, 혹은 브래지어를 끄른 후 잠시 멈춰 자신의 몸을 살펴본 적이 있는가?

꼭 끼는 옷을 벗은 후 피부에 벌겋게 나타나는 줄은 심각한 경고로 보아야 한다.

바짝 죄는 섬유는 지혈대로 작용해 중요한 림프 순환을 방해한다. 림프 흐름은 영양분을 운반하고 노폐물을 제거하며 전신에 걸쳐 병균과 싸우는 섬세한 과정이다. 그러나 림프계가 건강에 중요하긴 하지만 거기에는 흐름을 지속시키는 강력한 펌프(심장처럼)가 없다.

꼭 끼는 옷을 벗은 후
피부에 벌겋게 나타나는 줄은
심각한 경고로 보아야 한다.

대신 약간의 근육 수축과 호흡조차 림프액의 순환을 돕는다. 내가 몇 년 전에 사노비브의학연구소(Sanoviv Medical Institute)에서 받은 첫 림프 마사지는 주의를 환기시키는 계기였다. 그 마사지는 림프계가 수행하는 해독 기능의 촉진을 돕기 위해 아주 가벼운 터치만을 요했다. 나는 그 마사지가 얼마나 가벼웠는지에 놀란 것을 기억하며, 림프 과정이 정말 이 정도로 예민하다면 바짝 죄는 옷은 림프계의 중요한 임무 수행을 쉽게 방해할 수 있을 것이라는 깨달음에 이르렀다.

책임감 있는 행동

남성의 몸도 충분한 순환이 필요하다. 그리고 남성은 옷에 관한 한 자존심의 노예가 될 수 있다.

남성 중 체중이 좀 증가했어도 자신의 바지 사이즈에 관해서는 양보하지 않는 경우를 얼마나 많이 보게 되는가? 또한 남성은 시계, 벨트, 셔츠 칼라와 넥타이에 대해서도 고집을 부린다. 하체로 내려가 보자. 당신이 양말을 벗은 후 그 양말이 자국을 남길 정도로 조이는가? 당신의 속옷은 어떤가?

많은 남성이 매년 1kg 내외로 체중이 증가하며, 고등학교 때 입던 것과 동일한 사이즈의 옷을 계속 입으려고 하는 경우가 너무 흔하다. 코넬대학의 한 보고서에 따르면 남성의 67%가 자신의 실제 목둘레보다 더 작은 목 사이즈를 한 셔츠를 사서 입고 있는 것으로 밝혀졌다. 이들 남성은 그러고는 그 셔츠의 칼라 사이즈와 일치시키려 하면서 넥타이를 너무 조여 맸다.

> 코넬대학의 한 보고서에 따르면 남성의 67%가 자신의 실제 목둘레보다 더 작은 목 사이즈를 한 셔츠를 사서 입고 있는 것으로 밝혀졌다.

남성이 질식시키고 있는 것은 림프계만이 아니다. 코넬 연구를 주도한 수전 왓킨스(Susan Watkins) 박사는 목 주위가 조이면 동맥이 수축되고 뇌와 머리의 감각 기관(코, 귀와 눈)으로 가는 산소 함유 혈액의 흐름이 감소한다고 시사한다. 연구팀은 피험자들에게 속도가 증가하면서 번쩍이는 빛이 끊어지지 않는 것처럼 보일 때 말해달라고 요청했다. 그랬더니 칼라가 죄는 셔츠를 입은 남성들에서 시각 식별력이 가장 떨어지는 것으로 보고됐다.

또한 목의 경정맥에 가해지는 압박은 안구 내압(안압)의 증가를 초래할 수 있다. 넥타이와 칼라를 느슨하게 하면 안압을 수분 이내에 정상으로 되돌릴 수 있지만, 목에 두르는 것들이 조이면 분명 안압이 증가하는 위험을 자초할 수 있으며, 이는 녹내장과 기타 안질환을 일으키는 가장 중요한 위험 요인이다.

몸을 따라 더 내려가면, 가장 큰 문제가 너무 작은 바지에서 온다. 한 의사가 원인 불명의 위장 장애(속 쓰림, 팽만, 트림 등)가 있는 남성 환자 약 200명을 살펴보았는데, 그 증상들이 잘 맞지 않는 바지와 직접 관련되어 있는 것으로 밝혀졌다. 그가 측정하였더니 남성들의 실제 허리둘레와 바지의 허리밴드 사이에 최소한 3인치의 차이를 보였다.

많은 남성이 몸이 너무 커져 옛 사이즈가 맞지 않는다는 점을 깨닫지조차 못하며, 자신의 나온 배를 피하기 위해 무의식적으로 바지를 엉덩이에서 아래로 내린다. 다른 많은 남성의 경우에 그건 자존심의 문제이다. 이들은 그저 자신 또는 중요한 다른 사람들에게 자신의 허리둘레가 너무 커져 늘 입어왔던 바지 사이즈가 맞지 않는다는 사실을 인정하고자 하지 않는다.

답은 간단하다. 남성은 자신의 바지를 입어보고 사거나 자신을 위해 쇼핑하는 여성에게 자백해야 한다. 명심하라. 아무도 우리 옷에 있는 태그를 볼 수 없다. 그들이 알아챌 수 있는 것은 우리 바지가 솔기(seam)에서 터지고 있다는 점이다. 정확한 사이즈를 입고 있는 남성은 그로 인해 보다 편안하고 더 나아 보인다.

심플 솔루션 옷은 라벨에 표기된 사이즈가 어떤 지가 아니라 몸에 잘 맞는지에 따라 구입한다.

주말 운동자들 사이에 혈관 수축의 또 다른 원인은 근육 손상을 예방하기 위해 만들어진 네오프렌 '웜팬츠(warm pants)'의 사용이 증가하는 것이다. 마사지에 의해 혈액순환을 촉진하고 압박에 의해 부종을 제어하도록 고안된 이 '지혈복'은 심부 정맥 혈전을 유발할 수 있으며, 이러한 혈전은 이 바지가 예방하기로 되어 있는 근육 좌상보다 훨씬 더 심각할 수 있다.

소형 트램펄린(rebounder) 위에서 뛰는 것도 림프계를 펌프질하게 하는 또 하나의 훌륭한 방법이다. www.myhealthyhome.com/rebounder에 가보면 더 많은 정보가 있다.

요컨대 당신이 옷 사이즈에 대해 현실적인 태도를 가지는 것이 단기적인 편안과 장기적인 건강에 모두 중요하다.

매트리스 속에는 무엇이 있나?

영국의 전래 동화 〈골디락스와 세 마리 곰(Goldilocks and the Three Bears)〉에서 세 마리 곰이 사는 집에 들르는 골디락스처럼, 우리는 모두 숙면을 취하기에 '딱 맞는' 침대를 찾는다.

그러나 매트리스에 관한 한 편안함은 유일한 고려사항이 아니다. 당신이 새 매트리스를 장만하기 위해 가구점에 나와 있든 혹은 물려받은 유품과 씨름하고 있든, 잠자리에 들 때 무엇을 얻게 될지를 알아야 한다.

보통의 가구점은 두 가지 기본적인 유형의 매트리스를 준비하고 있을 것이다.

- 메모리폼 매트리스
- 스프링이 든 매트리스

두 유형의 매트리스에서 우려되는 주요 물질은 폴리우레탄 폼으로, 이 제품은 가연성이 아주 높아 보험업계는 이를 '고체 휘발유'라고 부른다. 이 폴리우레탄이 조그마한 불꽃에도 폭발하는 경향을 방지하기 위해 대부분의 매트리스에는 난연성 화학물질이 적용된다.

2005년까지는 매트리스에 사용되는 합성 폼을 대개 매우 독성이 강한 난연성 화학물질인 폴리브로민화 디페닐 에테르(PBDE)에 적셨다. 이러한 세계적인 오염물질은 아직도 많은 가전제품에 사용되고 있으며, 사람과 야생동물의 혈액과 조직에 축적되고 뇌와 생식계에 영향을 미친다. 이 위험한 화학물질을 매트리스에 사용하는 것은 그 이래로 미국에서 단계적으로 폐지되었지만, 많은 사람들이 오래된 매트리스를 통해 여전히 이 화학물질에 노출되고 있다. 한편 연방 가연도 기준은 한층 더 강화되어, 매트리스 제조사들은 가연성을 억제하기 위해 새로운 난연제를 찾지 않을 수 없게 됐다.

따라서 미국에서 구매하는 거의 모든 매트리스는 적어도 일부 난연 특성들이 있을 것이다. 가연성을 방지하기 위해 채용한 시스템은 회사마다 다양하며, 아무 회사도 자기 매트리스에 어떤 화학물질이 사용되었는지를 알려주도록 요구받지 않는다. 많은 제조사들이 앞서 살펴본 위험한 중금속인 안티몬 그리고 호르몬 활동을 교란하고 뇌 기능을 저해하는 것으로 알려져 있는 기타 브로민화 난연제를 사용하고 있을 가능성이 있다. 조사들에 따르면 이들 화학물질은 우리의 아이들과 손주의 체내에 꾸준히 축적되고 있다고 한다. 또한 난연제는 소금, 점토와 케블라 같은 물질들로부터 개발되기도 했다.

다행히도 당신에게는 보다 건강한 잠을 이루기 위한 몇몇 대안이 있다. 조만간 새 매트리스를 구입할 생각이라면, 천연 라텍스 및/혹은 자연적으로 난연성을 띠는 울로 만든 유기농 매트리스가 좋은 대안이다. 그렇기는 해도 정말로 유기농인 매트리스를 찾기는 어려울 수 있다. 천연 매트리스를 만든다고 주장하는 매트리스 회사들이 많지만, 그러한 제품들은 일부 상당히 끔찍한 난연 화학물질들로 처리되었을 가능성이 있다. 유기농 매트리스를 구입하기 위해 상당한 투자를 할 생각이라면, 많은 질문을 할 각오를 해야 한다.

심플 솔루션 침대 시트를 세탁할 때에는 언제나 창문을 열고 매트리스를 노출시켜 그날 침대에서 가스가 날아갈 수 있도록 한다.

새로운 합성 매트리스를 구입해야 한다면, 포장을 벗기고 사용에 앞서 최소한 며칠 동안 바깥에 두어 가스가 날아갈 수 있도록 해본다. 또한 몸과 독성 물질 사이에 건강에 좋은 방어막을 치기 위해 천연 라텍스 매트리스 덮개를 추가할 수도 있다. 기억하라. 당신은 최장 1/3의 인생을 매트리스에 누워 보낼 가능성이 있으므로, 장기적인 건강을 위험에 빠뜨리지 않으면서 편안한 밤을 지내기 위해 할 수 있는 일은 무엇이든 해야 한다.

침대의 보다 안전한 대안들에 대해 정보를 좀 더 얻으려면
www.myhealthyhome.com/mattress에 방문해 보세요.

전자파

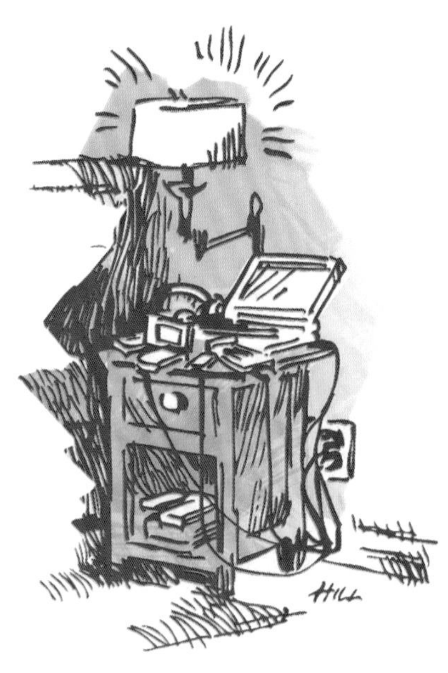

우리는 매일 현대 세계의 많은 편의 기구가 생성하는 전자파의 집중 포화를 받고 있지만, 그것을 보거나 맛보거나 느낄 수 없다. 침대 옆 탁자 위의 자명종에서 사무실의 와이파이 공유기까지, 우리는 계속해서 집 전체에 보이지 않는 에너지장을 추가하고 있고 그럼으로써 심각한 건강 문제의 위험을 키우고 있다.

우리는 정보기술 산업의 대대적인 실험에서 기니피그(guinea pig)가 되고 있다.

설문지 **당신의 집은 얼마나 유독한가?** 점수

	점수
1. 침대 머리에서 1m 20cm 이내에 플러그가 꽂혀 있는 기구가 얼마나 되는가? 예를 들어 자명종, MP3 접속장치, 휴대폰 충전기, 베이비 모니터, 전등 등을 찾아본다. (각 3점)	
2. 잠을 자는 동안 휴대폰은 어디에 있는가? (하나만 선택) □ 베개 아래 (8점) □ 방안 손닿지 않는 곳 (4점) □ 침대 바로 옆 (6점) □ 다른 방 (0점)	
3. 침대 근처에 주요 전자제품이 얼마나 되는가? 퓨즈 박스, 전기 히터, 전기 온수기, 에어컨, TV 등을 찾아본다. 벽 뒤쪽에 있는 것도 해당한다. (각 6점)	
4. 전기장판을 사용하는가? □ 사용 안함 (0점) □ 겨울에 때로 (3점) □ 겨울에 항상 (7점) □ 항상 (12점)	

당신의 '전자파' 위험 점수 □

1~8점	9~16점	17~24점	25점 이상
최고	좋음	나쁨	최악

전자파의 음과 양

대부분의 사람들과 마찬가지로 나는 사실 14살이었을 때 전자기장(EMF, 전자파)에 대해 배운 것을 기억하지 못하지만, 배웠으리라 추정해도 지금처럼 그것의 장점과 잠재적인 위험을 인식하지 못했을 거라고 확신한다.

모든 물질은 원자들로 이루어져 있으며, 원자는 양성자와 중성자로 되어 있는 양전하 핵의 주위를 떠도는 음전하 전자들로 구성되어 있다. 태양을 핵으로 그리고 행성들을 인력에 의해 궤도에 고정되어 있는 전자들로 생각하라. 이러한 전하 입자들은 전기장과 자기장을 생성한다. 거시적으로 보면, 이러한 힘과 장이 없다면 우주 자체는 전혀 존재하지 못할 것이다. 삶에서 전자기는 우리 주위의 도처에 있을 뿐만 아니라 우리를 관통하고 있다.

존재하는 모든 것은 전하 입자들의 균형(음전하와 양전하, 인력과 척력)으로 인해 존재한다. 바다의 물 한 방울, 사막의 모래 한 알, 초원의 풀 한 잎은 모두 반대되는 것들의 정교한 조화와 관련되어 있다.

인간 세계의 기술 향상으로 새롭고 다양한 전자파가 지구상에 도입됐다. 모든 전자제품, 전선, 가전제품, 컴퓨터와 전원 콘센트가 나름의 전자파를 생성하고 있다. 많은 인공 전자파는 자연에 존재하는 것보다 강도가 더 높고 우리의 신체 기관계들에게 전례 없는 영향을 미칠 정도로 색다르다.

우리의 세계는 인공 전자파가 넘쳐난다. 지구의 생명체들(아울러 공기, 물과 토양)은 긍정적 및 부정적 영향을 모두 겪고 있을 것이며, 이는 장난이 아니다. 전자파의 힘을 부인하는 것은 중력의 힘을 부인하는 것과 마찬가지이며, 이 둘은 다 보이지 않는 힘으로 생명 자체에 때로는 미묘하지만 매우 현실적인 영향을 미친다. 우리는 첨단 전자파 오염이 어떠한 영향을 미쳐 우리의 건강을 변화시키는지를 이해하기 시작하는 단계에 있다. 집안에서 접하는 여러 유형의 전자파를 자세히 살펴보고 잠재적인 위험을 알아본 후 그 위험을 최소화할 수 있는 방법을 배워보자.

전원이 연결된 느낌

당신이 현대 사회를 살아가는 전형적인 사람이라면 침대 옆 탁자에 복잡하게 전원이 연결된 기구들이 있을 것이다. 자명종, 전등, 베이비 모니터, 휴대폰 충전기 등(이 장의 설문지 섹션에서 언급한 모든 기구들)이 당신의 침대 옆에 놓여 있고 당신이 잠자는 시간에 뇌로부터 불과 수십 센티미터 떨어진 곳에 플러그가 꽂혀 있다. 그리고 매 기구가 나름의 전자파를 생성하고 있으며, 당신의 몸(그리고 몸의 모든 개별 세포들)은 그 전자파와 씨름해야 한다.

우리가 말하는 전자파는 일단의 암과 연관되어 1970년대에 지겹도록 뉴스를 장식하였던 주요 송전선들의 밑에서 발견되는 것과 비슷하다. 뉴스는 새로운 것이면 흥밋거리가 된다. 그렇다고 고압 송전선 밑에서 살면서 기분과 대사에 부정적인 영향을 미칠 수도 있는 인공 전자파를 매 순간 받을 수는 없지 않은가.

그렇다면 왜 그것이 문제가 되는가?

인체는 나름의 극히 복잡한 화학 및 전자기 시스템들에 의해 추진되고 조절된다. 전자파는 신체의 정상적인 에너지를 심하게 교란할 수 있다.

가정용 기구들(자명종, 전등, 전기 히터 등)이 생성하는 전자파는 극저주파(ELF)에 해당해 3~300Hz대의 주파수를 보인다. 컴퓨터 모니터, 방범 설비와 도난 방지 장치 같은 기타 기구들은 300Hz~10MHz대의 중간 주파수를 생성한다. 이들 전자파는 얼마나 강하고 얼마나 가까운지에 따라, 인체에 전류를 유도해 일련의 생물학적 효과를 일으킬 수 있다.

전자파는 배선과 콘센트, 아울러 그 콘센트에 플러그가 꽂혀 있는 모든 것(그것이 켜져 있든 아니든)을 포함해 집 전체에서 발견될 수 있다. 초기의 합치된 의견은 정상적인 가정생활과 연관된 전자파는 단기적 또는 장기적 건강에 위험이 되지 않는다는 것이었다. 하지만 이러한 의견들은 대부분 가열 효과의 가능성을 최소화하기 위해 고안된 낡은 노출 기준에 기초한다. 다시 말해 전자파가 실제로 신체 조직을 가열하느냐(또는 태우냐)란 것이다.

그러나 초기 연구는 가능성 있는 비가열 효과(nonthermal effect)로부터 보호할 정도로 기준이 엄격한지는 살펴보지 않았는데, 비가열 효과는 덜 분명하지만 세포 기능에 잠재적으로 현저한 변화를 가져와 장기적인 손상을 유발할 수 있다. 그건 사람들이 핵폭발로 당장 죽지 않는다면 그들이 낙진의 장기적인 효과에 대해 우려할 필요는 없을 것이라고 말하는 것과 다름없다.

최근의 여러 연구들은 전자파에 유해한 비가열 효과가 존재한다는 점을 지지하며, 다른 연구들은 소아기 암과의 연관성을 밝혔다. 암은 1979년에 처음으로 전자파 노출과 연관되었는데, 당시에 연구자들은 암으로 사망한 특정한 아이들이 건강한 아이들의 경우보다 더 높은 전자파를 노출했었던 집에 거주하였다고 보고했다. 기타 연구들은 전자파 노출을 성인 흑색종에서 신경퇴행성 질환과 유산까지 여러 부작용과 연관시키고 있다.

이는 모두 결국 간단한 한 가지 질문으로 집약된다. 즉 그럴 필요가 없음에도 왜 자신을 잠재적인 위험에 노출시키는가?

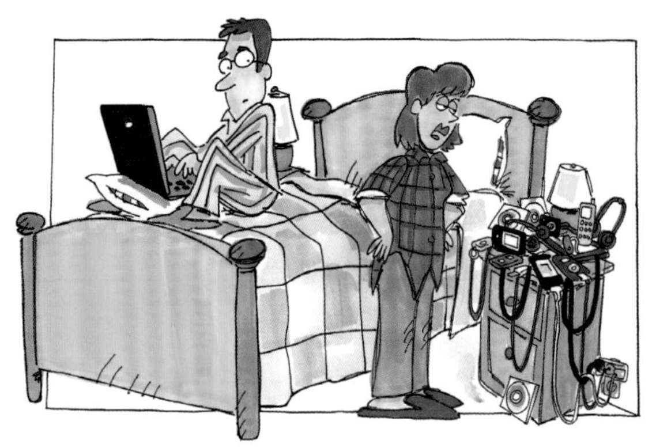

"휴스턴, 우리에겐 문제가 있어?"

당신은 집에서 배선을 뜯어낼 수는 없지만, 당신의 습관에 일부 손쉬운 변화를 주어 전자파와 전자파 노출을 감소시킬 수 있다. 첫째, 심혈을 기울여 당신이 하루에 최장 8시간을 보내는 방(침실)에서 가전제품을 옮긴다. 침대 옆 탁자에서 불필요한 기구들을 치우며, 아이팟과 핸드폰은 다른 곳에서 충전한다. 많은 사람들에게 불편할 수도 있겠지만, 침대 머리 판을 전등에서 멀리하는 것도 좋은 생각이다. 겨울에 전기장판 없이는 살 수 없다면 취침시간 전에 데운 다음 잠자리에 들기 전에 플러그를 뽑는다. 마지막으로, 침대가 퓨즈박스 또는 전기 냉난방 장치처럼 전자파를 많이 생성하는 기구 위나 옆에 위치해 있다면 아예 침대를 옮긴다.

심플 솔루션 사용하지 않을 때에는 전자 기구 및 제품의 플러그를 뽑아둔다.

당신이 집에 들여놓아야 할 수도 있는 한 가지 기구는 가우스 미터(Gauss meter)로, 이 기구는 전자파를 검출하고 측정한다. 비교적 저렴한 이 장치는 집안에서 전자파로 가장 큰 문제가 되는 곳을 확인하도록 도와줘 당신은 전자파를 피하거나 줄이거나 혹은 제거할 수 있다.

가우스 미터와 사용 방법에 관해 정보를 좀 더 얻으려면 www.myhealthyhome.com/meter를 방문해 보세요.

세포에 관한 진실

전자파와 세포

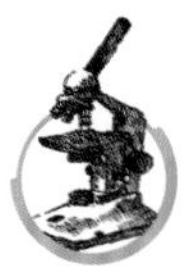

소립자들 사이의 인력과 척력(repulsion)(아울러 이들이 서로 교신하기 위해 사용하는 장)은 전자파가 세포에 미치는 영향에 대해 단서를 제공할 수 있다.

사실 오늘날의 주류 의학에는 낮은 수준의 전자파가 인체에 손상을 유발할 수 있는 메커니즘과 관련해 수용된 생물학적 모델이 없다. 그럼에도 일부 유력한 후보 모델들이 있다.

1. 우리는 칼슘 이온, 그리고 아마도 마그네슘 이온이 전자파에 의해 세포막에서 제거될 수 있다는 사실을 알고 있다. 이렇게 되면 세포막이 기타 물질들에 보다 투과성을 띠어 파열되고 누출될 가능성이 증가할 것이다.
2. 핸드폰이 사용하는 주파수대의 전자파에 노출된 세포에서 관찰되는 DNA 분절화(DNA fragmentation)는 세포 내 리소좀에서 중요한 효소가 누출되어 유발될 수도 있다. 이러한 현상이 생식세포에서 일어나면 생식력이 감소하고 미래 세대에서 유전 질환이 증가할 것이다.
3. 칼슘은 아마도 세포에서 가장 중요한 신호전달 분자일 것이다. 칼슘 이온이 세포액으로 누출되면 대사 촉진제로 작용하게 된다. 예상되는 결과는 세포 증식의 가속화와 암성 종양의 성장일 것이다.

살아 있는 모든 세포들은 가장 기본적인 기능인 대사와 성장을 위해 전자기를 사용한다. 그러나 장의 강도의 주요 변화와 주파수의 전환(기술 시대에 우리가 목격하고 있는 현상)은 특히 대사적으로 활동적인 조직과 소아의 발육 기관에서 세포 기능을 심하게 교란할 수도 있다.

문제는 전자파가 세포에 영향을 미치는지가 아니다. 대신 얼마나 영향을 미치고 그러한 영향이 세포와 신체의 건강에 얼마나 위험한지가 문제이다.

강해진 전자파

기술이 맹렬한 속도로 발전하면서, 사회는 이제 전자파 노출에 있어 한층 더 강한 발생원이 되는 것들(핸드폰과 무선 네트워크인 와이파이)과 씨름해야 한다. 전자레인지, 라디오 및 TV와 함께 이들 기술 제품은 30MHz에서 300GHz까지의 고주파를 생성한다.

고주파(RF) 스펙트럼의 일부인 마이크로파 기술은 제2차 세계대전 중 독일 군대가 처음으로 개발했다. 몸을 덥히기 위해 레이더 장비 주위에 모인 병사들은 나중에 암을 포함해 질병을 일으킨 것으로 밝혀졌다. 오늘날 핸드폰과 와이파이 네트워크 같은 무선 기술 제품의 인기가 치솟으면서 우리는 거의 끊임없이 마이크로파에 노출되고 있다.

다소 두렵게 들린다면 사실이 그렇기 때문이다.

핸드폰을 통한 통신이 세계 시장에 도입된 지 거의 20년이 흐른 후 우리는 암이 곧 나타날 잠복기의 말미에 이르고 있으며, 핸드폰 사용이 건강에 심각한 부작용을 일으키는 것과 연관이 있다는 과학적 증거가 증가하고 있다. 현대 기술이 우리의 건강에 미치는 영향에 대해서는 PART 5 제2장 '첨단 기술, 고위험'에서 보다 자세히 다시 논의할 것이다. 또한 PART 4 제2장에서는 전자레인지에 대한 노출의 위험을 좀 더 자세히 살펴볼 것이다.

수면 시간

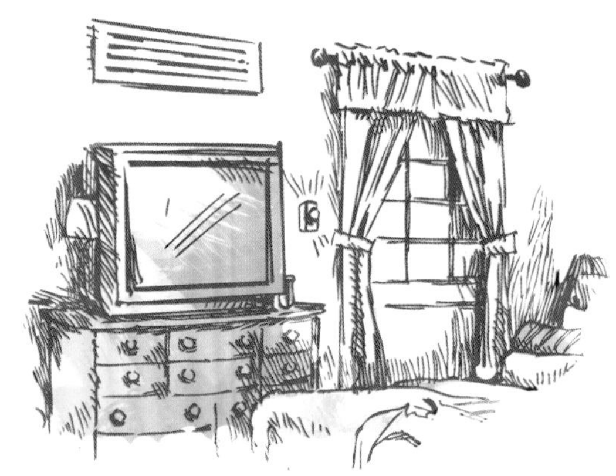

충분한 잠은 건강의 유지에 중요하지만, 삶이 힘들어질 때 우리는 흔히 가장 먼저 그 가치를 경시하는 경향이 있다. 개는 잠잘 시간을 알고 있지만(이웃집 개는 그렇지 않은 것 같지만), 인간은 자신의 수면 욕구를 얕보듯이 행동한다.

우리는 대부분 너무 지쳐 있어 다른 어떤 일을 할 수 없을 때가 되어야 마지못해 잠자리에 들려한다. 그러나 눕기만 한다고 자동적으로 활기를 되찾아주는 수면으로 이어지는 것은 아니다. 제시간에 잠자리에 드는 것은 어려운 일일 수 있지만, 일단 잠자리에 들면 몇 가지 주요 요인들이 우리가 필요로 하는 수면의 질과 양을 둘 다 얻을 수 있는지 여부를 결정할 것이다. 그리고 일을 제대로 하는 것이 출근도장을 찍는 것 이상이듯이, 휴식을 제대로 취하는 것은 단지 신체만이 아니라 심신을 아우르는 전인적인 것과 연관된다.

설문지 당신의 집은 얼마나 유독한가? 점수

1. 당신은 대개 얼마나 잘 자는가? (하나만 선택)

- □ 거의 깨지 않음 (0점)
- □ 몸을 뒤척임 (8점)
- □ 하룻밤에 한두 번 깸 (2점)
- □ 깨어 있는 시간이 더 많음 (10점)
- □ 하룻밤에 여러 번 깸 (4점)

2. 당신이 잠자는 시간에 방은 얼마나 밝은가?

칠흑같이 어두움 — 독서할 정도로 밝음

0점 2점 4점 6점 8점 10점

3. 당신은 주말에 깨기 위해 요란한 자명종이 필요한가?

예_____ (5점)

4. 당신은 아침에 정상적으로 활동하기 위해 카페인 같은 각성제가 필요한가?

예_____ (6점)

당신의 '수면' 위험 점수

1~7점	8~14점	15~21점	22점 이상
최고	좋음	나쁨	최악

죽으면 자겠다

나는 휴식에 관한 한 가해자 측이라는 점을 고백한다.

힘든 직업을 가지고 있고, 내 가족 및 친구들과 시간을 보내고 싶으며, 때로 밤 11시에 잡혀 있는 축구 게임을 포함해 내가 아주 좋아하는 스포츠와 취미가 있다. 나는 그런 재미를 조금도 놓치고 싶지 않다. 새로운 뭔가를 경험하는 기회는 절대 놓치지 말자는 것이 나의 철학이다.

그래서 나는 대개 잠을 자면 환상적인 뭔가를 놓칠지도 모른다고 걱정한다. 작업 중인 중요한 보고서를 완성한다거나 늦은 밤에 친구와 어울리며 친교 활동을 하는 등, 모든 일을 좀 더 마치기 위해 한두 시간의 휴식은 쉽게 포기하게 된다.

그런데 수면을 소홀히 한다고 당장 죽지는 않겠지만, 적정한 수면을 취하지 못한다면 우리는 육체적으로나 정신적으로 최선의 상태일 수 없다. 조물주는 우리가 완전한 휴식을 준비하기 위해 활동을 늦추라고 말해주는 신호를 우리의 신체에 갖추어 놓았다. 이것을 우리에게 강제된 '중간 휴식'이라고 생각하라. 이것이 없다면 우리는 탈진하거나 병이 생길 것이다.

수면은 우리의 체온, 혈압, 호르몬 분비, 뇌 활동 등을 포함해 기능들을 조절한다. 신체는 하루 동안 쏟아진 정보를 이해하고 그러한 정보를 처리하고 기억에 저장해두기 위해 잠을 자거나 명상하는 시간을 필요로 한다. 보통의 성인인 경우에 일주일 동안 매일 밤 필요한 적정 수면 시간보다 2~3시간을 덜 자면 감정, 주의력, 업무능력 등을 심각하게 저해할 수 있다.

보통의 성인인 경우에
일주일 동안 매일 밤 필요한 적정 수면 시간보다
2~3시간을 덜 자면 감정, 주의력, 업무능력 등을
심각하게 저해할 수 있다.

뇌에 재시동할 시간이 허용되지 않는다면, 우리는 곧 심각한 기억장애를 경험할 것이다. 장기적인 수면 부족은 신체에 그야말로 고문이다. 그건 당뇨병, 고혈압과 기억 상실의 발병을 재촉할 수도 있다. 혹은 이미 발병한 상태라면 이들 질환을 악화시킬 수 있다.

수면의 가장 중요한 기능은 신체에 세포 치유를 위한 시간을 준다는 것이다. 이 때문에 저녁 식사와 함께 섭취하는 건강기능식품들의 미네랄에 역점을 두면서, 종합비타민과 미네랄 보충제를 하루에 두 번 복용하는 것이 중요하다. <미국의학협회저널(JAMA)>도 마침내 모든 사람들이 비타민 및 미네랄 등의 건강기능식품을 매일 복용해야 한다는 연구 내용을 게재했다.

효과를 높이기 위해서는 비타민과 미네랄이 분리되어 있고 시대에 뒤처진 일일 권장량보다 훨씬 더 높은 용량이 들어 있는 제품을 선택한다. 고품질 비타민 제품은 중요한 항산화제가 함유되어 있을 것이다. 따라서 아침에 대부분을 복용하여 부하와 스트레스를 가장 많이 받는 낮 동안에 당신의 신체를 보다 많이 보호해줄 수 있도록 한다. 미네랄은 세포 구축 및 치유 중에 꼭 필요하므로, 저녁에 더 복용하여 수면 중에 쉽게 이용될 수 있도록 해야 할 것이다. 일부 미네랄(마그네슘 등)은 진정 효과도 있다.

심플 솔루션 저녁 식사와 함께 미네랄 보충제를 섭취하여 수면 중 세포 치유를 돕는다.

당신의 침실 예보

수면 시간(활동 시간과 교대하는)은 중요하다. 체내에 거의 100조에 달하는 개별 세포 각각은 나름의 '내부 시계'가 있고 이들은 24시간 주기의 흐름과 일치하는 주기를 가지고 있다. 하지만 그러한 내부 시계가 얼마나 잘 작용하는지는 수면 환경의 질에 달려 있을 수 있다. 정말로 편안하고 원기를 회복시키는 수면을 취하기 위해서는 침실의 조명과 온도를 무시할 수 없다.

침실을 환하게 하지 마라

인류가 지구상에 존재해온 대부분의 기간에 인간은 낮에 활동하는 동물이었다. 어둠에 도사리고 있는 본질적인 위험으로 인해 밤에는 거의 활동하지 않았다. 오늘날에는 저렴한 광원을 이용할 수 있어, 우리는 밤낮으로 언제나 일하고 놀고 여행하고 먹으면서 하루 종일 일주일 내내 활동하는 동물이 되었다. 그러나 우리의 신체는 여전히 자연스럽게 '수면'이란 반의식 또는 무의식 상태를 준비한다.

그리고 여전히 잘 자기 위해 어둠이 필요하다.

빛을 인식하기 위해 우리에게는 눈의 망막에 시각과는 아무 상관이 없는 광감수성 신경절 세포가 있다. 이들 세포는 낮의 빛이 희미해지면 잠을 준비할 시간이라고 뇌에게 메시지를 보내는데, 이는 솔방울샘이 멜라토닌 호르몬을 생성하기 시작할 시간이라는 것을 의미한다. 멜라토닌은 '어둠의 호르몬'이라고 불리는데, 인간에서 수면-각성 주기를 조절해 졸음을 일으키고, 체온을 내리고, 대사 기능을 느리게 하고, 그 외에 신체를 수면 모드로 바꾼다.

수면-각성 주기의 조절을 돕는 것이 멜라토닌의 주요 기능이겠지만, 기타 목적들에도 도움이 된다. 이 호르몬은 혈뇌장벽과 기타 세포막을 통과해 활성산소(free radical)를 막아내도록 돕는 강력한 항산화제이다. 불안정한 유기 분자인 활성산소는 세포를 손상시키고 산화 스트레스를 일으킬 수 있으며, 이러한 연쇄 반응은 노화 및 퇴행성 질환과 연관이 있다. 또한 멜라토닌은 면역계에 영향을 미치고 감염질환의 예방을 돕는다.

심플 솔루션 취침 전에 멜라토닌 보충제를 복용하여 신체에 내재한 천연 수면 주기의 촉진을 돕는다.

멜라토닌의 생성은 여성의 유방암 위험에도 영향을 미칠 수 있는 것으로 보인다. 연구자들에 따르면 완전 실명인 여성들은 시력이 정상인 여성들보다 유방암 위험이 36% 낮은 것으로 밝혀졌다. 광 지각이 부족하기 때문에, 실명 여성들은 대개 정상 시력의 여성들보다 멜라토닌을 더 많이 생성한다. 또한 멜라토닌의 생성이 보다 낮은 것은 야간 교대근무를 하는 여성들에서 암과 기타 질환들의 발병률이 현저히 더 높은 것으로 밝혀진 이유가 될 수도 있다.

한밤중에 비치는 불빛 하나도 솔방울샘에게 밤이 끝나가고 일어날 시간이라고(실제로 그렇든 않든 간에) 알리는 충분한 신호이다. 멜라토닌의 생성은 즉시 줄어들기 시작한다. 따라서 욕실에 가야 할 일이 있다면 가능한 한 불을 켜지 않도록 한다.

한밤중에 비치는 불빛 하나도
솔방울샘에게 밤이 끝나가고 일어날
시간이라고 알리는 충분한 신호이다…
멜라토닌의 생성은 즉시 줄어들기 시작한다.

최근의 연구들에 의하면 멜라토닌은 청파장의 빛에 가장 민감하다고 시사하는데, 불행히도 청색광은 자명종과 시계가 있는 라디오에서 핸드폰, DVD 플레이어, 케이블 모뎀과 게임기까지 많은 전자제품에 사용되고 있다. 편안한 단잠을 자고자 한다면, 그러한 제품들을 모두 침실에서 치우거나 적어도 침대로부터 돌려놓아야 한다.

심플 솔루션 야간 등, 자명종과 기타 침실용 전자제품을 구입하려면 적색광을 발하는 것이 좋은데, 적색광은 백색광 또는 청색광보다 멜라토닌의 생성을 덜 방해하기 때문이다.

침실 바깥에서 들어오는 빛을 간과해서는 안 된다. 가로등, 차 전조등, 이웃집의 현관 등과 심지어 달빛은 모두 침실 창문을 통해 계속 들어오므로 잠을 해칠 수 있다. 이 때문에 창문 차양은 그저 실내 장식 이상의 유용한 역할을 한다. 설치하는 것이 블라인드든 커튼이든, 모든 빛 공해를 차단하기 위해 침실 창문이 완전히 가려지도록 한다.

체내 온도 조절 장치

수면에 최적인 온도는?

전문가들은 특정한 범위를 찾기보다는 잠자는 사람이 편안하다고 느끼는 온도라면 어떤 것이든 그 사람이 얼마나 잘 자게 되느냐와 얼마나 오래 자게 되느냐에 긍정적인 영향을 미칠 것이라고 한다. 신체가 불편할 정도로 더워지거나 차가워지면 뇌는 모닝콜을 보낸다.

그러나 대부분의 사람들에서는 서늘할수록 더 좋다.

왜일까?

스탠퍼드대학 생물학과 교수인 크레이그 헬러(H. Craig Heller) 박사에 따르면, 신체의 온도 설정 값은 수면 중에 자연스레 떨어진다고 한다. 그는 "그것을 체내 온도 조절 장치라고 생각하라"고 말했다. 사실 약간의 체온 하락은 수면의 유도에 도움이 된다. 너무 더우면 신체는 이러한 설정 값에 맞추기 위해 일을 해야 하며, 신체가 일하고 있으면 휴식을 취하고 있는 것이 아니다.

로마린다대학 수면학과 학과장인 랄프 다우니 3세(Ralph Downey III) 박사도 침실 온도의 쾌적도가 꿈을 꾸는 단계인 렘수면(REM sleep: rapid eye movement sleep)의 질에 영향을 미친다고 밝혔다.

심플 솔루션 취침 전에 따듯한 목욕을 한다. 그 후 체온의 자연스런 하락은 잠드는 데 도움이 될 것이다.

웬츠 박사는 적어도 침대 시트로 대부분의 몸을 가려야 할 정도로 서늘한 방에서 잠을 자라고 권장한다. 시트로 몸을 가리면 피부에 있는 신경전달물질이 빛의 자극을 받지 못하도록 차단한다.

맑은 공기를 찾아서

미국에서 재채기를 한 사람에게 "신의 은총이 있길(God bless you)" 또는 "몸조심 하세요(Gesundheit)"라고 말하는 오랜 전통은 어쩔 수 없이 재채기가 폭발하는 동안에는 영혼이 잠시 육체를 떠난다고 하는 옛 전설에서 부분적으로 유래한다. 그러나 진짜 위험은 재채기 또는 날숨이 아닐 수도 있다. 집안의 일부 방들에서 우리는 숨을 들이쉴 때마다 기도를 해야 한다.

- 당신은 아침에 종종 둔한 느낌이 들고 머리가 멍해서 집중할 수 없는가?
- 당신은 두통, 천식, 알레르기 또는 충혈로 고통받고 있는가?

공기가 범인일 수도 있다. 현대 주택의 많은 방들은 퀴퀴하고 정체되어 있으며 화학 오염물질들로 차 있다. 이는 당신이 밤새도록 폐 가득히 나쁜 공기를 흡인하는 곳인 침실에서 특히 우려되는 사항이다.

당신은 1970년 이전에 로스앤젤레스와 같은 도시들을 짙게 드리운 주황 및 잿빛의 짙은 연무를 기억하거나 그에 대해 읽어보았을지도 모른다. 대기오염방지법(Clean Air Act) 덕분에 우리는 오늘날 그러한 종류의 산업 공기 오염에 대해 들어볼 기회가 줄었다. 하지만 우리는 여전히 오염이 바깥에 있고 우리가 볼 수 있을 정도로 멀리 떨어져 있을 때에만 그러한 오염에 대해 생각하는 경향이 있다. 우리는 거대한 구름 같은 연기가 굴뚝에서 뿜어져 나오는 것을 보거나 교통 체증에 갇혀 있을 때 호흡하는 배기가스에 대해 걱정한다. 그러나 공기 오염의 주요 발생원은 집에 훨씬 더 가까이 있다.

그건 사실 집안에 있다.

우리는 여전히 오염이 바깥에 있고
우리가 볼 수 있을 정도로 멀리 떨어져 있을 때에만
그러한 오염에 대해 생각하는 경향이 있다…그러나
공기 오염의 주요 발생원은 집에 훨씬 더 가까이 있다.

환경보호청(EPA)에 따르면 미국인들은 자기 시간의 90%를 실내에서(집이나 사무실에서) 보낸다고 한다. 그리고 거기에 있는 동안 우리는 실외 공기보다 대개 2~5배나 더 유기 오염물질로 오염된 공기를 흡입하고 있다. 그러한 오염물질이 어떻게 들어왔는지는 물어볼 필요도 없다. 우리는 집안 도처에 휘발성 유기 화합물(VOC)이라고도 알려진 이들 오염물질을 페인트칠하고 뿌린다.

이제 우리는 그것들을 사라지게 해야 한다.

의사들은 휘발성 유기 화합물에 대한 우리의 민감성이 감기나 꽃가루 알레르기(hay fever)와 비슷한 증상들을 초래한다는 사실을 인식하기 시작했다. 충혈, 목 및 눈 자극, 두통, 어지럼과 피로가 가장 취약한 가족 구성원(아이와 노인)을 괴롭힌다. 일부는 천식 발작과 기타 호흡기 질환 같은 심한 증상들을 겪는다. 우리는 이런 증상들을 약물로 해결하려 한다.

당신의 가계 예산에 평생 복용해야 하는 여러 처방약들을 추가하기보다는, 발생 가능한 원인들을 제거하려 노력하는 게 어떤가?

맑은 공기 만들기

우리에게는 심각한 실내 공기의 질을 개선하기 위한 3가지 해결책이 있다.

1. 오염의 발생원을 제거한다.
2. 창문을 열어 보다 깨끗한 공기로 오염을 희석한다.
3. 여과를 통해 오염된 기존 공기를 정화한다.

우리가 공기에서 정화하려 하는 '물질'은 대개 미립자 물질과 기체 상태 오염물질로 이루어져 있다. 미립자 물질로는 먼지, 연기, 꽃가루 및 연소 장치에서 생성된 입자와 아울러 집 먼지 진드기, 박테리아 및 곰팡이 같은 미세한 생물과 관련이 있는 생물 입자 등이 있다. 기체 상태 오염물질은 연소 과정에서 올 수 있지만, 접착제, 페인트, 세척제와 살충제 같은 제품들의 사용에서도 온다.

당신은 우리가 앞서 논의한 방향 및 드라이클리닝 화학물질들을 기억하는가?

실내 공기 오염의 위험을 감소시키는 최선의 방법은 여과나 정화를 통해서가 아니라 그 오염물질을 발생시키는 근원(공기를 불필요하게 오염시키고 있는 제품들)의 억제 또는 제거를 통해서 하는 것이다. 가능한 한 접착제, 세척제와 기타 비슷한 품목들을 폐기해야 한다. 그러한 품목들을 최소화함으로써 당신은 가정환경을 놀라울 정도로 개선할 수 있다.

집안을 맑은 바깥 공기 등으로 충분히 환기하도록 하는 것도 유해한 기체 및 미립자의 축적을 막는 데 꽤 효과적인 방법이다. 종종 우리는 우리의 도시가 공기 질 기준으로 경보일 혹은 청정일이 될지에 관한 최신 정보를 체크하면서 외부 환경을 걱정하고 있다. 사실 실내 공기는 실외 공기에서 오며, 일단 실내로 들어온 공기는 한층 더 오염되고 훨씬 더 농축된다.

이 때문에 실외 공기는 계속해서 실내 공기보다 더 깨끗하다.

심플 솔루션 가능하면 언제나 창문을 열어 맑고 정화해주는 공기가 유입되도록 한다. 바깥 공기는 집안 공기보다 깨끗하다.

욕실에 바로 연결되어 있는 침실인 경우에 주요 우려사항의 하나는 둘 사이에 직접적인 공기 흐름도 일어난다는 점이다. 열린 창문 혹은 효율적인 배기구를 통한 상당한 공기 흐름이 없다면, 욕실에서 사용되는 제품들(방향제, 매니큐어와 그 제거제, 헤어스프레이 등)의 가스는 보이지 않는 구름처럼 축적되어 침대 위로 떠다니고 거기서 맴돈다.

당신은 잠을 자는 동안 이들 가스를 호흡한다.

따라서 욕실에 배기 팬을 설치하고 가능한 한 많이 사용하도록 한다. 이렇게 하면 욕실에 음압이 유지되어 거기에서 사용하는 유독한 제품들의 가스는 침실로 유입되는 대신 바깥으로 배출될 것이다.

심플 솔루션 욕실에 배기 팬을 사용하고 욕실 문을 닫아두면 침실의 공기 질을 개선하는 데 도움이 될 것이다.

공기에서 오염물질을 제거하는 마지막 대안은 공기정화기이다. 다양한 종류와 품질의 수많은 제품들이 시판되고 있다. 이것들 각각은 알레르기, 천식과 기타 호흡계 및 면역계 질환들을 유발하는 알레르기 항원을 억제하고 제거한다고 한다. 이들 장치는 특정 유형의 오염물질들을 제거하도록 고안되었지만, 이들 중 어떤 것도 모든 미립자와 기체를 효과적으로 제거할 수 없다.

헤파필터(HEPA filter: high-efficiency particulate arresting filter, 고성능미립자제거필터) 장치는 대단한 기술을 활용하지만, 효과적으로 작동하기 위해서는 많은 주택용 환기 장치에 일반적으로 장착되어 있는 것보다 흔히 더 큰 팬 또는 모터 성능을 필요로 한다. 만일 당신이 침실용으로 헤파필터 정화기를 선택한다면, 모터 소음, 환기량과 필터를 교체하는 수명 비용을 고려하도록 한다. 고급 헤파필터라면 평균 크기의 침실에서 시간 당 최고 15회 공기를 정화하고 환기할 수 있어야 한다.

표준 헤파필터는 기체가 아니라 미립자를 거른다는 사실을 명심하라. 따라서 활성탄 필터도 아울러 장착한 헤파 공기정화기를 찾아보는데, 이러한 장치는 공기 중의 일부 기체 상태 오염물질도 제거할 것이다.

공기정화기에 대해 좀 더 알고자 하면
www.myhealthyhome.com/air에 방문해 보세요.

적정한 수면 시간

당신은 아이였을 때부터 아침에 최적의 상태가 되기 위해서는 8시간의 수면이 필요하다는 말을 들어왔을 것이다.

우리는 모두 그 매직 넘버를 위해 노력하는 듯하지만, 대부분이 거기에 미치지 못한다. 하지만 우리가 실제 필요로 하는 수면의 양에 관한 한 모든 사람이 독특하다. 많은 사람들이 9시간의 휴식을 취해야 기분이 아주 좋아지지만, 다른 일부는 6시간 반만 자고도 일을 잘 수행할 수도 있다.

간단한 주말 실험을 해보면 당신의 몸이 얼마만큼의 잠을 필요로 하는지를 아는 데 도움이 될 것이다. 당신이 금요일 밤에 잠든 후 몇 시간 잠을 자는지에 주의를 기울인다. 그건 자연 그대로이도록 한다. 즉 수면보조제, 카페인, 스트레스 또는 알코올이 없어야 한다. 그리고 아침에 깨워줄 자명종과 같은 것을 사용하지 않아야 한다.

당신이 토요일 아침에 처음 깰 때(자발적으로) 몇 시인지를 기록한다. 좀 더 눈을 붙이려고 할지라도 말이다. 이를 토요일 밤에 다시 한다. 일요일 아침이면 당신은 자신의 몸이 자연적으로 요구하는 수면 시간을 확인할 수 있을 것이다.

예를 들어 당신이 자연적으로 깨는 시간이 7시간의 수면 후였다면, 그것이 몸이 요구하는 수면 시간이다.

주중에는 당신이 일어나 일터로 출근해야 하는 시간을 결정하고 잠자야 하는 시간보다 30분 앞서 침대에서 휴식을 취하도록 한다. 7시간 수면 예를 따를 경우, 당신이 오전 6시에 일어나야 한다면 밤 10시 30분에 잠자리에 드는 계획을 세운다. 그때로부터(밤 10시 30분) 3시간 이내에는 먹지 않아야 하며, 카페인과 같은 각성제, 격렬한 운동, 과도한 스트레스, 또는 몸을 뒤척이게 하고 사전에 결정된 수면 시작 시간을 놓치게 할지도 모를 기타 어느 것도 피해야 한다.

일단 당신이 충분하고 건강한 수면을 취하기 시작하면, 아침에 깨기 위해 자명종이 필요하지 않을 것이며, 커피 혹은 콜라 같은 각성제로 자신을 정신 들게 할 필요 없이 정신이 초롱초롱해질 것이다.

물론 삶이 항상 꾸준한 일상을 허용하지는 않으므로, 간혹 우리는 스케줄이 변경될 때 깨워주는 도움을 필요로 한다. 조용한 자명종은 당신을 새벽녘 잠에서 살살 깨워줄 수 있지만, 아침마다 요란한 자명종에 의지한다면(그것도 스누즈 버튼을 누르면서 여러 차례) 당신은 몸이 필요로 하는 수면 양을 취하고 있는지를 진지하게 재고해보아야 한다.

세포 치유에서 수면의 중요한 역할

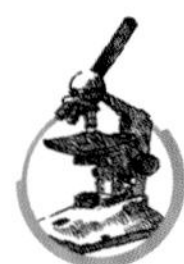

몸을 재건하는 수면의 힘은 단순히 휴식을 제공하는 수준을 훨씬 넘어선다. 수면은 호르몬의 반응 패턴을 촉발하고 이는 세포를 자극하여 하루의 활동으로 인한 손상을 치유하도록 한다.

아마도 가장 중요한 호르몬은 인간성장호르몬(HGH)일 것이다. HGH는 단백질, 지방과 탄수화물의 대사를 매개함으로써 세포 성장을 촉진한다. 또한 HGH는 지방세포에게 지질에 저장하고 있는 에너지를 방출하고 추가 저장을 감소시키라고 지시함으로써 체중 조절에도 영향을 미친다.

몸은 유지보수 요원들을 언제 불러들이는 것이 적절한지를 알고 있는 듯하다. 일하고 노는 것과 같은 보통의 일상 활동을 하고 있을 때는 그런 시점이 아니다. 따라서 24시간 동안 언제라도 생성되는 성장호르몬 중 무려 70%가 수면 중에 분비된다.

수면을 위해 스케줄을 조정하는 것이 중요하다. 당신은 쇼와 콘서트 같은 저녁 활동을 즐길 수도 있지만, 몸은 해가 지자마자 수면을 준비하기 시작한다. 가장 중요하게는 멜라토닌을 분비함으로써 수면을 준비한다. 성장호르몬의 분비는 오래지 않아 시작되며, 더 많은

HGH가 나중에보다는 밤의 이른 시간 동안 분비된다.

그 결과 오후 10시에서 오전 6시까지 8시간의 수면은 자정에서 오전 8시까지 같은 양의 수면보다 더 많은 양의 HGH를 생성한다. 분비는 깊은 잠을 자는 동안에 급등하며, 그러한 시간은 보다 종종 이른 밤과 아주 이른 아침이다.

통상적으로 성장호르몬의 생성량은 나이가 들면서 감소하며, 그러한 감소는 이르면 20대 때 시작될 수 있다. 인위적으로 생성된 HGH의 치료 목적 사용은 매우 논란이 되고 있으므로, 가장 좋은 방법은 최대의 성장호르몬을 자연적인 방식으로, 즉 밤의 적기에 건강한 수면을 충분히 취해 얻는 것이다.

숙면하기 위해 열심히 일한다

우리는 모두 밤에 숙면을 취한 후 얼마나 기분이 좋은지 알고 있다. 특히 긴 하루를 열심히 일하거나 논 후 그렇다. 그건 거의 인생의 새 출발을 하는 것과 마찬가지이다. 이 둘 사이의 연계는 우연이 아니다. 진정한 육체 활동(우리를 지치게 하는 종류)은 우리가 더 나은 휴식을 취하도록 돕는다.

그러나 당신이 '일'이라고 여기는 것은 달콤하고 만족스런 잠을 취하는 당신의 능력을 떨어뜨릴 수도 있다. 당신이 기억할 수도 있는 방정식이 하나 있다. 즉 일은 힘 곱하기 거리와 같다. 사무실 책상에 앉아 있는 것은 진정한 일로 인정되지 않는다. 당신의 뇌는 피로해지지만, 대략 그 정도이다. 궁둥이가 마비되는 느낌이 들기 시작하고, 다리가 불안하며, 목이 뻣뻣하고, 배 근육이 느슨해진다. 사무적인 일은 근육과 관절 운동을 별로 필요로 하지 않는다. 우리의 폐와 심장은 축 늘어지고 둔화될 뿐만 아니라, 이런 식으로 활동 없이 하루를 보낸 후 우리는 잠을 잘 잘 수도 없다.

우리는 하루 종일 수동적으로 인터넷을 검색하는 데 마음을 쏟은 다음 저녁에도 기술 제품과 기구에 매달린 채로 있음으로써, 많은 사람들이 대부분의 시간을 진정한 일을 하지 않으면서 보내고 있다. 불가피하게 이후로 우리가 진정한 휴식을 취하지 못하는 밤이 뒤따른다.

많은 사람들이 대부분의 시간을 진정한 일을 하지 않으면서 보내고 있다…이후로 우리가 진정한 휴식을 취하지 못하는 밤이 뒤따른다.

프리스비(Frisbee, 던지기를 하고 놀 때 쓰는 플라스틱 원반)를 던지는 것과 개를 쫓아 공원을 도는 것(우리가 보통 '놀이'라고 규정하는 것들)이 많은 사람들이 매일 하는 일보다 더 진정한 '일'의 예이다. 그 이유는 당신이 냄새나고 헐떡이는 개와 함께 차로 우르르 되돌아갈 때, 밀려오는 성취감을 경험하고 유익한 신체 운동을 하였다고 느끼기 때문이다(웹을 검색하면서 당신이 경험하였을 경우보다 훨씬 더 그렇다).

사무직 근로자들은 유익하면서 격렬한 일을 제공하는 창의적인 배출구를 찾아낼 수 있고 찾아내야만 한다. 나는 실내 축구와 모래밭 배구를 하며, 한 시간 동안 볼을 쫓아다니면서 저녁을 보낸 후 보다 곤한 잠을 잔다. 높아진 산소 및 혈류와 아울러 근육의 긴장이 바로 육체적으로 힘든 일을 한 후 내 정신을 맑게 해주는 것이다.

육체적인 일 또는 놀이(그리고 물론 섹스는 '놀이'로 간주된다)가 없다면 세포는 에너지가 너무 고갈되어 기능 장애를 일으키기 시작한다.

또한 수면의 질은 잠자리에 들기 바로 전에 일어나는 일에 의해 영향을 받을 수 있다. 스트레스를 주는 전화나 자극적인 영화 또는 컴퓨터 게임은 마음이 멈추어져야 할 때에도 계속 달리게 할 수 있다.

이를 피하기 위해서는 하루를 마감하기 전에 안정을 찾는 시간이 필요하다. 그저 아이들이 매일 밤 어떻게 잠드는지를 생각해보라. 그들에게는 대개 취침시간 루틴(routine)이 있다. 당신도 그래야 한다. 내 아들 앤드류가 불과 생후 몇 개월이었을 때 앤드류는 엄마 르네 그리고 아빠인 나와 함께 거의 한 달 동안 여행했다. 그러한 여행은 저녁 사교 행사들이 더해져 그에게 무리한 스케줄이 되었다(혹은 차라리 스케줄의 부재라고 말해야겠다). 르네는 결국 단호하게 여행 스케줄을 줄이고 현실적인 일상으로 바꿨다. 이로 인해 앤드류는 매일 밤 4~5번 깨던 것에서 밤새 깨지 않고 자는 것으로 바뀌었다.

심플 솔루션 만일 당신이 사무직 또는 활동이 없는 생활방식을 가지고 있다면, 몸이 진정한 일을 해서 휴식을 취하도록 해주는 육체 활동 또는 취미를 찾아내야 한다.

규칙적인 수면 스케줄은 그저 아이들을 위한 것이라는 바보 같은 생각을 해서는 안 된다. 당신을 느긋하게 하고 정리하게 해주며 다음날을 준비하게 하는 규칙적인 저녁 루틴을 찾는다. 최소한 취침시간 한 시간 전에 TV, 컴퓨터와 인공조명 같이 마음을 자극해 주의를 산만하게 하는 기구들을 끈다. 그리고 스트레스를 주는 직장 또는 가정 문제에 대한 대화는 침실에서 하지 않거나, 적어도 잠자려고 하기 몇 시간 전에 하도록 한다.

건강한 수면을 위한 메뉴

- 취침시간으로부터 3시간 이내에는 먹지 않는다. 수면은 저녁 9시에 먹은 스테이크의 소화가 아니라 세포의 치유를 위한 것이

다. 소화계(신체에서 가장 큰 부분을 차지한다)가 늦은 저녁에 먹은 식사 또는 간식을 분해하기 위해 작용한다면, 소중한 에너지가 다음날 활동을 위해 저장되기보다는 소비된다. (그리고 수면을 빼앗아 가는 속 쓰림을 기억하라.)

- 카페인 섭취를 제한한다. 하루에 200mg(두 컵 정도의 원두커피에 들어 있는 양) 이상의 카페인을 섭취하지 않는다. 그 이상을 섭취하면 흥분성, 불규칙한 심장 박동, 그리고 수면 또는 숙면 곤란을 겪을 수도 있다. 점차 줄여나가도록 하며, 하루의 늦은 시간에는 특히 줄여야 한다. 또한 녹차와 청량음료에도 카페인이 들어 있음을 알아야 한다.
- 알코올 음료의 섭취를 제한한다. 취침 1시간에서 1시간 반 이내에 알코올 음료의 섭취를 삼가한다.

성욕 증진 방안

수면 이외에 침실에서 일어나는 두 번째로 가장 중요한 활동은 섹스이다. 불행히도 수면의 경우보다 이 부문에서 더 나은 점수를 얻는 커플들은 거의 없다. 27개국 1만2,000명 이상을 대상으로 한 최근의 조사에서 성인들의 절반이 자신의 성생활에 완전히 만족하지 못한다고 보고하였으며, 1/3은 자신이 평균보다 섹스를 덜 하고 있다고 말했다.

우리가 충분한 섹스를 하고 있지 못한 이유는 많겠지만, 가장 흔한 일부 이유들은 이 섹션에서 이미 언급한 변화들을 이루면 해결할 수 있다.

- 잠을 좀 잔다. 성인들이 충분한 섹스를 하지 않는 데 드는 가장 흔한 이유들의 하나는 그저 너무 피곤하다고 느끼는 것이다. 이는 과학자들이 이미 알고 있는 바를 확인해준다. 즉 보다 나은 수면 습관을 채택하면 우리의 성욕에 긍정적인 영향을 미칠 수 있다는 것이다.
- 주의를 산만하게 하는 것들을 없앤다. 침대에서 TV를 보거나 인터넷을 검색하는 것은 그저 수면의 질에만 영향을 미치지 않

는다. 또한 커플들은 그러한 습관이 섹스에 관한 한 주의를 딴 데로 돌리게 한다고 보고한다. TV를 없애고 대신 나름의 즐거움을 찾는 게 어떤가?

- 잡동사니를 정리하고 스트레스를 푼다. 특급 호텔로 떠나는 휴가는 많은 사람들에게 좀 더 핑크 무드를 느끼게 한다. 왜일까? 대부분의 경우에 그러한 무드에 빠지게 하는 것은 호텔 룸에 있지 않은 것이다. 사라진 것은 세탁물 더미, 고지서 철과 스트레스를 주는 대화로, 이들은 아주 종종 집안 침실에서 우리가 마주하는 것들이다. 따라서 침실을 깨끗하고 편안한 상태로 유지한다. 그곳을 계속되는 업무와 스트레스를 주는 논쟁이 허용되지 않는 안식처가 되게 한다.
- 근육을 단련시킨다. 신체 운동(2km를 걷든 험난한 활강 코스에서 스키를 타든)은 우리의 성적 만족을 크게 증진시킬 수 있다. 그건 날씬한 허벅지 혹은 죽여주는 복근 때문이 아니다. 우리가 힘든 운동 후 느끼는 그 상쾌한 기분은 사실 뇌에서 엔도르핀이 분비되기 때문이며, 이 화학물질은 성욕을 증가시키는 호르몬의 분비와 연관이 있다.

심플 솔루션 요약

모리스 센닥(Maurice Sendak)이 지은 아동 도서의 고전 《괴물들이 사는 나라(Where the Wild Things Are)》에서 어린이 주인공인 맥스는 어느 날 저녁 잠이 들고 자신이 물리쳐야 하는 무서운 괴물들이 사는 나라로 여행을 떠난다.

밤에 마주치게 되는 귀신 등과 송장을 먹는 상상 속 악귀는 아동 도서의 소재이겠지만, 이 섹션에서 밝혔듯이 무서운 것은 침대 아래에 감추어져 있을지도 모르는 것이 아니다. 그건 매트리스에 잠복해 있거나, 침대 시트에 숨어 있거나, 혹은 베개 위에 머물러 있으면서 우리에게 존재하는 것이다.

우리는 충분한 수면을 취하는 데 성공하고 있을지라도, 여전히 우리의 몸을 보이지 않는 위험들에 노출시키고 있을 수도 있다. 이들 위험은 시간이 흐르면서 누적되어 희생을 초래한다. 많은 사람들이 가스가 가득한 공기, 방향 화학물질을 내뿜는 침대 시트, 침실의 구석구석에서 전자파를 생성하는 전자 장치 등의 적들과 동침을 하고 있다.

우리의 수면 및 성생활 환경을 평가하면서, 잡동사니를 말끔히 치우는 것은 아주 좋은 출발점이 된다. 그리고 주의를 산만하게 하는 것들이 가능한 한 적은 상태에서 수면을 취하기 위해 당신이 할 수 있는 일들을 진지하게 생각해본다. 수면 환경을 개선하고 세포가 치유되는 중요한 시간에 신체의 치유 능력을 극대화하기 위해 당신이 할 수 있는 일들은 많다.

동점으로 만든다

당신은 아마도 각 장의 시작 부분에 있는 설문지에서 어느 정도의 위험 점수를 받았을 것이지만, 실망하지 말라. 아래에는 침실을 개선하기 위해 당신이 이룰 수 있는 다양한 변화들이 있으며, 각각에는 나름의 점수가 부여되어 있다. 목표는 당신의 '침실 건강' 점수가 0점 위로 올라갈 정도로 작은 변화들을 이루는 것이다.
이 책의 뒤에 있는 당신의 웹 접근 코드를 가지고 온라인으로 우리의 www.myhealthyhome.com에 들어와 한층 더 많은 솔루션들을 얻고, 당신의 점수를 업데이트하며, 당신 집의 건강에 긍정적인 변화를 이루는 데 힘쓰도록 한다.

솔루션 요약 **당신은 심플 솔루션들 중 어느 항목을 침실에 추가할 건가요?**

	점수
1. 내가 할 일 : (하나만 선택) □ 잠옷(4점) 및 / 혹은 침대 시트(4점)를 천연 섬유로 바꾼다. □ 유기농 면직물 잠옷(6점) 및 / 혹은 유기농 면직물 침대 시트(6점)로 바꾼다.	
2. 내가 할 일 : (해당 항목 모두 선택) □ 친환경, 무독성 세탁용 세제를 사용한다. (6점) □ 무향, 주류(mainstream) 브랜드 세제로 바꾼다. (3점) □ 드라이어 시트를 사용하지 않는다. (6점)	
3. 내가 할 일 : (해당 항목 모두 선택) □ 드라이클리닝을 아예 하지 않는다. (12점) □ 퍼클로로에틸렌 드라이클리닝을 진짜 필요한 것들로 제한한다. (4점) □ 드라이클리닝 한 것을 집안으로 들여오기 전에 환기한다. (2점) □ 친환경 세탁소로 바꾼다. (8점) □ 드라이클리닝을 한 옷 안에 천연 섬유로 만든 속옷을 입는다. (2점)	
4. 내가 할 일 : (해당 항목 모두 선택) □ 바짝 죄는 옷을 모두 치운다. (10점) □ 집에 있을 때 브래지어와 꼭 끼는 칼라가 달린 셔츠처럼 꼭 죄는 옷을 벗는다. (4점) □ 나의 옷장을 솔직히 평가해 너무 꼭 죄는 옷들을 나누어준다. (8점)	
5. 내가 할 일 : (해당 항목 모두 선택) □ 유기농 또는 천연 고무 매트리스로 바꾼다. (15점) □ 침구를 세탁할 때에는 언제나 매트리스를 환기한다. (3점) □ 천연 고무 또는 유기농 울(wool) 매트리스 커버를 사용한다. (6점)	
6. 내가 할 일 : (해당 항목 모두 선택) □ 전자제품을 침대에서 멀리 이동시킨다. (최소한 1m 20cm 이동시킨 제품마다 3점) □ 사용하지 않을 때에는 일상적으로 가전제품과 기구의 플러그를 뽑아둔다. (5점) □ 전기장판을 사용하지 않거나 잠들기 전에 플러그를 뽑아둔다. (10점)	

7. 내가 할 일 : (하나만 선택)

□ 수면 중에 침실 조명을 0으로 낮춘다. (7점)
□ 침실에서 백색광 또는 청색광을 발산하는 전자제품을 이동시키거나 대체한다. (4점)

8. 내가 할 일 : (해당 항목 모두 선택)

□ 취침 전에 멜라토닌 보충제를 복용하여 신체의 천연 수면 주기를 도와준다. (4점)
□ 너무 덥거나 추워서 깨지 않도록 할 정도로 방 온도를 맞춘다. (3점)

9. 내가 할 일 : (해당 항목 모두 선택)

□ 98~99페이지에서 소개한 주말 수면 실험을 수행하여 내 몸이 정말로 얼마만큼의 휴식을 필요로 하는지 알아본다. (4점)
□ 적정한 취침시간을 설정해 지킨다(주중과 주말에). (6점)
□ 오후 10시 30분 이전에 잠자리에 들도록 수면 스케줄을 조정하여 멜라토닌 및 HGH 생성을 극대화한다. (6점)

10. 내가 할 일 : (해당 항목 모두 선택)

□ 육체 활동(본문에서 언급하였듯이 '진정한 일')을 매일 한다. (5점)
□ 취침시간 3시간 이내에 카페인 또는 음식을 섭취하지 않는다. (5점)
□ 긴장을 풀어주는 루틴을 만들고 매일 밤 따른다. (3점)
□ 취침시간으로부터 최소한 30분 이내에 비디오 게임과 TV 같은 자극적인 것을 피한다. (3점)

당신의 심플 솔루션 플러스 점수	
당신의 '옷' 위험 점수	-
당신의 '전자파' 위험 점수	-
당신의 '수면' 위험 점수	-

당신의 침실 건강 총점	

당신은 긍정적인 변화를 이루고 있는가? 당신의 점수가 충분히 플러스가 될 때까지 한 번에 한두 가지의 심플 솔루션을 실행하는 노력을 지속하라. 너무 힘들게 할 필요는 없다. 그저 '아기 걸음마'처럼 뚜벅뚜벅 해내려는 의지만 있으면 된다. 평생에 걸친 많은 작은 변화들이 합쳐져 더 나은 건강을 성취하게 할 것이다.

당신은 www.myhealthyhome.com에 있는
The Healthy Home Web 사이트에서
당신의 설문지 점수와 솔루션 점수를 추적할 수 있다..

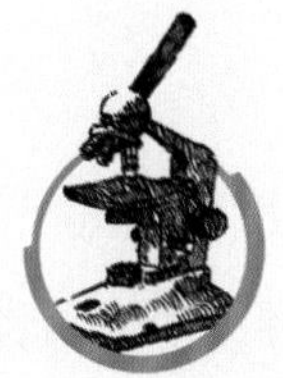

PART 3 _ Bathroom

욕실

게슴츠레한 눈으로 잠이 덜 깬 채 매일 비틀거리며 욕실로 들어가는, 우리는 대체로 이른 아침 집 안 환경을 인식하지 못한다. 집이 최고라고 하며 집에 있으면 편안하다고 생각하지만, 우리의 욕실에는 독극물 마크를 문에 내거는 편이 나을 정도로 위험이 도사리고 있다.

대부분의 욕실에는 차고보다 더 많은 독성 화학물질이 잠재되어 있다. 더 많은 병과 튜브가 세면대와 수납장, 서랍과 샤워부스 안에 놓여 있을수록 더 많은 독성 물질이 당신의 몸에 축적될 가능성이 있다. 이 파트에서는 무엇이 가장 큰 문제인지, 무엇을 피해야 하며, 욕실을 깔끔하고 세련되게 유지하고자 하는 목표를 희생하지 않으면서, 당신의 건강을 보호하기 위해 쉽게 사용할 수 있는 간단한 해결방안에는 어떤 것이 있는지를 소개할 것이다.

chapter.1

개인용품

chapter.2

백옥같이 흰 치아

chapter.3

약물 중독

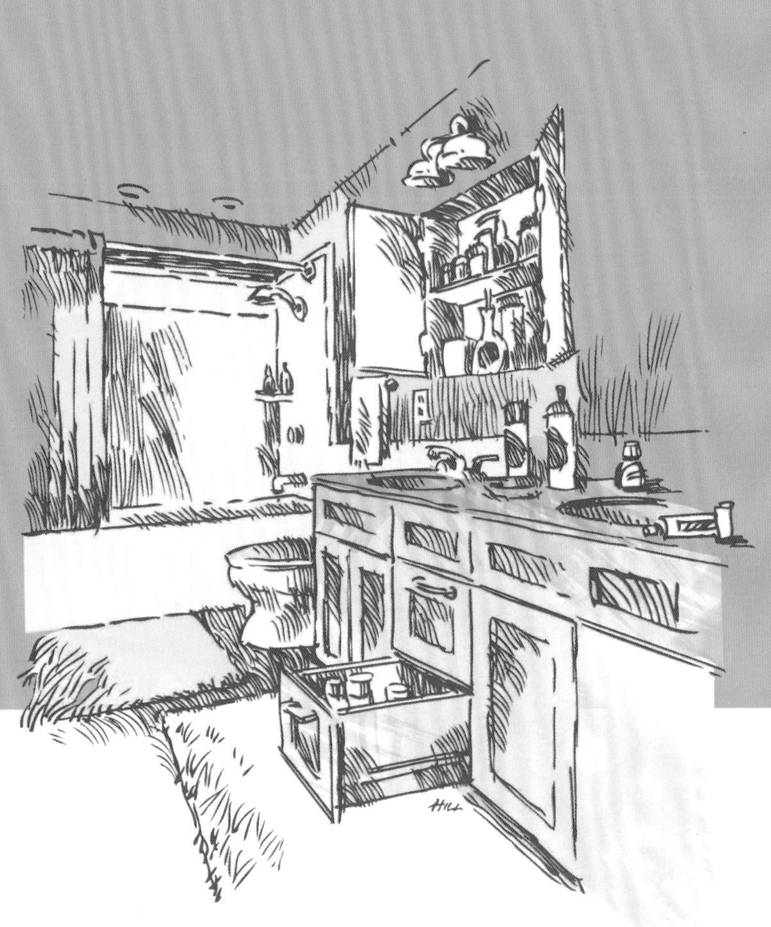

새로 개조한 데이브의 침실 구경을 마친 웬츠 박사는 욕실로 향했다. 세련되게 설계된 그 욕실은 아름다운 자연석, 현대식 자재, 따듯한 흙색 계열의 색상, 두꺼운 타월과 스파(spa) 같은 샤워 실을 자랑했다(스트레스를 가장 많이 받은 날에 최상의 도피처가 될 듯했다).

거기에 도대체 어떻게 위험이 도사릴 수 있을까?

데이브 아버지, 거긴 아직 들어가시면 안 돼요!

웬츠 박사 [세면기 옆 약품 수납장을 열면서 미소를 띤다.] 욕실은 우리의 건강에 엄청난 영향을 미치지. 그건 우리의 삶의 질을 결정하는 데 주방만큼이나 중요해.

웬디 어떻게 그렇죠?

데이브 우리는 건강 증진을 위해 습관을 변화시키는 것에 대해 생각할 때 대개 식습관의 변화에 대해 생각하죠. 욕실은 협소하고 종종 환기 상태가 불량하며 심하게 오염되어 있기 때문에, 중금속, 내분비 교란 물질과 휘발성 유기 화합물(VOC)로 인해 집안에서 가장 위험한 장소의 하나죠. 그래서 아내의 헤어 제품들을 옮기기 전에 아버지께서 거기에 들어가시면 안 된다고 한 거예요.

웬츠 박사 [자세히 검사하기 위해 헤어스프레이 하나를 집어 든다.] 사실 꽤 인상적이네. 지금까지 네가 내버릴 물건을 7개밖에 찾지 못했어.

웬디 유통기한이 지났기 때문인가요?

데이브 아니요. 그보다 더 큰 문제는 대부분의 사람들이 자신의 개인 미용 및 위생 용품에 존재하는 화학물질을 과소평가한다는 점이지요.

웬츠 박사 나는 늘 사람들에게 제품 라벨을 살펴보라고 얘기해요. 그러면 아마도 30종 혹은 40종의 성분들을 발견하게 되겠지만, 대부분은 비전문가가 알아볼 수 없어요. 그래도 우리는 그런 성분들의 안전성에 하나의 의문조차 품지 않은 채 그것들을 온통 얼굴, 머리카락과 피부에 바르죠.
이게 뭐지? 데이브, 발한 억제제(땀 억제제)를 사용하니?

데이브 아아, 아니요. 하지만 그것이 가끔 필요하다고 생각해요. 바로 옆에 있는 액체 방지제(땀 냄새 제거제)가 보이세요? 저는 그걸 사람들이 내가 땀을 흘리는 것을 보면 어쩌지 하고 걱정할 필요가 없는 주말을 제외한 때에 사용해요.

웬츠박사 음, 넌 미용 및 위생 용품에 들어 있는 알루미늄에 대해 내가 어떻게 생각하는지 알고 있겠지. [서랍을 연다.] 치약은 불소 비함유 제품이구나. 잘했어. 하지만 구강 청결제도 보이고…

데이브 제 잘못이에요. 사놓은 지 몇 년 되었거든요. 구강 청결제는 오래 전부터 쓰지 않고 있어요. 우리는 어떤 이유에서인지 사용하지 않는 물건들을 버리지 못하는 습관을 가지고 있다고 생각해요.

웬츠 박사 우리가 소중하다고 인식하는 물건들의 경우에 특히 그렇지. 처방받은 항생제나 진통제가 향후 언젠가 유용할지도 모른다고 생각해서 매우 위험한 습관임에도 사람들은 사용하지 않는 처방약을 폐기하지 못하지. 여기서는 아세트아미노펜이 네게 가장 위험한 약으로 보인다.

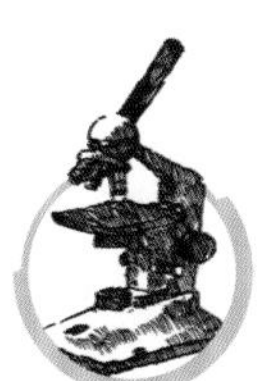

개인용품

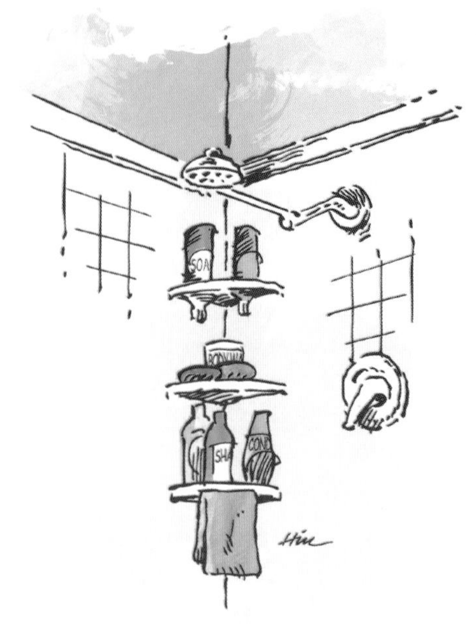

욕실에 도사리고 있을지도 모를 위험을 생각할 때 먼저 생각나는 것들은 타일 세척제, 변기 세척제, 표백제와 기타 세척제이다. 이들은 공기 중에 유독한 냄새를 남겨 일을 마치고 빠져나갈 때까지 우리를 숨막히게 한다.

그러나 세척제들은 우리가 다루어야 하는 무수한 화학물질들의 목록에서 작은 일부에 불과하다. 훨씬 더 많은 것들(로션, 발한 억제제, 클렌저, 화장품과 헤어스프레이처럼 개인 미용 및 위생 용품에서 발견되는 것들)이 세척제 못지않은 해를 입힐 수 있다. 어쩌면 우리가 표백제 또는 배수관 세척제를 사용할 때 하는 것처럼 조심하지 않기 때문에 더욱 그럴 것이다.

사실 우리는 이러한 위험 물질이 하루 종일 피부에 머물게 한다.

설문지 당신의 집은 얼마나 유독한가?

	점수
1. 당신은 향수를 한 번에 얼마나 많이 사용하는가? (하나만 선택) ☐ 사용 안함 (0점) ☐ 한 번 충분한 사용 (4점) ☐ 가벼운 정도로 사용 (2점) ☐ 한 번 듬뿍 바르거나 여러 번 사용 (6점)	
2. 당신은 에어로졸 제품을 얼마나 많이 사용하는가? 발한 억제제(데오드란트), 헤어스프레이 등을 고려한다. (각 7점)	
3. 당신은 발한 억제제(데오드란트) 겸 액취 방지제(땀 냄새 제거제) 같은 것을 사용하는가? (확실하지 않으면 제품 라벨을 확인한다.) 예______ (7점)	
4. 당신은 매일 개인 미용 및 위생 용품을 얼마나 많이 사용하는가? 위에 열거한 제품들과 아울러 화장품, 셰이빙 크림과 피부 관리 제품을 고려한다. (각 2점)	

당신의 '개인용품' 위험 점수 ☐

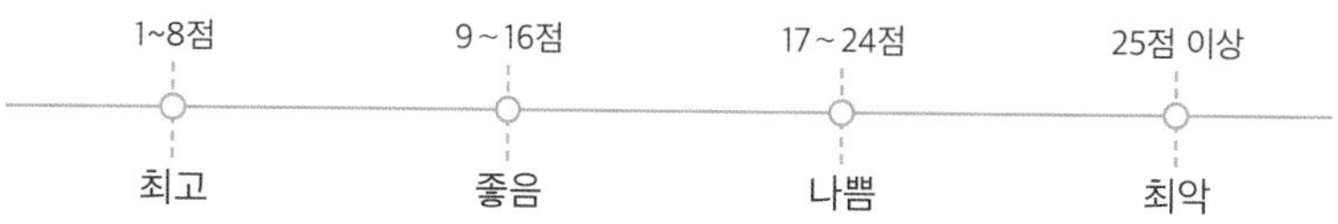
1~8점
9 ~ 16점
17 ~ 24점
25점 이상
최고
좋음
나쁨
최악

로션과 물약

피부는 환경 요소들(좋고 나쁜)에 대해 부분적인 장벽을 제공하는 복잡한 그물이지만, 우리가 알고 있는 것보다 훨씬 더 많은 것들을 들어오게 한다. 멀미, 니코틴 금단, 심장질환, 통증 등의 치료에 피부 패치제로 시판되고 있는 모든 약물과 치료제를 생각해보라. 이들 패치제는 약물을 피부를 통해 직접 혈류로 전달한다.

피부는 물질을 잘 흡수하지만, 구멍을 통해 독성 물질을 체외로 배출하기도 한다. 이처럼 피부가 수행하는 중요한 역할을 감안한다면, 우리의 피부를 보호하는 것은 우리가 먹고 마시는 것에 유의하는 것만큼이나 중요하다.

나의 아버지는 종종 "당신이 뭔가를 먹으려 하지 않는다면 그것은 피부에 발라서도 안 된다"고 말한다. 옳은 말이다. 만일 우리가 발한 억제제를 혀에 분무하거나 아이 크림 한 방울을 입속에 짜 넣는 것이 꺼림칙하다면, 그것을 피부에 발라서도 안 된다. 결국 우리가 섭취하기를 거부하는 동일한 독성 물질이 여전히 우리의 몸으로 들어와 세포로 순환하고 있는 셈이다. 우리 회사가 파라벤(paraben) 방부제가 함유되어 있지 않은 스킨케어 제품을 출시하였을 때, 웬츠 박사는 수천 명의 청중을 앞에 둔 무대에 서서 소량의 로션을 혀에

짜 넣어 자신의 취지를 시연했다. 스킨케어 제품은 천연의 건강한 성분들로 만들어야 한다(그러한 제품은 맛이 좋지 않을지도 모르지만 우리에게 해를 입히지는 않을 것이다).

독성 물질로 치장한다?

도발적인 광고와 포샵이 심한 사진이 보여주듯이 보다 탄탄하고 주름이 줄어든 내일을 누가 상상하지 않겠는가? 우리는 심지어 자신이 미를 추구하는 데 중독되어 있다고 생각할지도 모른다. 우리 문화에서 미는 성공과 동일시되며, 우리 각자는 탱탱한 피부, 감미로운 입술과 윤기 나는 머리가 부활하는 기적을 희망한다.

제조자들이 노화를 방지한다고 주장하는 신약 혹은 머리숱이 많아진다고 홍보하는 모발 제품을 발매하면 남녀 불문하고 사람들은 신제품을 한번 사용해보자 하면서 쉽게 넘어간다고 한다. 그러한 제품들은 삶을 계속 흥미롭고 재미있게 하며, 우리는 세월을 늦춰준다고 하면 무엇이든 마음이 끌린다.

이 장의 시작 부분에서 설문지에 답할 때, 당신은 매일 얼마나 많고 다양한 개인 미용 및 위생 용품을 사용하고 있는지에 놀랐을지도 모른다. 당신만이 아니다. 2004년에 2,300명의 미국 남녀를 대상으로 한 조사에서는 보통의 성인이 매일 9종의 제품들(대략 126종의 성분들을 함유하는)을 사용하는 것으로 밝혀졌다.

매일 9종 이상의 제품들이라? 그건 많은 방향제, 방부제와 기타 화학물질들이 신체에서 가장 큰 기관인 피부를 덮고 있다는 것이다.

매일 9종 이상의 제품들이라?
그건 많은 방향제, 방부제와 기타 화학물질들이 신체에서
가장 큰 기관인 피부를 덮고 있다는 것이다.

우리는 이들 제품이 안전할 것이고 그렇지 않다면 상점에 진열되지 않을 것이라고 추정한다. 그러나 당신의 욕실이 대부분의 다른 사람들과 비슷한 상황이라면, 머리를 반백으로 만들 화학물질들로 그득할 것이다. 욕실에 있는 메이크업 리무버, 바디워시, 셰이빙 폼, 샴푸, 컨디셔너, 데오드란트, 보습제, 립스틱, 파운데이션, 파우더, 리

퀴드 및 펜슬 아이라이너, 헤어 젤, 무스, 스프레이, 치약, 린스, 표백제, 향수, 매니큐어, 자외선 차단제, 분무식 선탠제, 분무식 살충제 등의 성분 목록을 한번 읽어 내려가 보라(심지어 화장지, 솜과 붕대에도 화학물질이 첨가되어 있다).

당신은 이들 제품을 사용할 때 얼마나 많은 화학물질들이 피부로 흡수되어 체내에 들어가는지가 궁금한가? 궁금해 할 필요가 없다. 최근의 한 연구에 따르면 신생아들의 제대혈에 200종 이상의 화학물질들이 존재하는 것으로 밝혀졌다. 일단 영아들이 비교적 안전한 자궁에서 나오면, 우리가 그들에게 고의로 노출시키는 단 냄새 나는 화학물질들이 얼마나 더 많은가?

위에서 열거한 제품들과 같은 개인 미용 및 위생 용품은 대개 성인에게만 시험한 것들이라는 점을 명심하라. 화장품, 피부 관리 제품과 기타 개인 미용 및 위생 용품에는 1만500종의 서로 다른 화학물질들이 사용되는 것으로 추산된다. 이들 화학물질의 일부는 니트로사민, 납과 기타 중금속, 파라벤, 프탈레이트, 히드로퀴논, 그리고 1,4-디옥산이다(모두 매우 유독한 물질이다).

사실 1,4-디옥산은 전체 화장품 중 거의 1/4에서 (성분이 아니라 오염물질로) 발견되는 발암 가능성이 많은 물질이다.

독성 물질은 얼마가 과다한 것인가?

이러한 제품들에 그렇게 위험한 성분들이 함유되어 있다는 사실을 알고 있다면, 당연한 다음 질문은 아무 의심을 품지 않는 소비자들에게 유독한 제품들을 판매하는 것이 어떻게 합법적일 수 있느냐란 것이다.

정부는 신체가 얼마만큼의 독성 성분을 감내할 수 있는지를 알려주기 위해 '최대 안전 양(maximum safe level)'이란 용어를 내놓고 있다. 이는 정부가 일괄적인 방식으로 다음과 같이 말하는 것이다. 즉 과학자가 동물실험에 근거해 5ppm의 특정 성분은 감지할 수 있는 건강 문제를 유발하지 않는다고 정부에 통보했다는 것이다. 그러나 더 높은 양에서는 동일한 성분이 두드러기에서 암까지를 유발하는 징후를 보일 수도 있다.

그러한 연구가 이루어졌다는 것은 안심되는 소리로 들릴지도 모르지만, 대개 스킨케어 성분들에 관한 독성 연구를 수행하는 그룹은 제품의 출시를 성공시키고자 하는 제조사 자신이다. 하지만 임상 연구에 관한 한 나도 시안화물이 생쥐에서 안전하다는 점을 입증하는 연구를 설계할 수 있다. 내가 해야 할 일은 시안화물을 투여한 지 2초 후 생쥐를 평가하고 생쥐가 괜찮다고 결론을 내리는 것뿐이다. 그러나 내가 데이터를 기록하기 위해 1분을 기다렸다면 생쥐는 모두 죽었을 것이다.

이러한 예는 다소 지나쳐 보일 수도 있지만, 성분들에 관한 단기

“그건 유독하니,
살짝 맛이나 봐.”

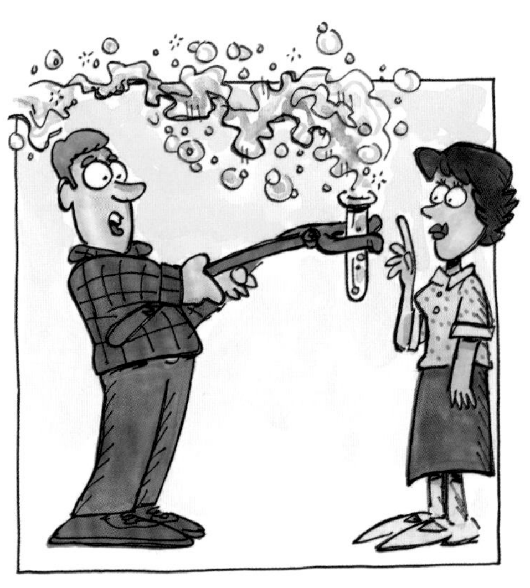

적 연구의 수행에 내재한 매우 실제적인 위험을 드러낸다. 장기적 연구였다면 누적 효과를 보여주었을 수도 있다. 암과 기타 퇴행성 질환은 오랜 기간에 걸쳐 발병한다. 게다가 어느 단일 연구에서도 살펴봐야 할 변수들이 너무도 많다. 그럼에도 일부 제조사들에 관한 한 안전성은 둘째이다. 새 화학물질은 위험하다고 입증될 때까지는 안전하다고 여겨지며, 그때쯤이면 많은 소비자들에게 너무 늦을 수도 있다.

개인 미용 및 위생 용품 업계 전문가들은 위험을 입증하는 연구들(암 위험을 보여주는 연구 등)이 비현실적이라고 흔히 주장한다. 말인즉슨 결국 그러한 연구들은 해당 제품의 사용에 권장되는 한 성분의 ‘정상 용량’ 또는 ‘최대 안전 양’보다 10배나 더 사용하였을 수도 있다는 것이다. 그러나 그 성분이 최대 안전 양으로 들어 있는 제품을 10개 사용한다거나, 혹은 그 제품을 연구가 진행된 기간보다 10배 더 길게 사용한다면 어떨까? 사망을 일으키는 독성 물질의 1/10 수준은 안전하다고 누군가가 실제로 판단했는가? 내가 하루에 담배 한 개비를 피우는 피험자들에서 췌장암을 발견할 수 없다고 하루에 한 개비는 안전하다고 결론을 내릴 수 있는가?

그 문제와 관련, 연구를 실시하고 있는 사람들은 피험자들이 더할 나위 없이 건강한 면역계, 간, 신장 및 림프 배액과 아울러 훌륭한 공기 질 및 식수를 갖추고 있다고 가정하는가? 그 반대가 옳다. 즉 피험자들의 신체는 언제라도 100가지의 기타 세포 공격과 싸우고 있다고 가정하는 것이 보다 현실적이다.

우리는 개인 미용 및 위생 용품에 감춰진 위험을 모두 들여다볼 수 없지만, 가장 흔한 위험의 일부를 파헤치고 그것들을 피하는 방법을 발견할 수 있다.

미의 '보존'

제조사들은 소비자가 원하는 것을 알고 그에 따라 전달한다. 그들은 소비자가 흥미를 잃는 주요 이유의 하나는 화장품 용기를 열었을 때 거기에 곰팡이가 피어 있는 경우라는 점을 알고 있다. 동시에 그들은 유통을 효율화하기 위해 제품을 장거리로 수송하고 창고에 수개월 동안 보관하고자 한다. 이 때문에 거의 모든 화장품에는 방부(보존) 화학물질이 함유되어 있다.

방부제는 그 본질상 세포독성을 띠도록, 다시 말해 세포를 죽이도록 고안되어 있다. 구체적으로 말하자면 방부제는 피부와 체내에 잠재적으로 감염을 일으킬 수 있는 세균과 진균(주로 칸디다 알비칸스, 녹농균, 대장균, 흑국균과 황색포도구균)의 성장을 방지하는 작용을 한다.

방부제는 그 본질상 세포독성을 띠도록,
다시 말해 세포를 죽이도록 고안되어 있다.

문제는 인간 피부도 세포로 이루어져 있으므로 방부제(소량으로 쓰일지라도)가 피부 세포의 통합성에 위험을 초래한다는 것이다. 혈류로 흡수되면 방부제는 신체의 나머지 부분에도 해가 된다. 이 때문에 방부제의 양은 총량에서 낮은 비율로 제한된다.

약물에서 아주 조금.

우리는 매일 놀라울 정도로 많은 화학물질들에 노출되며, 이들이 우리의 건강에 미칠지도 모르는 누적 효과에 대해 거의 생각해보지 않는다. 우리가 잠시 멈춰 특정 제품의 성분 목록을 살펴볼 때, 대부분은 어깨를 으쓱하고 "안전할 거야. 그렇지 않으면 팔지를 않았겠지"라고 추정한다.

당신이 제품에 대해 엄지를 치켜세우게 하는 점들은 흔히 특정 성분을 '최대 안전 양'으로 첨가함으로써 나타난다. 그러나 당신이 다음과 같은 행동을 할 때 그러한 기준 양이 당신과 당신의 몸에 무슨 의미가 있는가?

- 얼굴을 씻어내고, 탄력 있게 하며, 각질을 벗긴다.
- 마스크를 쓰고, 보습하며, 아이 크림을 사용한다.
- 파운데이션, 마스카라, 립스틱, 아이 라이너 및 브러시를 추가한다.
- 샴푸, 컨디셔너와 헤어스프레이를 사용한다.

말의 요지를 이해하는가?

그렇다면 정부는 스킨케어 제품에 사용되는 방부제의 양이 특정 양을 초과하지 않는 한 그 방부제에 건강 문제는 없다고 결론을 내렸다고 하자. 이는 유통기한이 가능한 한 가장 길면서 습하고 영양분이 풍부한 환경에서 증식하기 쉬운 균들을 죽이는 제품을 출시하고자 하는 페이스 크림 제조사(A 회사라고 하자)에게 희소식이다. 그러므로 A 회사는 자사 제품에 정부가 허용하는 최대의 양으로 방부제를 첨가하며, 모두가 만족한다.

물론 B 회사도 주름을 효과적으로 방지하는 자사 아이 크림에 대해 동일한 계획을 세운다. 그리고 C 회사는 자사 마스크 제품의 경쟁력을 갖춰야 한다. 자사 제품들이 판매 전에 부패하지 않도록 하기 위해 B 및 C 회사도 각각의 제품에 동일한 방부제를 최대의 양으로 첨가한다.

이러한 제품들은 모두 안전하고 정부 규제 기준을 준수하는 것으로 여겨진다. 그러한 규제 기준은 사실 당신이 진공 상태에서 살고 있어야 한다고 가정한다.

불행히도, 당신이 페이스 크림, 아이 크림과 마스크를 일상용품의 일부로 모두 사용한다면 당신의 얼굴은 그 특정 방부제에 허용된 최대 안전 양의 3배에 달하는 양에 노출된다. 그리고 그건 화장품과 모발 관리 제품을 계산에 넣지도 않은 것이다.

과학자에게 묻는다

"웬츠 박사님, 당신이 파라벤을 특별히 우려하는 이유는 무엇인가요?"

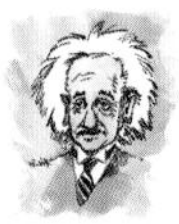

파라벤(paraben)은 독성 화학물질 방부제이고 스킨케어 제품에 함유되어 있는 모든 성분들 중 가장 흔한 것이다. 여성들은 화장품과 개인 미용 및 위생 용품만으로도 매일 50mg까지의 파라벤에 노출되는 것으로 추산된다. 파라벤은 에스트로겐과 유사한 작용을 보이고 발암성이 의심되는 물질이다.

현재의 증거로는 파라벤이 약한 호르몬 유사 물질인 것으로 보이지만, 성숙한 여성으로 발육하면서 왕성한 호르몬 활동을 겪고 있는 사춘기 소녀들 사이에서는 아이에서 성인으로의 변신을 교란하는 것이 그리 어렵지 않다.

오늘날 젊은 여성들에서는 일부 불안한 변화들이 일어나고 있다. 소녀들은 40년 전의 경우보다 1~2년 일찍 가슴이 발육하기 시작한다. 미국에서 전체 소녀의 절반 정도가 10번째 생일쯤에 가슴 발육의 징후를 보이며, 14%는 8번째와 9번째 생일 사이에 가슴 몽우리가 생긴다. 그들은 소아기의 상당한 부분을 잃고 있는 셈이다.

평균적으로 성인 여성들은 하루에 12종의 개인 미용 및 위생 용품을 사용하는 반면, 십대 소녀들은 매일 평균 17종의 화장품과 개인 미용 및 위생 용품을 사용한다. 그건 십대 소녀들이 수백 종의 화학물질들(그 중 많은 물질들이 효과나 안전성이 알려지지 않음)을 자신의 피부와 머리카락에 바르고 있다는 것을 의미한다. 십대들에 대한 한 연구에 따르면 평균적으로 13종의 서로 다른 호르몬 변경 화학물질이 체내에 존재하는 것으로 밝혀졌다.

이러한 정도의 독성 물질 노출이라면 오늘날 젊은 여성들이 비정상적이고 조숙한 성적 발달을 보이고 있는 것이 놀랄 일도 아니다.

이러한 독성 물질들은 하루 종일 당신의 얼굴과 피부에 머무를 것이다. 당신은 이들을 하루 내내 다시 바를지도 모른다. 이런 제품들을 모두 사용함으로써 당신은 활기차고 건강한 상태를 유지하도록 바라지만, 동시에 그 세포에 불가피하게 손상을 가한다.

셰이빙 크림, 향수, 데오드란트, 샤워 젤, 샴푸와 자외선 차단제는 어떤가? 만일 당신이 6종의 서로 다른 제품을 최대 안전 양으로 몸에 바르고 있다면, 안전 양의 6배를 혈류로 향하게 하는 셈이다.

성적 성숙의 가속화

진실 혹은 거짓 : 미용 제품에 함유되어 있는 일부 방부제들은 아이들에서 축적되고 성적 발달을 변화시킬 수 있다?

진실

우리는 우리 아이들이 잘 먹고 충분한 휴식과 운동을 하는지에 대해 걱정하고 호들갑을 떨다가 우리 딸들에게 유독한 향수, 화장품, 바디 로션과 립스틱을 건네주는데, 이들 제품은 하루 종일 피부에 머문다. 그 결과 우리의 어린 소녀들은 모두 성인이 되기를 꿈꾸고 있지만, 정부에 의하면 사망을 일으킬 정도로 위험하지는 않다는 독성 물질과 화학 가스를 흡수 및 흡입하고 있다. 그러나 이들 화학물질은 10세 아이들의 성적 성숙을 가속화할 정도로 호르몬계에 심각한 영향을 미치는 것으로 입증되어 있다.

우리는 마침내 방부제에 함유되어 있는 파라벤과 프탈레이트의 누적 효과에 대해 우려가 증가하는 것을 보고 있는데, 이제 걱정할 때이다. 당신은 당신의 사춘기 딸, 손녀 또는 조카딸에 대해 어떠한 모습을 마음속에 그리는가? 십대 아이돌 가수만이 그들에게 나쁜 영향을 끼치는 것이 아니다. 업계 규제 당국은 파라벤이 안전하다고 말하지만, 실험실 동물과 해양생물에서 그 영향을 시험하는 과학자들은 이 독성 물질을 호르몬 교란 물질(hormone disruptor)이라고 한다.

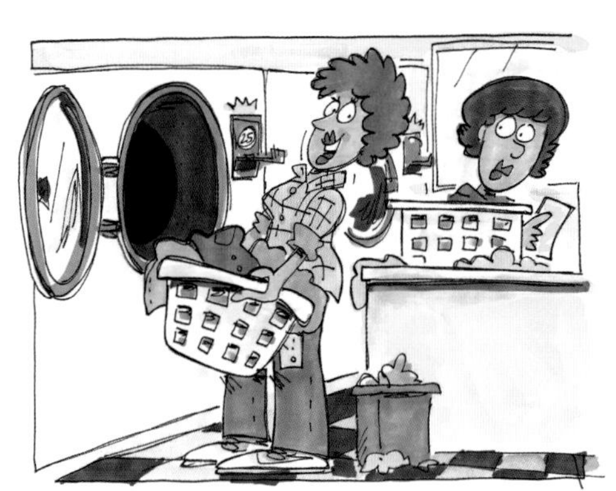

"난 에스트로겐 요법이 더는 필요하지 않게 됐어. 그저 내 옷을 프탈레이트가 들어 있는 세제로 세탁하고 파라벤이 든 로션을 많이 사용하면 돼."

당분간은 안전 대책을 강구하는 것이 최선이다.

십대 초반 소녀들에게 얼마나 조르든지 간에 메이크업 제품 또는 기타 성인용 화장품을 사용하게 해서는 안 된다. 그리고 십대들에게 모든 개인 미용 및 위생 용품의 사용을 최소로 유지하도록 촉구하는 것이 최선이다.

포름알데히드 방출 제제

포름알데히드(formaldehyde, 고등학교 생물 수업에서 죽은 개구리를 보존하기 위해 사용한 냄새가 강한 용액으로 기억할 것이다)는 세포에 유독하고 암을 유발할 수 있다. 그러나 이 물질은 미생물을 죽이는 데에도 매우 효과적이라 유효한 방부제가 된다.

포름알데히드가 초래하는 일부 건강 위험을 피하기 위해 제조사들은 포름알데히드 방출 제제라는 계열의 화합물을 만들었는데, 이 제제는 소량의 포름알데히드를 제품으로 방출하여 제품에 오염물질이 생기지 않도록 한다. 다행히도 많은 사람들이 이러한 소량의 강한 용액에 알레르기 반응을 보인다. 따라서 이들 제품을 피하는 법도 안다.

심플 솔루션 우선 하루 종일 피부에 머무는 제품(보습제처럼)을 보다 천연적이고 방부제가 함유되어 있지 않은 대체품으로 교체함으로써 파라벤, 프탈레이트와 포름알데히드 같은 유독한 방부제를 줄인다.

불행히도 나머지 사람들은 이들 제품을 피하도록 경고해줄 뚜렷한 반응을 보이지 않는다. 그래서 우리는 얼마만큼의 포름알데히드를 우리의 몸이 퇴치할 수 있는지를 알아보는 어려운 방법을 찾아내야 한다. 일본은 잠재적으로 위험한 이 화합물에 대해 전향적인 자세를 취해 개인 미용 및 위생 용품에서 포름알데히드의 사용을 완전히 금지했다.

스스로 얼마나 많은 당신의 제품들에 포름알데히드 방출 제제가 함유되어 있는지를 알아보라. 이 화합물은 라벨에 다음과 같이 표기되어 있을 것이다.

- 쿼터늄 15 (Quaternium 15)
- 2-브로모-2-니트로프로판-1,3-디올 (2-bromo-2-nitropropane-1,3-diol)
- 디아졸리디닐 우레아 (Diazolidinyl urea)
- 이미다졸리디닐 우레아 (Imidazolidinyl urea)
- 디엠디엠 하이단토인 (DMDM Hydantoin)

"오래 사용해 늙어 보여!"

그건 스킨케어 제품에만 꼬리표처럼 따라다니는 것은 아니다.

많은 '노화 방지' 제품들에도 피부 세포에 세포독성을 보이는 화학물질이 함유되어 있으므로, 그들 제품은 실제로 시간이 흐르면서 피부 세포를 손상시킨다. 어떤 제품이 외모를 개선해주면서 동시에 피부를 손상시킬 테니 더 많은 제품들을 구입해야 할 것이라고 누군가를 설득할 수 있다면, 정말로 그건 훌륭한 비즈니스 모델이다.

손상된 피부를 가리기 위해 화장품 또는 일시적인 피부 관리 제품을 사용하는 것은 녹 위에 페인트를 칠하는 것과 같다. 먼저 녹 자체를 제거하지 않는 한 그 밑에 있는 손상은 계속해서 표면의 아름다움을 훼손할 것이다. 만일 당신이 피부 건조증, 잡티, 여드름 등을 걱정한다면, 먼저 근원적인 문제로 식사, 자외선 차단, 면역계와 일반 건강을 해결해야 한다.

심플 솔루션 피부 문제는 그 증상을 가리는 것이 아니라 그 원인을 제거하는 데 집중해야 한다.

예를 들어 당신이 피부 세포에 수분을 공급하기 위해 물을 충분히 마시고 있는지, 피부 세포에 영양분을 적절히 공급하기 위해 필수 지방산, 비타민과 미네랄을 충분히 섭취하고 있는지, 그리고 화학물질과 오염물질을 피부에서 멀리하고 있는지를 생각해본다.

냄새 맡는 능력

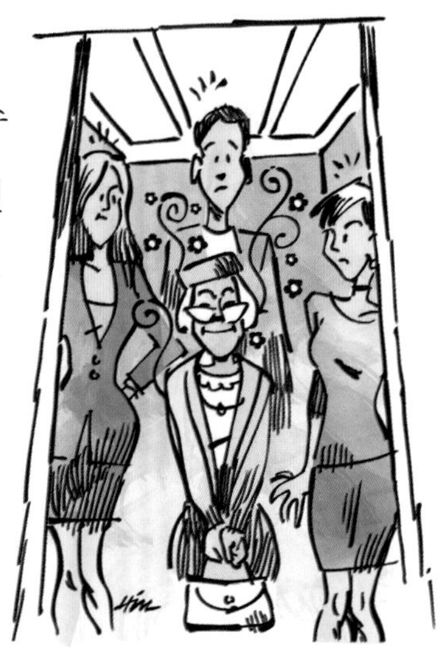

당신은 엘리베이터 안에서 누군가의 향수 냄새가 너무도 강해 거의 숨을 쉴 수 없었던 적이 있는가? 분명 그 향을 풍기는 사람은 전혀 그 냄새를 맡을 수 없을 것이다. 우리의 신체는 익숙한 냄새에 둔감해져 경고 신호를 뇌로 보내는 일을 중단하는 놀라운 능력이 있다. 이러한 현상은 당신이 농장을 들를 때 특히 뚜렷한데, 처음에는 거름 냄새에 압도당하지만 몇 시간 후에는 거름 냄새를 거의 맡을 수 없게 된다.

제1장에서 알게 되었듯이, 오늘날 대부분의 세탁 용품과 개인 미용 및 위생 용품에 들어 있는 방향제는 꽃밭이 아니라 실험실에서 개발된다. 무향 세제를 찾기란 아주 간단할 수 있지만, 피부 관리 제품에서 방향제를 피하기란 보다 어려운 일이다. 보습제, 크림과 세안제에는 흔히 당신이 정말로 매일 아침 얼굴에 문지르고 싶지 않은 냄새나는 지방질, 습윤제와 기타 성분들이 함유되어 있다. 이 때문에 일부 향기(혹은 제품에서 '냄새를 가리는' 성분)가 대체로 피부 관리 제품에 첨가되어 바르고 싶지 않은 냄새나는 성분들을 까다로운 코에 보다 상쾌하도록 만든다.

천연 오일이 방향제로 쓰일 수도 있지만, 흔히 안정적이지 않고 신속히 품질이 떨어진다. 이 때문에 오늘날 거의 모든 피부 관리 제품(특히 유통기한이 더 긴 제품)에 인공적인 방향제나 향기를 가리는 성분이 존재하게 된다.

방향제가 보다 복잡한 스킨케어 제품에 필요할지도 모르지만, 우리는 이러한 경우에 냄새가 덜 심한 제품으로 바꿈으로써 노출을 감소시킬 수 있다. 어쨌든 우리에게 서로 경합하는 대여섯 종의 방향제가 꼭 필요할까?

라벤더 향이 나는 보습제

- 복숭아 향이 나는 데오드란트
- 꿀 향이 나는 샴푸와 컨디셔너
- 배 향이 나는 샤워 젤

이 모든 화학물질들이 전신에 퍼지면서 많은 사람들에서 과일 샐러드와 비슷한 향이 나기 시작한다. 대다수의 개인 미용 및 위생 용품을 향이 가볍거나 전혀 없는 제품으로 구입하고 강한 향이 나는 제품은 한두 개로 제한함으로써, 우리는 화학물질을 줄이게 될 것이다(우리의 공간을 공유하는 그 화학물질을 피하게 될 것이다).

에어로졸 구름

이제 우리는 피부 관리 제품에 독성 성분들이 있고 이들 성분은 주로 피부를 통해 흡수된다는 사실을 알고 있다. 또한 우리는 그러한 성분들이 우리 주위의 공기로 서서히 날아간다는 사실도 냄새로 알고 있다. 그럼에도 왜 우리는 도대체 내용물의 절반을 직접 공기로 내뿜는 에어로졸 스프레이 제품을 사용해 사태를 악화시키는가?

심플 솔루션 에어로졸 제품을 피하고 비스프레이 대체품을 사용한다. 에어로졸 제품을 사용해야 한다면 창문을 열고 욕실 환풍기를 가동한다.

이들 화학물질은 훨씬 더 신속히 입과 폐를 통해 흡수된다. 게다가 에어로졸 스프레이로 인해 가족 구성원들은 우리가 막 바른 온갖 독성 물질들에 노출될 것이다. 그러한 독성 구름을 당신의 욕실에서 (그리고 폐에서) 없애야 한다.

그러면 무엇이 안전한가?

소비자들이 자신이 사용하고 있는 제품들에 무엇이 들어 있는지에 대해 더 많은 정보를 갖게 되면서, 제조사들은 성분들을 제시하는 방법에 있어 한층 더 영리해지고 있다. 시중에 유통되는 '천연' 제품은 건강에 유해하고 천연이 아닌 성분들을 실제로 제거하지 않은 채 꿀이나 허브나 알로에와 같이 천연이라고 들리는 성분들을 추가해 만들어지는 경우가 흔하다.

시간을 내어 제품 라벨을 읽어보라. 그러면 당신은 우리가 방금 논의한 화학물질들의 사용을 피하는 몸에 좋은 비독성 대체품이 많이 시판되고 있다는 점을 알게 될 것이다. 우선 라벨에 다음과 같은 성분들이 열거되어 있는 제품들을 피하는데, 아이들이 사용하게 될 경우에 특히 그렇다.

- 파라벤 (메틸, 프로필, 부틸과 에틸)
- 수은 (티메로살)

- 아세트산납 (lead acetate)
- 디에탄올아민 (diethanolamine, DEA)
- 합성 색소
- 프로필렌 글리콜 (propylene glycol, PG)
- 콜타르 (coal tar)
- 톨루엔 (toluene)
- 페닐렌디아민 (phenylenediamine, PPD)
- 페트롤라툼 (petrolatum)

또한 임신부라면 모든 제품들의 사용을 대폭 줄여야 하는데, 임신부 자신에 사용하는 제품들에 태아도 노출될 것이기 때문이다. 그리고 개인 미용 및 위생 용품을 살펴보아 유통기한이 만료된 것들은 전부 버리도록 한다.

밤낮없이 피부에 머무는 제품들의 경우에 씻어내려 애쓰기 전에 제일 먼저 신경 써야 한다.

심플 솔루션 귀가하면 취침시간까지 기다리지 말고 바로 얼굴을 씻어낸다. 매일 화학물질이 없는 시간을 몇 시간 추가하면 평생에 걸쳐 총 6년 이상이 될 수 있다.

이 모두가 버겁다는 생각이 든다면, 몇몇 작은 변화만 이루어도 당신의 피부에 끼치는 독성 물질의 누적 효과를 줄이는 데 도움이 된다는 점을 기억하라. 당신이 매일 사용하는 제품 10가지 중 2가지만 사용을 중단하면 당신의 부담을 20% 줄이게 된다고 생각하면 된다. 거기다 1년 365일을 곱하며, 해마다 이렇게 한다. 그러한 작은 변화가 당신의 장기적인 건강에 크나큰 누적 영향을 미치게 된다. 잠재적인 위험들을 인식하고 가능한 경우에 대체품을 선택한다. 당신이 암 방지와 주름 방지 사이에서 어떤 선택을 하느냐에 따라 장기적인 차이가 생길 수 있다.

어느 것이 보다 중요할까?

당신이 매일 사용하는 제품 10가지 중 2가지만 사용을
중단하면 당신의 부담을 20% 줄이게 된다고 생각하면 된다.
거기다 1년 365일을 곱하며, 해마다 이렇게 한다.

발한 억제제의 진실

중학교 시절은 인생에서 낯선 시기이다. 정말로 사춘기 초기의 당혹스런 많은 추억들이 오늘날에도 여전히 뇌리에 계속 떠오른다. 어떻게든 우리는 구내식당 음식, 어색한 첫 데이트 시도와 체육 수업 시간의 발 냄새를 그럭저럭 이겨냈다. 그러나 몇 십 년이 흐른 후에도 대부분의 성인들은 몇몇 사회적 공포를 간직하며, 그러한 공포는 그들을 다시 당시의 괴로운 불안감으로 몰아간다.

그러한 공포의 하나는 땀나 보이거나 땀 냄새가 나는 것이었다. 학생 시절에 우리는 누군가 팔을 올렸을 때 겨드랑이에 땀이 차 있으면 가리키면서 웃곤 했다. 그래서 우리는 발한 억제제를 가능한 한 짙게 뿌렸다. 우리는 대부분 오늘날에도 여전히 그렇게 한다. 문제는 그렇게 하면서 우리가 신체의 자연스런 과정 하나를 억제하게 된다는 것이다.

알루미늄: 치명적인 성분

발한 억제제와 액취 방지제는 흔히 함께 혼합되어 단일 제품으로 나오고 약국 또는 슈퍼에서 같은 자리에 진열되지만, 현저히 다른 방식으로 작용하는 서로 매우 다른 소비재이다.

발한 억제제는 땀을 흘리지 않으면 냄새가 나지 않는다는 원리에 입각한다. 어떻게 땀을 흘리지 않게 하는가? 쉽다. 땀샘과 땀구멍을 틀어막아 무력화하면 된다. 거의 모든 발한 억제제는 알루미늄 화합물(대개 aluminum chlorohydate 또는 aluminum zirconium)을 사용해 이러한 과제를 달성한다.

그러나 액취 방지제는 땀을 흘리지 않게 하지는 못한다. 대신 알코올 또는 기타 화학물질들이 일부 박테리아를 죽이며, 분무된 방향제가 잔존하는 박테리아가 유발하는 냄새를 가린다. 발한 억제제가 함유되어 있지 않은 액취 방지제에는 일반적으로 알루미늄 화합물이 함유되어 있지 않다.

회사 중역인 나는 수많은 행사들에서 (청중 수천 명을 대상으로) 연설해왔으며, 이러한 연설 후에는 보통 한 시간 또는 그 이상에 걸친 인사와 악수가 이어졌다. 대중 연설을 했던 첫 몇 해 동안 나는 예민해진 신경으로 인해 내가 두려워한 사회적 매장 행위(땀나는 손바닥)를 드러냈다. 나는 축축한 손을 동료 또는 동업자에게 내밀어야 하는 당혹스런 상황을 무릅쓰기보다는, 행사를 앞둔 며칠 밤 동안 증상을 유발할 정도의 강도로 발한 억제제를 손바닥에 바르곤 했다. 도포 후 수 시간 내 피부가 타는 듯했음에도 말이다. 더욱 나쁜 점은 내가 사회적 당혹감과 향후 나타날 건강 문제의 위협 사이에서 의식적인 거래를 하고 있었다는 것이다.

알루미늄이 세포에 미치는 독성 효과

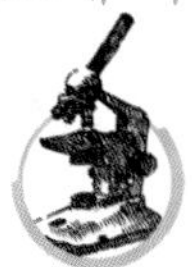

알루미늄은 지구상에서 세 번째로 가장 풍부한 원소이지만, 인체 내에서는 아무 유익한 기능을 하지 못한다. 그것의 존재는 세포 구조물들과 신체 기관계들에 독성과 기능 장애를 초래할 뿐이다.

알루미늄 독성의 표적 기관은 주로 폐, 뼈와 중추신경계이다. 동물 연구들에 따르면 신경계에 존재하는 알루미늄은 세포골격 유전자의 발현을 변경시키고 뇌세포에서 인산염이 풍부한 단백질 미세섬유의 형성을 포함해 구조 단백질을 손상시키는 것으로 나타났다. 이러한 단백질은 치매, 다발성 경화증, 알츠하이머병 등 여러 신경질환들에서 관찰된다.

일반적으로 알루미늄이 가장 많이 축적되는 곳은 대체로 신경세포와 같이 오래 생존하고 분열하지 않는 세포이다. 알루미늄은 세포핵 내의 분자들과 비가역적으로 결합하며, DNA와 교차결합을 해서 DNA 복제를 차단한다. 그러한 교차결합이 치유되지 않으면 복제 정지와 세포 사멸이 초래된다.

알루미늄은 세포 내에서 리소좀, 핵과 염색질에 축적되며, 거기서 많은 중요한 분자들과 강한 반응을 한다. 알루미늄은 기관계들에 중요한 미네랄(특히 마그네슘과 아울러 칼슘)과 분자적으로 경합한다. 알루미늄은 트랜스페린에 의존하는 철분과 경합하므로, 체내 모든 기관과 조직에 분포한다.

마지막으로, 알루미늄은 산화 손상을 유발해 생명 유지에 필수적인 세포막의 기능에 장애를 일으킬 수 있다. 알루미늄이 지질이 풍부한 수초(myelin sheath, 신경이 기능할 수 있도록 하는 피막)에 유발하는 산화 손상은 파킨슨병 및 근위축성 측색 경화증(ALS, 루게릭병)과 연관되어 있다.

당시에도 나는 알루미늄 화합물이 유방암과 신부전에서 알츠하이머병과 파킨슨병까지 모든 것과 연관 가능성이 있다는 점을 알고 있었다. 다행히도 나는 대중 연설 공포증을 극복하였고 발한 억제제를 바르는 기이한 행동을 그만두었다.

그러나 많은 사람들이 여전히 발한 억제제를 사용해 향후 인생에서 심각한 건강 문제를 일으킬 위험을 무릅쓰고 있다. 우리의 사회적 공포가 계속해서 우리의 근본적인 생존 본능보다 우선시되는 셈이다.

알루미늄 독성

알루미늄에 대한 우려는 축적 효과이다. 알루미늄이 우리의 건강에 제기하는 위협은 수많은 제품들(사다리에서 발한 억제제까지 그야말로 수천 종)에 사용되고 있다는 사실에서 온다.

사실 일반의약품은 알루미늄과 개인적 접촉을 하게 되는 가장 빈번한 근원의 하나일 수 있다.

- 완충 아스피린 사용자들(관절염이 있는 사람들처럼)은 매일 최고 500mg의 알루미늄을 흡수할 수도 있다.
- 전형적인 용량의 알루미늄 함유 제산제에는 무려 400mg이 들어 있어, 하루 전체에 걸쳐 사용하면 800~5,000mg의 알루미늄이 들어올 수 있다.
- 설사 및 치질약과 같은 소화 보조제에도 알루미늄이 함유되어 있을 수 있다.
- 알루미늄 냄비와 알루미늄 포일로 요리한 또는 거기에 저장된 음식은 또 다른 공급원이 될 수 있으며, 케이크용 혼합재료, 냉동 밀가루 반죽, 팬케이크용 혼합재료, 베이킹파우더가 든 밀가루, 가공 치즈와 치즈 식품에는 알루미늄 염이 첨가제로 사용된다.

인체에서는(혹은 우리가 아는 한 어떤 동물에서도) 알루미늄을 필요로 하는 것으로 알려져 있지 않지만, 알루미늄은 대부분의 동물 및 식물

조직에서 발견할 수 있다. 알루미늄은 주로 비슷한 특성들을 가지는 기타 여러 원소들과 경합함으로써 체내에서 문제를 일으킨다. 만일 당신이 마그네슘, 칼슘 또는 철분과 같은 미네랄이 결핍되어 있다면, 알루미늄이 항상 세포 내에서 그들을 대체한다. 이를 강철 대교를 건설하는데 강철이 부족하면 언제나 알루미늄 빔을 추가하도록 하는 경우에 비유해보라. 그러면 대교는 적절히 기능하지 못하는 취약한 지점들이 많을 것이고 붕괴할 가능성이 있다.

마찬가지로 당신의 세포도 붕괴할 것이다.

신체는 흡수하는 알루미늄을 대부분 배설하려 하지만, 남는 여분은 뼈, 뇌, 간, 심장, 비장, 근육 등 다양한 조직에 축적된다. 교체율이 비교적 낮은 일부 조직들(뇌처럼)에서는 알루미늄이 일단 자리하면 제거하기가 힘들어 장기적인 손상을 초래한다.

요컨대 알루미늄 독성의 위험을 알고 따져보아야 한다는 것이다. 사람들은 땀을 흘려 귀찮을 수도 있지만, 신체는 이러한 방법을 통해 몸을 식히고 매일 노폐물을 배출한다는 사실을 명심하라. 발한 억제제가 함유되어 있지 않은 액취 방지제를 사용하는 것은 좋은 대안이며, 특히 당신이 그리 땀을 흘리지 않으리라고 알고 있는 시간인 경우에 그렇다.

또한 속옷도 겨드랑이 땀을 가리는 데 도움이 될 수 있다.

심플 솔루션 땀을 조금 흘려 문제가 되지 않는 시원한 계절이나 주말에는 발한 억제제를 사용하지 않는다.

물론 당신은 지나치게 활동적인 땀샘을 가지고 있거나 혹은 습한 기후에서 살고 있어 연중 내내 발한 억제제를 사용해야 할 수도 있다. 그렇다면 당신은 또 다른 시각에서 알루미늄을 다루어야 한다.

심플 솔루션 발한 억제제를 사용한다면 저녁에 씻어낸다. 잠자는 동안에는 필요하지 않기 때문이다.

당신은 제산제처럼 기타 알루미늄 공급원을 피할 수 있다. 또한 알루미늄을 정화하는, 특히 뇌에서 내보내는 신체 능력을 지원하는데 도움이 되는 해독 요법을 고려해본다. 해독하는 일부 자연적인 방법으로는 사과 속 펙틴, 레몬주스, 켈프 또는 강황을 섭취하거나 전통적인 엡솜 염(epsom salt) 목욕을 하는 것 등이 있다.

그리고 가능하다면 땀을 조금 흘리도록 한다.

해독에 관한 정보를 좀 더 얻으려면
www.myhealthyhome.com/detox에 방문해 보세요.

제2장

백옥같이 흰 치아

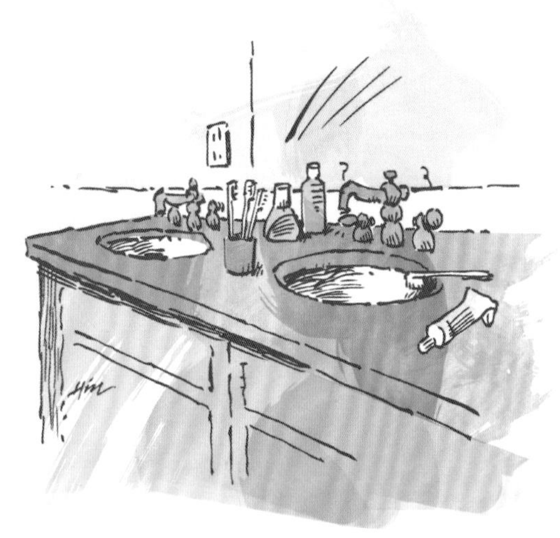

입 냄새가 풍겨 얼마나 많은 엘리베이터가 비워지고 싹 트는 사랑이 사그라졌는가? 그 사례는 수많을 것이다(적어도 광고에서).

아, 백옥같이 희지 않은 치아의 고충이란!

슈퍼마켓 또는 약국에서 치아 관리 제품이 진열되어 있는 섹션을 따라 거닐다 보면 무수한 선택에 압도당하는 느낌이 들 수 있다. 극도의 미백, 민감성 진정, 입 냄새 개선, 충치 퇴치, 치석 방지 등등. 이 모두는 아주 상쾌하게 들리지 않는가?

우리의 치아와 잇몸을 관리하는 것은 신체 건강 전반에서 무척 중요한 부분이지만, 많은 사람들이 매력적이고 '건강해 보이는' 미소를 짓기 위해 저도 모르게 독성 물질을 직접 입속에 넣는다.

설문지 당신의 집은 얼마나 유독한가? 점수

1. 당신은 불소 치약을 사용하는가?

예______ (8점)

2. 당신의 치아를 찬찬히 살펴보라.

당신의 입속에 은 충전물이 얼마나 많은가? (각 10점)

3. 당신에게 은 충전물이 없다면, 이 질문에 0을 기입한다.

당신에게 은 충전물이 있다면, 다음 중 어느 것이 당신의 규칙적인 습관인가? (해당 항목 모두 선택)

□ 껌을 씹음 (4점)

□ 얼음을 깨먹음 (3점)

□ 뜨거운 음료를 마심 (커피, 차 등) (4점)

4. 당신은 입 냄새를 줄이기 위해 어느 것을 사용하는가? (해당 항목 모두 선택)

□ 껌 (6점)

□ 구강 청결제 (4점)

□ 설태 제거기 (0점)

당신의 '치아' 위험 점수

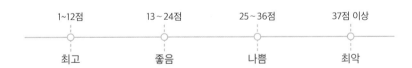

1~12점	13 ~ 24점	25 ~ 36점	37점 이상
최고	좋음	나쁨	최악

독성 치약

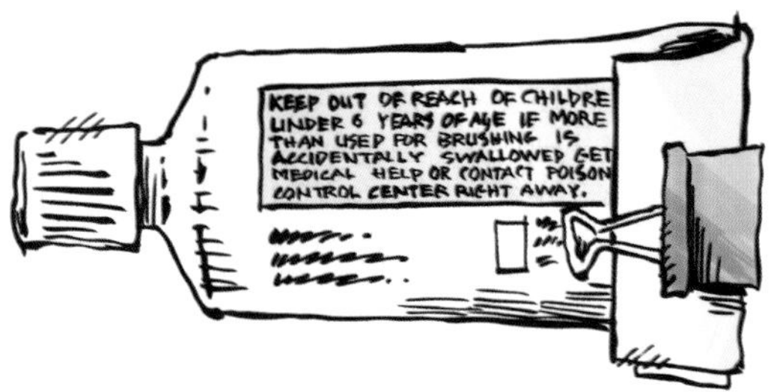

"6세 미만 아이들의 손이 닿지 않는 곳에 둔다. 양치질에 사용되는 분량 이상을 우연히 삼켰을 경우에는 곧바로 의료지원을 받거나 독성물질통제센터에 연락한다."

당신은 이러한 말을 10년 이상 하루에 한두 번 손에 쥐어왔다. 그건 미국에서 제조되는 불소 첨가 치약의 모든 용기에 등장하는 필수 경고문이다. FDA는 90년대 말에 이러한 경고문을 요구하기 시작하였는데, 당시에 영유아가 불소 중독에 의해 심각한 손상(또는 심지어 사망)을 일으킬 수 있다는 점이 분명해졌기 때문이다.

잠깐-

불소 치약을 삼키는 것이 치명적일 수 있을까?

미국에서 많은 지방정부들이 상수도의 불소화를 요구하는 법안을 통과시켰다.

아이러니하게도 불소를 과다하게 섭취하면(치약이나 불소 첨가 수돗물을 통해, 혹은 이들 공급원을 겸비해) 실제로 영유아에서 치아 에나멜을 손상시킬 수 있다. 에나멜 불소증(enamel fluorosis)이라고 알려진 이 질환은 에나멜에 회백색 또는 갈색으로의 변색을 일으키고 구멍이 생기게 할 수 있다. 우리 자신들(그리고 우리 아이들)을 불소에 노출시키는 이유는 표면상 치아를 강화하기 위해서이지만, 그건 정반대의 효과를 초래할 수 있다.

우리가 아마도 거짓말을 들었던 것은 아닌가? 아니면 내가 보다 정치적으로 정당해져 우리가 "잘못 알고 있다"고 말해야 하는가?

물론 그렇다.

본질적으로 불소는 산업폐기물로, 치약 같은 국소적인 제품들과 아울러 상수도의 대량 처리를 위해 오랫동안 놀라울 정도로 재포장되어 효과적으로 시판되어 왔다.

그러나 우리는 독성 물질로 양치질을 하는 것과 빛이 나고 건강한 치아를 가지는 것 사이에서 선택을 해야 할 필요가 없다는 점을 알고는 편안히 미소 지을 수 있다. 우선, 우리의 치아를 정말로 깨끗이 하는 것은 칫솔의 물리적 동작이지 치약이 아니다. 그리고 훌륭한 불소 비함유 치약들이 나와 있으며(건강용품점, 대형 식료품 체인과 온라인에서 구입 가능), 이들 제품은 우리가 양치질을 하면서 기대하게 되듯이 민트 향이 나고 거품이 이는 감각을 준다. 우리가 아름다운 미소를 유지하기 위해 필요로 하는 것은 하루 두 번의 양치질, 설태 제거 및 치실 사용과 아울러 정기적인 치과 검진뿐이다.

심플 솔루션 매일 칼슘, 마그네슘 및 비타민 D 보충제를 복용하여 치아 건강의 유지를 돕는다.

그래도 불소 치약을 포기하기가 어렵다면 가능한 한 가장 적은 양을 칫솔에 바르고 영유아를 면밀히 감시하여 삼키지 않도록 한다.

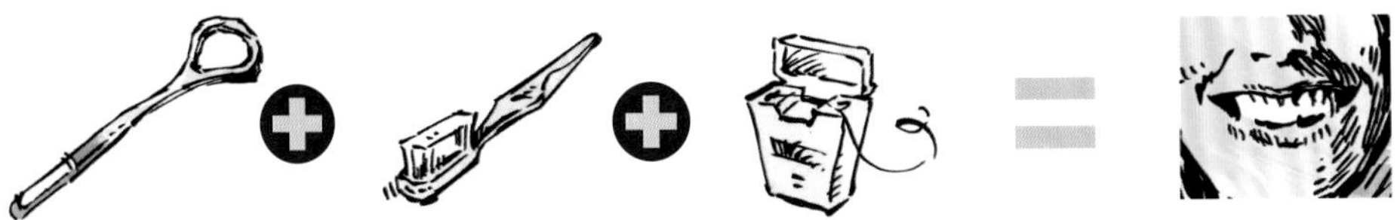

싱그러운 민트 향?

진실 혹은 거짓 : 대부분의 구강 청결제에는 삼키면 해로울 수 있는 포름알데히드 등의 성분들이 함유되어 있다?

진실

과거에 어머니가 당신의 입속을 씻어냈을 때 약간의 거부감을 표현하였다면 당신은 저주스런 습관을 버렸을지도 모르지만, 오늘날 시판되는 일부 구강 청결제들은 저주를 불러일으키기에 충분한 이유가 될 수도 있다.

우리가 피부에 바르고 있는 기타 제품들의 경우처럼, 우리는 치아 관리 제품이 입속에 사용하도록 제조된다는 이유만으로 안전하다고 가정해서는 안 된다. 욕실 소독약에 사용되는 것과 동일한 살균 물질들(페놀, 크레졸과 에탄올)이 농도가 더 낮긴 하지만 입속에 사용하도록 고안된 제품에도 배합되어 있다. 이러한 성분들은 삼켜질 수 있고 구강 연조직을 통해 흡수될 것이다. 구강 청결제에 들어 있는 기타 성분들로는 포름알데히드와 암모니아가 있다. 이는 놀랄 일이 아니다. 그것들이 들어 있지 않다면 왜 라벨이 삼키지 말라고 경고하겠는가?

이보다 더 어리석을 수는 없지 않은가?

우리는 어느 식품이 입 냄새를 초래하는지 알고 있다. 예를 들어 마늘과 양파는 혈류에 흡수되어 폐를 통해 내뿜어지며, 이러한 과정은 섭취 후 여러 날 계속될 수 있다. 물론 흡연도 입 냄새를 유발하지만, 구강 건조증 역시 침이 구강의 세척을 돕기 때문에 마찬가지일 수 있다. 그리고 박테리아가 치아 사이에서 음식 입자를 분해할 때에도 고약한 입 냄새가 날 수 있다.

매일 양치질을 하고 치실을 사용하며 정수한 물을 충분히 마시면 잇몸을 건강하게 유지하고 입 냄새를 방지할 것이다. 그래도 구취가 사라지지 않는다면 설태 제거기를 규칙적으로 사용해보아야 할 것이다. 이것은 대부분의 약국들에 있는 치아 관리 제품 섹션에서 찾을 수 있다. 이 간단한 기구는 입 냄새의 해결을 돕는 데 화학적인 구강 청결제보다 훨씬 더 많은 기여를 할 것이다.

심플 솔루션 페퍼민트, 아니스 또는 시나몬과 같은 추출물을 첨가해 향을 낸 물로 입가심하는 것도 고려해본다.

독성 물질로 가득한 입

몸을 거울로 가까이 기울여 입을 활짝 벌려보라.

치아를 세심히 살펴보라. 무엇이 보이는가?

이때가 바로 당신이 때운 은 이빨을 보고 싶지 않은 시간이다. 그러한 은 충전물은 수은으로 만들어진다. 금속 충전물이 치아에 있는 상태에서 뜨거운 액상 음식을 씹거나 마실 때마다 수은(지구상에서 가장 유독한 비방사성 금속)의 증기가 방출되어 입속에서 흡수된다.

'물 같은 은'

수은은 그 원소 상태(상온)에서 액체인 유일한 금속이다. 수은의 원소 기호인 Hg는 '물 같은 은'을 의미하는 그리스어 하이드라기리아스(hydragyrias)에서 유래한다. 실온에서 이 액체 금속은 무색무취의 유독 가스를 증기로 방출한다. 방출되는 양은 온도에 따라 증가한다.

일단 흡입되면 수은 증기는 폐에서 쉽게 통과해 즉시 혈류로 들어간다. 혈구에 저장되지 않은 것은 신속히 전신의 기타 세포와 조직들로 확산된다. 수은은 거의 모든 세포를 중독 및 사멸시킬 수 있다. 체내에서 어디에 위치하든지 간에, 이 특별한 중금속은 존재하는 동안에는 해롭다.

당신은 아마도 《이상한 나라의 앨리스》라는 책(그리고 수많은 영화들)에 등장하는 매드 해터(Mad Hatter)란 인물을 기억할 것이다. 아이일 때 나는 매드 해터가 정신 나간 사람이라고 알고 있었지만, 좀 더 나이를 먹을 때까지 그 이름의 진정한 기원을 배우지 못했다. 19세기에는 수은이 모자의 제조에 쓰였다. 이 위험한 중금속을 오랫동안 흡입한 후 모자 장수(hatter)들은 떨리고 미친 듯한 행동을 보이게 하는 중증 신경계 질환을 흔히 앓곤 했다.

따라서 영어 표현에서 '모자 장수처럼 미친(mad as a hatter)'이란 말이 등장했다.

독성 금속과 DNA 복구

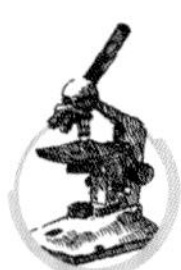

살아 있는 세포에 닥치는 가장 두려운 저주는 납, 카드뮴 또는 수은과 같은 중금속에 노출되는 것이다. 그 손상, 무력화 및 세포 복구의 불능은 생각하기조차 언짢다.

이러한 독성 금속들은 다면적인 공격을 감행해 세포 전체의 생물학적 실체와 신체 기관계들을 파괴하며, 수은은 가장 파괴적이기 때문에 최악이다. 첫 번째 공격은 전 범위의 반응성 산소족(reactive oxygen species, ROS: 수산기 활성산소, 과산화물 활성산소, 과산화수소와 아울러 일산화질소)이 세포를 손상 및 파괴하도록 유도하는 것이다. 다음은 수은이 활동성 설프히드릴 부위와 직접 결합하여 세포의 항산화 방어 체계를 공격해 신체에서 가장 강력한 항산화 효소인 글루타티온 과산화효소조차 무력화하는 것이다. 수은의 모든 원자는 두 분자까지의 글루타티온을 비가역적으로 해치워 세포 손상과 퇴행성 질환의 위험을 증가시킨다.

현재 적이 없는 이러한 반응성 산소족은 유리한 입장에서 거의 모든 기타 세포 성분들에게 기능 장애를 일으킨다. 또한 중요한 세포막의 통합성을 파괴할 수 있다. 반응성 산소족이 가하는 최종 공격은 세포가 암성으로 되거나 세포자멸사를 통해 사멸하도록 몰아간다.

또한 수은은 모든 세포의 에너지 공급원인 ATP 생성 미토콘드리아에서 핵심 효소들을 억제한다. ATP 에너지의 부족으로 인해 잔존하는 세포막 통합성은 상실되고 세포에 유입되는 칼슘은 세포에게 사멸에 이르는 최종 과정을 촉발한다. 현미경으로 보면 이러한 과정은 관찰하기가 거의 고통스러울 정도이다. 세포질이 붓고, 염색질이 뭉치고, 세포막에 수포가 생기고, 미토콘드리아가 충혈이 되는 모습은 기괴하다.

세포 사멸의 최종 단계는 눈에 훤해, 세포는 파열되고 그 내용물이 세포 사이 공간으로 쏟아져 나온다.

수은은 우리의 건강을 파괴하는 독성 중금속의 하나에 불과하지만, 공교롭게도 비소, 납 또는 카드뮴보다 수 배 더 유독하다. 미량의 수은이라도 일단 체내에 흡수되면 세포, 조직과 기관에 광범위한 손상을 입힐 수 있다. 수은은 신경세포에 높은 친화성을 보이고 쉽게 뇌에 들어간다. 일단 뇌 안에 자리하면 신경세포에 특히 파괴적인 효과를 나타낸다.

다행히도 수은 독성과 관련된 일부 증상들은 수은 공급원이 제거되면 감소하거나 완전히 사라질 것이다. 공급원을 제거하면서 더불어 체내에 저장된 수은을 빼내도록 고안된 해독 프로그램을 실시하면 훨씬 더 호전된다.

수은의 한 가지 어두운 단면은 그것이 오늘날 시판되는 수백 종의 제품들에 사용된다는 것이다. 소비자들은 그것이 거기에 있는지조차 모른다. 수은은 방부제, 배터리, 화장품, 기저귀, 전기 스위치, 에너지 효율적인 전등, 섬유 유연제, 마루용 왁스 및 광택제, 페인트, 향수, 사진 용품, 문신 잉크, 목재 보존제 등에 존재한다.

열거하자면 끝이 없을 듯하다.

치과의 생물학적 재해 물질

수많은 사람들이 일터, 사용하는 제품과 식사를 통해 수은에 노출되고 있다. 그러나 정말로 미친 짓인 것 같은 것은 지구상에서 가장 유독한 비방사성 중금속을 의료 시술의 일부로 구강에 넣는다는 것이다. 사실 수은 노출의 가장 흔한 공급원은 치과 충전물이다.

아이였을 때 나는 아버지의 실험실에서 깨진 온도계에서 나온 수은 방울을 가지고 놀았다. 우리는 당시에 그것이 유독하다는 사실을 알고 있었으므로 종이를 이용하여 그 액체 금속 방울을 들고는 이리저리 굴렸다. 치과의사들도 충전물을 만들기 위해 사용하는 물질을 다룰 때 마찬가지로 조심해야 한다는 사실을 알고 있으며, 그 위험한 물질을 생물학적 재해 물질(biohazard)로 취급한다.

그럼에도 그들은 여전히 그것을 당신의 구강에 넣는다.

수은은 충전물로 넣으면 안정화가 된다고 말하는 것은 거짓말이다. 당신의 구강이 수은 충전물들로 가득 차 있다면 구강 환경이 직업안전건강국(OSHA)의 기준을 초과하는 정도의 수은 증기를 내뿜게 된다(매번 씹을 때마다). 룸에 그 정도로 수은 증기가 함유되어 있다면 작업이 허용되지 않을 것이다. 그럼에도 우리는 이러한 증기를 방출하고 혀 밑으로 흡수하거나(구강 내 조직을 통해 혈액으로 들어간다), 혹은 폐로 흡입하고 그러면 거기서 뇌로 이동한다.

당신의 구강이 수은 충전물들로 가득 차 있다면 당신은 구강 환경이 직업안전건강국(OSHA)의 기준을 초과하는 정도의 수은 증기를 내뿜게 된다(매번 씹을 때마다).

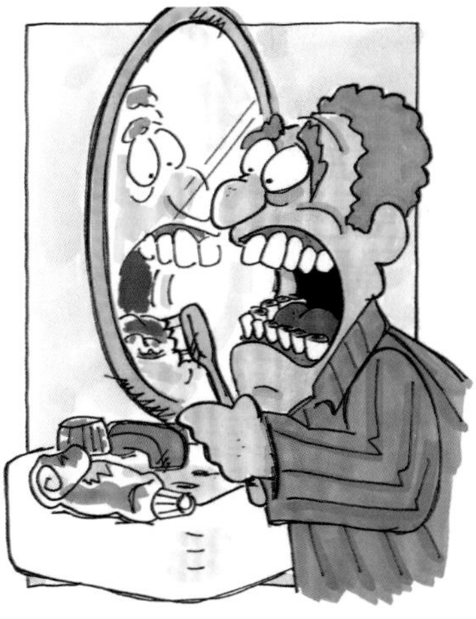

미국치과협회(ADA)는 충전물의 제거에 대해 경고를 발표하였는데, 치과의사의 드릴에 의한 열이 수은 증기를 방출하고 수은 충전물의 조각이 삼켜질 수도 있기 때문이다. 수은 충전물의 가열이 문제라면, 우리는 씹는 마찰에 의해 또는 뜨거운 커피나 차를 마시는 동

안 가열되는 충전물에 대해서도 걱정해야 한다. 그리고 수은 충전물의 수명은 대략 7~15년이기 때문에, 결국 대부분의 충전물들은 떨어져나가 쉽게 삼켜질 수 있다.

당신의 치과의사는 제거한 충전물을 핵폐기물을 취급하는 것과 비슷하게 다룬다. 그렇다면 이 물질이 당신의 구강 내에서 무엇을 하고 있는가?

FDA는 수은 충전물이 심각한 위험을 초래한다고 인정한다

오랜 협상과 정체 끝에 미국 식품의약국(FDA)은 마침내 2009년에 아말감 치과 충전물의 수은이 소아와 발육하는 태아에 유독할 수도 있다고 인정했다. FDA는 수은을 반대하는 어머니들(MAM)과 수은 노출을 우려하는 기타 사람들이 제기한 소송을 해결하면서 그러한 인정을 했다. 법정 합의의 일부로 FDA는 자체 웹사이트를 통해 소비자들에게 잠재적인 건강 위험에 대해 경고하기로 동의했다.

수은 안정성 역설

기관	입장
식품의약국(FDA)	☠
직업안전강국(OSHA)	☠
미국치과협회(ADA, 치과의사 대상)	☠
미국치과협회(ADA, 일반인 대상)	☺
세계보건기구(WHO)	☠

이러한 법정 판결은 모든 의료 및 치과 시술에 수은의 사용을 전면적으로 금지하는 데 필요한 첫 걸음이다. 그러나 치과 충전물에 수은 아말감의 사용은 대중의 인식으로 인해 꾸준히 감소하고 있음에도 계속 사용되고 있다.

수은은 독성 물질이며, 인간의 구강 내에 설 자리가 없다. 그럼에도 미국치과협회는 치과 충전물에 수은의 사용을 통해 어떤 해를 끼치고 있다는 점을 역사적으로 부인해왔다. 그와 반대되는 근거가 풍부함에도 말이다. 하지만 그에 대해 생각해보면, 수은 충전물이 알츠하이머병, 파킨슨병과 기타 많은 질환들을 유발한다는 점을 그들이 어떻게 인정할 수 있는가? 이를 인정한다면 그들은 신용을 전부 잃고 소송이 절대 끊이지 않을 것이다.

그들의 관점에서 보면, 그들은 모든 수은 아말감이 서서히 단계적으로 폐지될 때까지 거짓말을 계속하는 편이 더 낫다.

우리는 수은을 어떻게 제거하는가?

중금속은 신체에 미치는 파괴적인 효과 때문만이 아니라 체내에 지속되는 것 때문에도 심히 우려스럽다. 만일 당신이 현재 수은과 같은 중금속에 노출시키는 모든 공급원을 차단하되 그것을 제거하는 신체 능력을 키우는 일 등을 하지 않는다면, 그 축적이 제거되는 데는 오랜 기간(아마도 평생)이 걸릴 것이다.

사실 수은은 체내 천연 해독 시스템들의 작용을 통해 원자 하나 하나씩 제거되는데, 이러한 시스템들에는 산화 손상을 감소시키는 많은 강력한 항산화제(우리의 세포에 의해 생성되거나 우리의 식사를 통해 공급되는 물질들)가 포함된다. 일부 항산화제는 독성 물질과 킬레이트(chelate)를 이루어, 즉 결합하여 세포에서 독성 물질을 제거하고 체외로 운반한다. 그러나 항산화제가 결핍되어 있거나, 세포의 해독 시스템에 장애가 있거나, 혹은 그저 신체로 들어오는 수은이 너무 많으면, 이러한 제거 과정은 압도되어 정지될 수 있다.

다행히도 오염 공급원이 제거되고 신체의 해독 시스템들이 최적의 영양 지원을 받으면 해독이 가속화할 수 있다.

심플 솔루션 수은에 노출되어 있는 경우에는 해독을 보조하기 위해 N-아세틸-L-시스테인(NAC)과 알파 리포산이 함유되어 있는 보충제의 복용을 고려한다.

이러한 정보가 당신에게 생소하다면, 그것이 수은의 위험 그리고 아말감 충전물이 당신과 가족 구성원의 건강에 어떠한 영향을 미치는지에 대해 경각심을 높여주었기를 기대해본다.

웬츠 박사를 우연하게라도 알고 있는 사람은 누구나 그가 치과 충전물에서 수은 아말감을 추방하는 데 열정적이라는 점을 인식하고 있다. 그는 이 위험한 의료 행위와 그것이 우리의 건강에 미치는 영향에 대한 인식을 제고하기 위해 연구를 했고 2004년에 《독성 물질로 가득한 입(A Mouth Full of Poison)》이란 책을 썼다.

그가 수은 충전물이 정말로 얼마나 위험한지를 알았을 때, 우리 가족은 모두 은 충전물을 제거하고 보다 안전한 생체 적합성 대체물로 교체했다. 다음으로 우리는 건강기능식품을 통한 수은 해독 프로그램을 따랐는데, 이 프로그램은 신체에서 축적된 수은의 제거를 돕도록 고안됐다.

입속이 은 충전물로 가득하든지 혹은 맨 뒤쪽에서 하나만 반짝이든지 간에, 당신 역시 노출을 줄일 수 있다. 생물학 전문 치과의사(biological dentist)에게 의뢰하여 수은 아말감을 모두 안전하게 제거하고 생체 적합성 충전물로 대체한다. 금전이나 시간이 문제라면, 치과의사에게 수은 충전물을 주의 깊게 관찰하고 수은 충전물 사용 연한에 맞춰 안전하게 교체해달라고(한 번에 하나씩) 부탁한다.

생물학 전문 치과의사(biological dentist)에게 의뢰하여 수은 아말감을 모두 안전하게 제거하고 생체 적합성 충전물로 대체한다.

또한 저녁 식탁에서도 수은 노출을 감소시킬 수 있다. 당신이 초밥을 아주 좋아할지도 모르지만, 참치와 황새치처럼 수은 오염이 가장 심한 어종의 섭취를 중단해야 할 것이다. 대신 어유 또는 아마씨유처럼 정제한 오메가-3 보충제로부터 필수지방산을 섭취한다.

수은에 대해 좀 더 알아보려면
www.myhealthyhome.com/mercury에 방문해 보세요.
당신의 수은 노출을 평가하려면 웬츠 박사의 저서
《독성 물질로 가득한 입(A Mouth Full of Poison)》을 읽어보세요.

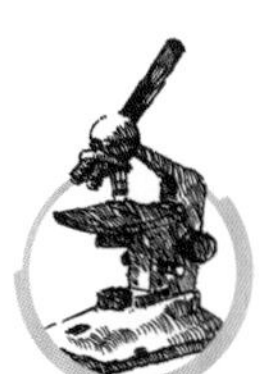

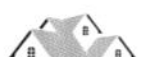

약물 중독

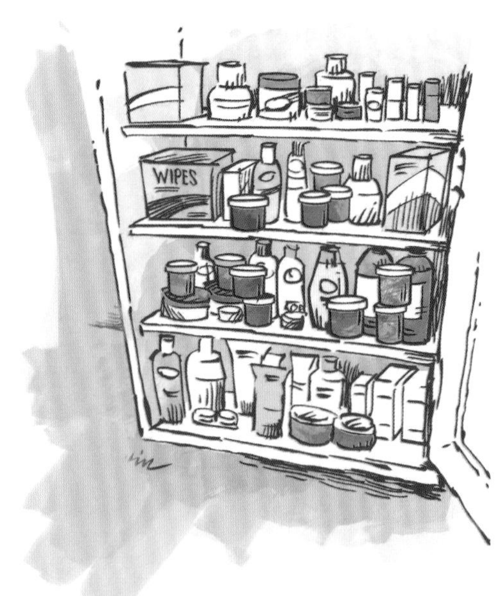

매일 아침에 일어난 후 완전히 집중해서 처리해야 할 어떤 일이 기다리든 간에, 우리는 자신을 우리 몸의 CEO라고 생각해야 한다.

우리는 오래 지속되는 파장을 일으키는 결정들에 매일 직면한다. 어떻게 우리는 자신의 질병을 치료하거나 예방해야 하는가? 항생제, 백신 접종, 항균제, 처방약, 그리고 일반약인 진통제 및 제산제로? 아니면 약간의 상식과 우리 자신의 면역계로?

훌륭한 사업 전략가라면 누구든 그러듯이, 우리는 일시적이고 쉬운 해결책 이상을 내다보고 우리의 건강에 건전한 투자를 해야 한다 (장기적으로 지속적인 보상을 해줄 것들 말이다).

설문지 당신의 집은 얼마나 유독한가? | 점수

1. 당신은 트리클로산(triclosan) 또는 기타 항균 성분들이 함유되어 있는 다음 제품들 중 어느 것을 규칙적으로 사용하는가? (해당 항목 모두 선택)

□ 손 세정제 (6점) □ 항균 분무제 (6점) □ 항균 비누 (3점)
□ 항균 칫솔 (3점) □ 항균 물티슈 (4점)

2. 당신은 매년 독감 예방 주사를 맞는가?

예_____ (8점)

3. 당신은 비오는 날에 약품 수납장에 오래된 미사용 처방약을 얼마나 많이 보관하고 있는가? (각 5점)

4. 당신은 언제 아스피린, 아세트아미노펜 또는 이부프로펜과 같은 진통제를 찾는가? (하나만 선택)

□ 통증이 예상될 때 (12점) □ 통증이 주의를 산만하게 하는 경우 (2점)
□ 불편의 징후가 처음 보일 때 (8점) □ 통증을 참을 수 없는 경우 (0점)

5. 당신은 감기에 걸릴 때 대개 얼마나 많은 일반약 또는 처방약(기침용 시럽, 항히스타민제, 비강 분무제 등)을 사용하는가? (각 3점)

당신의 '약물 중독' 위험 점수

1~15점	16 ~ 30점	31 ~ 45점	46점 이상
최고	좋음	나쁨	최악

균의 퇴치

지난 세기에 항생제와 백신 접종의 발견 및 광범위한 사용으로 우리는 자신에게 닥치는 모든 균을 퇴치하려 하는 사회로 급속히 변화했다. 의학 발전과 훨씬 더 높아진 위생 기준은 심각한 감염질환의 예방에 놀라운 진전을 이루도록 도왔다. 하지만 균에 대항하는 부자연스런 전쟁의 장단점도 고려해야 한다. 미생물학자인 나의 아버지는 이러한 전쟁에서 우리가 지구를 멸균하려는 시도로는 승리를 기대할 수 없다고 말해줄 것이다.

항생제

우리는 대부분 일 년에 서너 번 감기에 걸리며, 아이들은 훨씬 더 자주 아프다. 증상은 코가 막히고, 목이 근질거리거나 아프고, 귀가 아프고, 기침을 하고, 재채기를 하고, 콧물을 흘리는 등 다양하다. 결코 변하지 않는 것은 우리가 참다못해 즉답을 구하는 것이다.

수많은 사람들이 불편한 바이러스성 증상들을 겪으면서 일주일

이상 쭈그리고 앉아 있는 것은 용납할 수 없다고 생각한다. 그래서 병원에 가서 코를 훌쩍이며 항생제 처방전을 받는다. 아니면 오래되고 반쯤 사용한 아목실린이 들어 있는 약품 수납장을 연다.

감기를 앓는 사람들은 '결국 난 회복될 거야'라고 생각한다. 며칠 후 감기 바이러스가 그 자연스런 과정을 거친 다음 그들은 정말로 회복되므로, 항생제는 놀라운 만병통치약이라는 잘못된 신념이 강화된다. 항생제가 아무 도움이 안 되고 그 남용자들(그리고 나머지 사람들)을 위험에 처하게 할 가능성이 높다는 점은 슬프지만 엄연한 진실이다.

괴물 같은 박테리아의 구축

항생제는 세균성 감염을 퇴치하지만 감기, 독감과 대부분의 상기도 질환처럼 바이러스 감염을 치유하는 데에는 아무 도움이 되지 못한다. 그럼에도 많은 사람들은 '공격이 최선의 방어'라고 여기면서 도움이 되리란 '기대' 속에 항생제를 복용한다. 그럼으로써 우리는 자신도 모르게 항생제 내성 박테리아를 유발하는 데 공범이 되고 있다.

세균은 자연에서(그리고 우리의 체내에서) 생존하는 것에 관한 한 적응력이 뛰어난 생물일 수 있다. 세균(대부분의 생물처럼)은 변화하는 환경 조건 하에서도 생존하게 하는 변종을 자연적으로 포함하고 있다. 어떤 사람이 한 항생제를 복용할 때 그 약물은 대부분의 무방비 상태에 있는 세균을 죽이지만 그 약물에 자연적인 내성을 지닌 소수의 균을 남길 수 있다. 그러면 이러한 변종 세균은 급속히 증식해 그 수치를 하루에 수천 배로 증가시킨 다음 지배적인 미생물이 된다.

주로 항생제의 무분별한 사용으로 인해 거의 모든 주요 유형의 세균 감염은 항생제가 절실히 필요할 때 그 치료 반응이 떨어지고 있다. 아마도 당신은 일부 유형의 결핵과 포도구균 감염이 이제 약물에 내성을 보여 훨씬 더 위험하고 치료에 보다 많은 비용이 든다는 뉴스를 들었을 것이다. 이러한 세균은 병원 및 요양원 환자들과 아울러 건강한 가족 구성원 및 직장 동료들 사이에서도 신속히 확산될 수 있다.

내성 세균의 형성은 자연적인 과정이지만, 우리는 항생제 사용을 감소시킴으로써 그 과정을 늦출 수 있다. 그건 항생제를 정말 필요한 때에만 복용한다는 것을 의미한다. 또한 우리는 항생제가 처방되었을 때 올바로 복용해야 한다. 회복되어 간다고 해서 며칠 일찍 항생제의 복용을 중단해서는 안 되는데, 그렇게 하면 가장 강하고 내성이 제일 센 세균이 살아남아 번성할 것이 거의 확실하다. 그 결과 우리는 다시 아프고 그때에는 더 강하고 보다 비싼 약물을 필요로 할 가능성이 높다.

따라서 항생제는 꼭 필요해 처방되었을 때에만 복용하고 적절히 복용한다.

식품에 든 약물

당신이 항생제를 남용하지 않는 사람이라고 해도 자신도 모르게 매일 복용하고 있을 수도 있다.

최근 연합통신의 특별 보도에 따르면, 미국은 2008년에 약 1만 5,870톤의 항생제를 사용하였고 그 중 70%의 약물이 우리가 매일 먹는 소, 닭과 돼지에 쓰였다. 항생제는 아픈 동물에만 사용되는 것은 아니다. 성장의 촉진을 돕기 위해 건강한 가축에도 투여된다. 식용 동물에는 대개 인간이 복용하는 것과 동일한 유형의 약물이 쓰이며, 이는 가축이 항생제 내성 박테리아의 문제에 주요 기여 요인이라는 것을 의미한다.

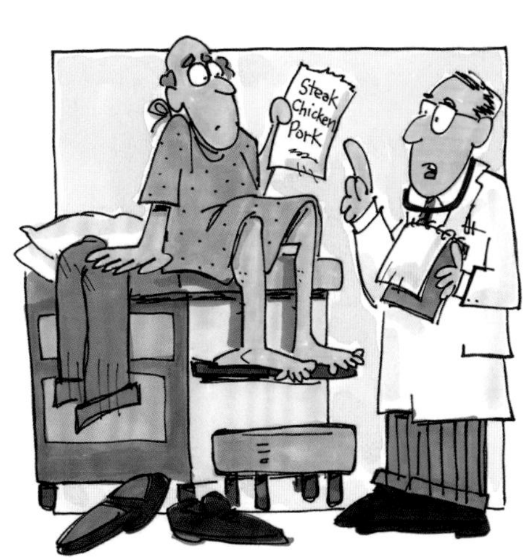

"항생제에 대한 새 처방전입니다 (스테이크/치킨/포크)."

당신은 매번 고기를 먹을 때마다 자신에게 항생제를 투약할 가능성이 높다.

당신은 매번 고기를 먹을 때마다
자신에게 항생제를 투약할 가능성이 높다.

그러나 잠깐, 항생제는 저녁 식사 접시에만 자리하고 있는 것은 아니다. 경작지 유출 수로 인해 식수에도 존재한다.

농업계와 제약업계의 강력한 로비가 의원과 정부 규제기관에 엄청난 영향력을 행사하는데, 이는 소비자들이 스스로 자신을 보호해야 한다는 것을 의미한다. 당신은 오직 유기농, 무항생제, 무호르몬 육류만을 구입하는 것으로 시작할 수 있다. 그건 더 비쌀 것이다. 하지만 믿을 수 없을 만큼 저렴한 구이용 돼지고기 또는 닭 가슴살을 구입할 때 당신이 실제로 무엇을 얻게 되는지 이제 자문해볼 시점이다.

'끝내주는 거래'라는 용어는 이제 새로운 의미를 띠고 있다.

심플 솔루션 프로바이오틱(probiotic) 보충제에 존재하는 유익균으로 당신의 면역계를 강화한다. 약국 또는 식료품점에서 '살아 있는 배양균(live and active cultures)'을 함유하는 제품을 찾아본다.

또한 당신이 비용 부담으로 인해 육류 섭취를 줄이게 된다면, 아마도 그것 역시 그리 나쁜 일은 아닐 것이다. 식료품점들과 그 납품

업체들은 돈을 좇을 것이라는 점을 기억하라. 당신은 오직 건강에 좋은 무항생제 고기만을 구매함으로써 식품의 질을 진지하게 옹호하는 사람이 될 수 있다.

항균 제품

CNN이 시시각각으로 최신 독감 보도에 관한 논평과 미세한 세균이 집안 도처에 잠복해 있는 것을 보여주는 세척제 광고를 내보내면서, 우리가 균에 대해 점점 더 편집증을 보인다는 점은 분명하다. 그러나 그걸 파악하기 위해 TV를 켤 필요는 없다. 공항, 학교, 직장, 공공건물과 상점을 둘러보라. 트리클로산 성분 항균 제품이 도처에 있다.

트리클로산(triclosan)은 합성 항균제로 현재 탈취제, 화장품, 아크릴 섬유, 플라스틱, 모든 비누 중 거의 절반과 심지어 치약 같은 수십 종의 소비자용품에 포함되어 있다. 하지만 미시건대학 공중보건대학원에서 실시한 최근 분석에 따르면 트리클로산을 함유하는 비누를 사용하는 것은 일반 비누로 씻는 것보다 감염질환의 예방에 더 효과적이지 않은 것으로 입증됐다.

또한 트리클로산이 초래하는 잠재적인 건강 위험과 관련해 몇 가지 의문이 제기되기도 했다.

첫째, 트리클로산이 염소처럼 수돗물에서 흔히 발견되는 화학물질들과 결합하면 다이옥신과 클로로포름 가스를 포함해 위험한 독성 물질을 형성할 수 있다. 또한 트리클로산은 간 및 흡입 독성과 연관되어 있으며, 갑상선 기능을 교란할 수도 있다. 환경보호청(EPA)은 트리클로산을 살충제로 여기며, 이 화학물질이 1972년에 도입되었을 때에는 그 사용이 수술용 세정액에서처럼 의료 상황으로 제한됐다. 그러나 오늘날 트리클로산은 미국 가정 및 직장의 도처에서 발견된다.

둘째, 이처럼 트리클로산과 같은 항균제의 광범위한 사용은 세균의 항생제 내성을 부추길 가능성이 있다. 세균을 무작위로 쓸어버리는 대신(일반 비누 또는 알코올 성분 제품이 하는 식으로), 트리클로산은 세균의 성장을 억제하되 대다수의 내성 세균을 남길 수도 있다.

셋째, 항균제는 실제로 면역계를 억제할 수 있는데, 특히 영유아에서 그렇다. 우리의 신체는 세균과 바이러스에 대한 노출에 반응해 천연적으로 항체를 만든다. 그러한 항체는 체내에 남아 있고 우리가 동일한 바이러스로 인해 다시 아프지 않도록 한다.

영아는 거의 멸균된 환경에 유지하면 나중의 인생에서 질병을 막아내기 위해 필요로 할 소중한 항체를 구축하는 기회를 놓치게 된다.

유익한 것으로 입증된 점은 거의 없고 잠재적으로 심각한 건강 위험이 많으므로, 매일 항균 제품들은 빛을 잃어가고 있다. 당신은 항균 칫솔이 필요하지 않으며, 당신의 아이들은 수술실에 맞먹는 멸균 환경에서 놀 필요가 없다.

사실 그건 아이들에게 해를 끼칠 수도 있다.

심플 솔루션 트리클로산과 그 사촌격 화학물질인 트리클로카반(triclocarban)을 함유하는 제품들의 구입을 피한다. 간단히 손을 일반 비누와 물로 씻어 균을 제거한다.

백신 접종

이 주제는 반드시 집안에서 일어나는 일은 아니지만, 당신이 약품 수납장에서 발견하는 약물과 관련이 있다. 백신 접종은 당신의 건강과 행복에(그리고 특히 당신 아이들의 건강에) 중요하다.

첫 아기의 출생은 르네와 내게 축복이었다. 그럼에도 앤드류의 탄생은 수개월에 걸친 탐구와 진지한 자아 성찰의 정점이기도 했다.

우리의 오랜 심사숙고는 아기 방에 칠할 페인트 색 또는 심지어 아들에게 지어줄 이름에 대한 것이 아니었다. 대신 우리는 그에게 백신을 접종시킬지 여부를 놓고 미심쩍어하고 걱정했다. 이 논란이 되는 질문을 하는 부모들이 늘기 시작하였으며, 많은 부모들이 우리가 내린 것과 같은 결론에 이르고 있다.

백신 접종은 없다.

그건 찬반 양측을 모두 두려움에 휩싸이게 하는 사안이다. 이 때문에 부모들에게 충분한 정보를 제공하는 것이 중요하다. 백신 접종의 위험과 유익을 인식하고 있으면, 당신은 가족에게 최선의 결정을 내릴 수 있다.

백신 주사 속에는 무엇이 있는가?

진실 혹은 거짓: 의회의 한 법률은 백신으로 인한 손상 또는 사망에 대해 제기되는 대부분의 배상 책임 소송과 민사 소송으로부터 백신 제조사들을 보호하고 있다?

진실

(당신은 이제 이러한 '진실 혹은 거짓' 질문들의 패턴을 읽고 있을지도 모른다.)

대부분의 사람들은 오늘날의 백신이 대중에게 투여되기 전에 철저한 안전성 및 유효성 검증을 받았다고 추정한다.

그렇지 않다.

백신 접종이 장기적으로 안전하다는 점을 보여주는 연구는 하나도 없으며, 백신을 여러 차례 접종하는 것의 누적 효과에 관해 종합적인 연구들이 실시된 적도 없다. 그리고 미국 정부가 제조사들 자신의 금전적인 '면책'을 보장하고 있으므로, 그들은 안전성 연구에 돈이나 시간을 쓸 동기 부여가 거의 없다.

과학자에게 묻는다

"웬츠 박사님, 과학자와 할아버지의 관점에서 백신 접종에 관한 당신의 생각은 무엇인지요?"

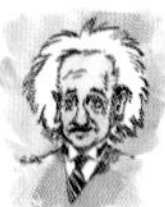

나는 최근에 일고 있는 백신 접종 캠페인에 대해 반대를 표명해 비난을 사고 있는 상황에서 나의 몫을 인정한다. 그건 복잡하고 논란이 있는 주제이다.

인체 면역계는 체내와 체외 모두에서 오는 온갖 종류의 위협으로부터 신체를 보호하는 파워가 놀라울 정도로 강력하다. 외부 항원을 면역계에 제시하여 항체 생성을 자극하면 이러한 천연 파워를 증강시킬 수 있다고 생각하는 것은 타당하다. 불행히도 이러한 개념의 실행에 채용된 전략은 형편없이 수립되었고 무책임하게 집행되었다.

면역학자인 나는 그건 좋은 생각이었지만 잘못된 결과를 낳은 것이라고 말해야겠다.

백신을 반대하는 입장을 취하는 대신, 나는 스스로를 백신의 안전성과 효과를 지향하는 사람이라고 생각하고 싶다. '백신'과 '백신 접종'이란 말과 개념은 반드시 주사 놓는 것을 의미할 필요가 없다. 만일 우리가 어떤 백신이 면역계를 효과적으로 강화하면서 방해하거나 손상시키지 않기를 바란다면, 그 백신은 자연적인 경로, 즉 거의 언제나 구강 또는 비강으로 투여되어야 한다. 또한 백신에 안전하지 못한 독성 물질을 첨가하여 제조를 보다 수월하게 하고 유통기한을 늘리는 행태는 내게 납득이 가지 않는다.

그러나 이러한 주제와 관련해 내가 가장 큰 문제라고 생각하는 것은 미국에서 잘못 판단한 소아기 백신 접종 프로그램이다. 혈뇌장벽이 형성되기 전에(생후 약 2개월에) 그리고 면역계가 성숙되기 전에(2살 때) 신생아의 면역계를 괴롭히는 것(그래서 뇌의 염증과 장기적인 면역계 손상을 초래하는 것)은 내 견해로서는 터무니없는 행동이다.

다양한 백신의 효과에 대한 의문이 논란거리로 남아 있음에도, 백신 접종이 해롭다는 증거는 쌓이고 있다. 아이들이 어떤 백신을 맞고 바로 그 백신이 예방하기로 되어 있는 질병에 걸리는 사례가 많다. 또한 일부 백신들은 극히 해로울 수 있어 장애와 심지어 사망을 유발한다는 유력한 증거가 있다. 그리고 백신이 나중의 인생에서 반드시 해당 질환에 걸리는 것을 막는 것은 아니다. 당신이 홍역 백신을 맞았다는 것은 홍역을 일으키지 않으리라는 의미가 아니다. 백신은 오직 일시적인 면역만 제공하는데, 신체 면역계에서 스스로 질병을 퇴치하는 평생 면역력이 생기지 않는 한 말이다.

만일 당신이 어떤 질환에 걸려 그걸 퇴치한다면, 그 결과는 어느 백신보다도 훨씬 더 효과적이다.

백신 접종에 관한 한 최대의 우려사항은 백신에 들어 있는 수많은 첨가제들이 야기하는 장기적인 위험이다. 백신은 물론 바이러스나 세균을 함유할 뿐만 아니라 일정량의 세정제 그리고 포름알데히드, 알루미늄과 수은 같은 독성 방부제를 함유하고 있다.

당신이 들어보았을지도 모를 백신 방부제의 하나는 티메로살(thimerosal)로, 여기에는 중량으로 거의 50%에 달하는 에틸수은이 함유되어 있다. 우리는 이미 이 섹션에서 수은이 우리의 치아에 제기하는 위험을 소개하였으므로, 수은 함유 백신이 극히 위험하고 자폐증 등 신경질환의 현저한 증가와 연관이 있다는 점은 놀라운 일이 아닐 것이다. 사실 자폐증은 수은 성분 방부제가 백신에 첨가된 지 몇 년밖에 안 된 1943년에 소아에서 질환으로 처음 확인됐다.

홍역이나 볼거리에 대해서보다 자폐증에 대해 우려할 이유가 훨씬 더 많다. 다시금 강한 면역계가 이러한 감염질환에 대한 최선의 방어이자 치유이다.

50년 전에는 자폐증이 1만 가구 중 1가구 미만에서 발생했다. 오늘날에는 이 질환이 아이 100명 중 1명에서 발생한다. 50년 사이에 무슨 변화가 있었던 것일까?

연방 당국들과 일부 연구들은 수은 함유 백신과 자폐증 사이에 입증된 연관성이 없다고 주장하지만, 부작용의 증거가 증가하고 있어 많은 주들이 티메로살의 사용을 금지하고 있다. 하지만 '국가 보건 위기' 상황에서 그러한 티메로살 금지가 물거품이 되었다는 점을 잊지 말자. 2009년에 연방 관리들은 스와인 플루 백신을 서둘러 시장에 내놓기 위해 티메로살에 경보 해제를 해주었다. 마치 그들은 독감 대유행보다 대민 관계 악화의 방지를 훨씬 더 의식하는 듯했다.

대부분의 백신에서 수은을 제거한 조치에 대해 전향적인 정부 관리들을 칭찬해야 하지만, 우리는 새로 선택된 방부제, 즉 알루미늄에 대한 질문과 관련해서는 답을 얻지 못하고 있다.

그건(새로 선택된 방부제, 알루미늄) 훨씬 더 나은 조치인가 혹은 그저 덜 정치적인 조치인가?

부자연스런 면역

1989년 이전에 미국에서 각각의 미취학 아동은 소아마비, 디프테리아, 백일해, 홍역, 볼거리와 풍진을 예방하는 백신 접종을 11차례 받았다. 10년 후 이들은 1학년이 될 때까지 22차례의 백신 접종을 받고 있었다. 오늘날에는 형성 중인 면역계가 가장 취약한 시기인 발달기에 아이들이 50차례까지의 백신 접종을 받는 경우가 드물지 않다.

사실 백신 미접종 아이는 자신이 접종받을 백신의 모든 대상 질환들에 결코 걸리지 않을 것이다. 그러나 접종받음으로써(백신의 대상 질환들에 노출되어) 아이는 여러 질환들에 대한 조화로운 반응을 시작해야만 하며, 흔히 그 모두를 같은 날에 말이다. B형 간염 백신의 경우에 영아들은 대개 3회 접종 중 첫 회를 출생 당일에 받는다.

또한 백신은 신체의 천연 방어 체계를 우회하고 흔한 질환들에 대한 자연 면역(진화상 적응으로 생긴 체계)을 발달시킬 기회를 박탈한다. 집단 예방 접종은 기본적으로 인간 발달로부터 소중한 자연 감염 반응을 앗아갔다.

집단 예방 접종은 기본적으로 인간 발달로부터
소중한 자연 감염 반응을 앗아갔다.

쉽지 않은 답

대부분의 부모들에게 백신 접종을 시킬지 여부의 결정은 벅찬 것이다. 우리는 모두 우리의 행동이 의도치 않게 아이에게 해를 끼치게 되는 것은 아닐까 생각한다. 불행히도 세계 제약업계가 백신 연구의 재정 지원과 방향을 확고히 지배하고 있다는 사실은 우리는 결코 그들의 연구를 신뢰할 수 없을 것이라는 점을 의미한다. 우리는 백신의 효과를 장기적으로 살펴본 독립적인 과학 연구를 입수할 때까지는 우리를 끈질기게 괴롭히는 질문에 대해 믿을 만한 답을 얻지 못할 것이다.

그러는 동안, 당신이 백신을 접종시키기로 하거나 그렇지 않든 도움이 될 수도 있는 몇 가지 제안을 해본다.

'노'라고 말해도 괜찮다

당신이 알고 있어야 하는 일부 박탈 불가능한 권리가 있다.

- 아무도 당신의 동의 없이 또는 그에 반해 당신이나 당신의 아이에게 백신을 접종시키는 권리를 가지고 있지 않다는 점을 알아야 한다.
- 산모가 출산 기미를 보이기 전에 진료기록부의 접종 일정을 수정한다. (B형 간염 백신 접종은 출생 당일에 받고 있다는 점을 기억한다.)
- 아이를 학교에 입학시킬 시점이 오면, 철학적, 종교적 또는 의학적 이유에 근거해 백신 접종의 법적 면제를 구한다.

미국과 캐나다에서 백신 면제 양식에 관한 정보를 얻으려면 www.myhealthyhome.com/vaccines에 방문해 보세요.

조건부 백신 접종?

당신이 고려해야 할 주요 사항 몇 가지는 다음과 같다.

- 당신이 아이에게 백신을 접종시키기로 결정한다면, 가능한 한 오래 기다려 아이의 면역계가 발달할 기회를 가지도록 한다. 2년을 권장한다.
- 가능하면 언제나 주사보다는 비강 분무 백신을 선택한다.
- 한 번에 오직 한 가지의 백신 접종만 이루어지도록 최선을 다한 주사가 티메로살 비함유인지 확인한다.

아이의 장기적인 건강을 위해 열렬한 지지자가 되라. 다시금 아무도 당신을 대신해 백신 접종 결정을 내릴 수 없다는 점을 기억한다.

콜레스테롤에 관한 진실

영양학 또는 생체의학 분야에서 콜레스테롤만큼이나 잘못 이해하고 잘못 알고 있는 주제는 없다. 그래서 오해를 바로잡기 위해 우리가 할 수 있는 일을 하는 것이 중요하다.

주방을 다루는 부분에서가 아니라 여기 욕실을 다루는 부분에서 콜레스테롤이란 주제를 꺼내는 이유는 무엇일까? 사회가 현재 콜레스테롤에 집착하는 현상을 수많은 약품 수납장들에서 스타틴 약물이란 형태로 발견할 수 있기 때문이다.

콜레스테롤은 무엇인가?

많은 사람들이 콜레스테롤 수치를 조절하기 위해 복용하는 약물에 대해 얘기할 수 있으려면, 먼저 이 정도로 비방을 받는 물질이 정말로 무엇인지를 제대로 이해해야 한다.

콜레스테롤은 지질성(또는 지방성)의 미끄러운 스테로이드로 세포막에서 발견되고 혈장에서 운반된다. 온갖 논란을 고려하면 그리 흥미롭지도 않지만, 콜레스테롤에는 먼저 눈에 띄는 것보다 훨씬 더 많은 면이 있다.

사실 신체는 콜레스테롤을 필요로 한다. 이 특별한 구성 성분은 모든 세포막들에서 안정성과 유연성의 균형을 맞춘다. 체내에서 거의 모든 세포는 콜레스테롤을 생성하여 막 투과성 및 유동성을 유지한다. 콜레스테롤이 없이는 성숙한 적혈구라도 신체 순환계를 돌며 모세혈관을 비집고 들어가 모든 조직들에 생명을 유지하는 산소를 전달하는 일을 감내할 수 없다.

"전달자를 죽여서는 안 되지."

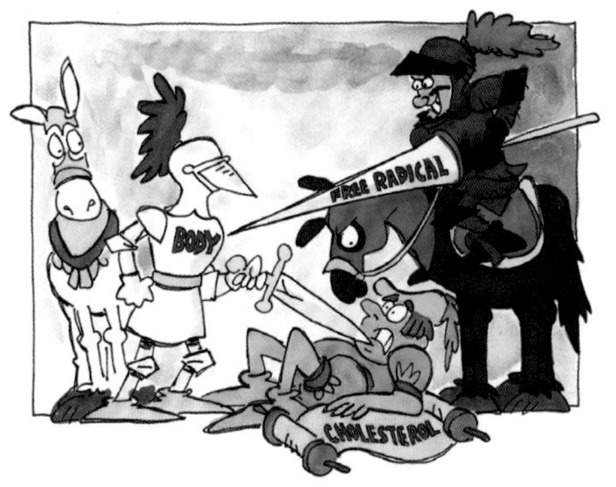

콜레스테롤 자체는 세포막에서 그렇게 중요한 구조적 역할을 하면서도, 일단 여러 생화학적 경로에 들어가면 생명에 필수적인 기타 화합물들을 생성한다. 간에서 콜레스테롤은 담즙산염(bile salt)으로 전환된다. 담즙산염은 소화계가 필요로 할 때까지 담낭에 저장된다. 이 염은 지방을 용해하고 소화기에서 지방 분자와 아울러 지용성 비타민, 즉 A, D, E 및 K의 흡수를 돕는다.

또한 부신에서 콜레스테롤은 비타민 D와 아울러 코르티솔, 알도스테론, 성호르몬(프로게스테론, 에스트로겐과 테스토스테론) 등 수많은 중요 호르몬들의 합성에 쓰이는 전구물질이기도 하다.

콜레스테롤이 없다면 섹스도 없다.

개인적으로 나는 콜레스테롤의 광팬이다.

피부에서 콜레스테롤은 표피 바로 아래에 있는 샘에서 분비되어 탈수와 태양, 바람 및 물에 의한 마모를 방지한다. 또한 콜레스테롤은 창상 치유와 감염 방지에도 관여한다.

마지막으로, 콜레스테롤은 일부 비타민과 미네랄들의 공급이 떨어지면 대신해서 항산화 기능을 수행한다. 그러나 그러한 과정에서 콜레스테롤은 손상되며, 산화된 콜레스테롤은 당신의 콜레스테롤 수치가 높든 낮든 간에 신체에 나쁘다. 이 때문에 항산화제를 하루 종일 꾸준히 섭취해 공급하는 것이 아주 중요하다. 비타민과 미네랄들이 활성산소로부터 당신을 보호하도록 해서 콜레스테롤이 생명을 구하는 자신의 기타 역할들을 온전하게 수행할 수 있게 해야 한다.

콜레스테롤에 대한 오해

콜레스테롤은 당신이 식사의 일부로 섭취할 때 당신을 죽일 독성물질이 아니다.

사실 당신이 콜레스테롤을 절대 함유하지 않은 식품만 먹을지라도(그건 엄격한 채식주의자가 아닌 한 매우 어려운데, 심지어 4개의 짭짤한 크래커 또는 4개의 초콜릿 칩 쿠키에도 콜레스테롤 5mg이 함유되어 있고 1인분의 라이스 푸딩에는 15mg이 함유되어 있기 때문이다), 당신의 몸은 매일 최소 1,000mg의 순수 콜레스테롤을 계속 생성할 것이다. 왜일까?

왜냐하면 몸이 그것을 필요로 하기 때문이다. 그것도 몹시. 몸은 생존하기 위해 콜레스테롤이 필요하다.

콜레스테롤을 함유하지 않은 식품을 확인하기란 꽤 쉽다. 미가공 식물성 식품(과일, 채소, 통곡)은 콜레스테롤이 함유되어 있지 않다. 식물성 식품이 콜레스테롤을 함유하지 않는 이유는 셀룰로오스(섬유소)

가 식물이 콜레스테롤과 같은 지방 대신에 세포 구조물을 위해 사용하는 물질이기 때문이다.

모든 개별 세포들이 그리고 간 등 기관들이 자연적으로 합성하는 어느 물질의 양은 신체에 의해 신중히 조절되어야 한다는 점은 분명한 듯하다. 이 때문에 500명 당 499명이 영양 섭취만으로도 자신의 콜레스테롤 수치를 조절할 수 있다. 그러기 위해 약물을 필요로 하지 않는다는 것이다.

홀로 콜레스테롤은 심혈관 질환과 뇌졸중을 유발하지 않는다. 죽상경화증은 염증성 질환이다. 염증이 콜레스테롤에 영향을 미쳐 동맥 죽상반이 생긴다. 심장질환에 대해 콜레스테롤을 탓하는 것은 집을 태워버린 들불을 놓고 숲을 탓하는 것과 마찬가지이다. 숲이 아니라 들불(또는 그 불을 일으킨 불똥)을 나무라야 한다. 일반적으로 염증의 주요 원인은 대부분 콜레스테롤이 너무 많이 존재해서가 결코 아니며, 오히려 건강한 생활습관의 일부인 필수 영양소, 특히 항산화제, 비타민 B군과 필수 지방산을 포함해 기타 많은 화합물들이 너무 적어서이다.

홀로 콜레스테롤은 심혈관 질환과 뇌졸중을 유발하지 않는다.
염증이 콜레스테롤에 영향을 미쳐 동맥 죽상반이 생긴다.

사실 우리는 아마도 우리의 세포와 신체에 콜레스테롤이 충분히 함유되어 있는지 그리고 우리의 콜레스테롤이 활성산소에 의해 손상되지 않도록 하는 데 보다 주의를 기울여야 할 것이다. 그렇게 하면 뇌졸중과 심혈관 질환 같은 퇴행성 질환의 감소에 상당히 기여할 것이다.

콜레스테롤을 보호해야지, 죽여서는 안 된다

우리는 모두 항산화제가 우리에게 좋다고 들어왔지만, 우리 중 일부는 항산화제가 건강의 유지를 돕기 위해 실제로 무슨 일을 하는지에 관해서는 생각이 다소 명확하지 않을지도 모른다. 다시금 답은 세포 수준에서 일어나는 작은 화학 반응에 있고 이러한 반응은 결국 암과 심장질환처럼 큰 문제가 된다.

활성산소(free radical)는 체내 화학 반응의 산물이며, 기타 분자들로부터 전자를 빼앗는 고도의 반응성 화합물이다. 활성산소 활동은 세포막 또는 핵 내 DNA처럼 세포의 중요 부분을 손상시키는 연쇄 반응을 초래할 수 있다. 활성산소는 신체가 정상적으로 기능하는 동안 생성되지만, 공기 오염과 중금속 같은 환경 독성 물질에 노출되어도 생긴다.

심플 솔루션 우선 항산화제, 비타민 B군, 오메가-3 지방산과 많은 CoQ10으로 시작한다. 또한 덜 가공된 오트밀(steel cut oatmeal)처럼 콜레스테롤을 저하시키는 것으로 입증되어 있는 식품을 하나 이상 시도해본다.

우리의 세포가 비정상적으로 높은 활성산소 활동에 노출되면, 통제되지 않는 산화 스트레스가 발생할 수 있다. 산화 스트레스는 거의 모든 퇴행성 질환 및 심지어 노화 과정 자체와 연관이 있다. 식사의 항산화제와 체내 항산화 효소 시스템이 활성산소를 억제해 세포를 손상시킬 수도 있는 연쇄 반응의 방지를 도울 수 있다.

앞서 산불에 비유한 얘기를 계속하자면, 활성산소를 불똥이 튀게 하는 번개로, 산화 스트레스를 그러한 불똥으로 초래될 수 있는 들불로, 그리고 항산화제를 불똥이 나무에서 나무로 번지는 들불로 확산되기 전에 그 불똥을 끄는 공원 경비원으로 생각하면 된다. 활성산소를 완전히 피하는 것은 불가능하다. 하지만 우리는 항산화 화합물이 풍부한 과일과 채소 같은 식품을 섭취하고 식사를 항산화 비타민, 미네랄 및 오메가-3 지방산으로 보충함으로써 신체가 균형을 되찾고 산화 스트레스를 감소시키도록 도울 수 있다.

스타틴: 위험을 감수할 가치가 있는가?

콜레스테롤을 좋아하는 한 집단은 분명 대형 제약사들이다. 최근에 이러한 제약사들은 스타틴(statin, 콜레스테롤 수치의 저하를 돕는 약물)을 판매해 수십억 달러를 벌어들이고 있다. 이들 약물은 50세 이상의 모든 사람에게 최신 만병통치약인 듯하다.

그러나 스타틴을 페니실린 이래 가장 위대한 약물로 여기는 의료계 기득권층조차도 이제 이들 약물에 분명 부작용이 있고(모든 약물들이 그렇듯이) 환자들을 스타틴으로 치료할 때 그러한 부작용을 고려해야 한다는 점을 인정한다.

근육통, 간 손상, 소화 장애, 피부 발진 또는 홍조, 제2형 당뇨병, 신경학적 부작용을 포함해 잠재적인 건강 위험을 입증하는 수많은 논문들이 최근에 발표되고 있다. 위에서 열거한 내용이 약물 광고에서 경고 설명처럼 들리지 않는가? 그러나 거의 모든 경우에 스타틴의 유익이 위험을 훨씬 능가한다는 설명과 함께 약물들이 면죄부를 받는다.

나는 지구상의 모든 사람, 심지어 아이들도 스타틴을 복용해야 한다고 생각하는 한 의사를 알고 있다. 이러한 입장은 기타 대안이 없다면 보다 수용 가능할 것이며, 많은 의사들이 그러한 가정을 하는 듯하다. 그들은 마치 그것이 이분법적인 사안인 것처럼 행동해, 한 쪽에는 스타틴이, 다른 쪽에는 심장질환에 의한 장애 또는 사망이, 그리고 중간에는 큰 공백이 있는 셈이다. 그러나 이는 진실과 거리가 멀다.

모든 환자는 서로 다르며, 순환계 질환의 모든 증례는 식사에서 활동 수준과 생활습관까지, 아울러 인종의 유전적 다양성 등 다수의 요인들을 포함한다.

콜레스테롤은 필수 영양소라는 사실을 잊어서는 안 된다. 당신의 콜레스테롤 수치를 너무 많이 끌어내리면 심각한 건강 문제를 일으킬 수 있다. 만일 당신이 경계선상 혹은 더 높은 콜레스테롤 수치를 가지고 있다면, 또한 심혈관 질환 가족력, 앉아 지내는 생활방식, 고혈압, 연령, 당뇨병, 비만과 전반적 건강 상태 같은 기타 위험 요인들도 고려해야 한다. 그러나 당신이 콜레스테롤 수치를 낮추어야 한다고 확신한다면, 스타틴 약물 요법을 시작하는 대신 할 수 있는 일들이 있다.

심장질환을 피하는 것은 약물로가 아니라 건강한 생활습관을 따르는 것으로 시작되고 끝난다는 점을 기억한다. 콜레스테롤을 만드는 세포의 능력을 약물로 죽이는 것은 심장질환을 피하는 최선의 방법이 아니다.

콜레스테롤을 해결하는 생활습관

만일 당신이 콜레스테롤 수치를 낮추고자 한다면, 일부 생활습관을 변화시키면 아울러 기타 건강 효과도 볼 수 있을 것이다. 다음과 같이 해보자.

- 섬유질 섭취를 증가시킨다.

- 과체중을 줄인다.
- 매일 신체 운동을 한다.
- 금연한다.
- 술을 절제한다.

자가 투약하는 나라

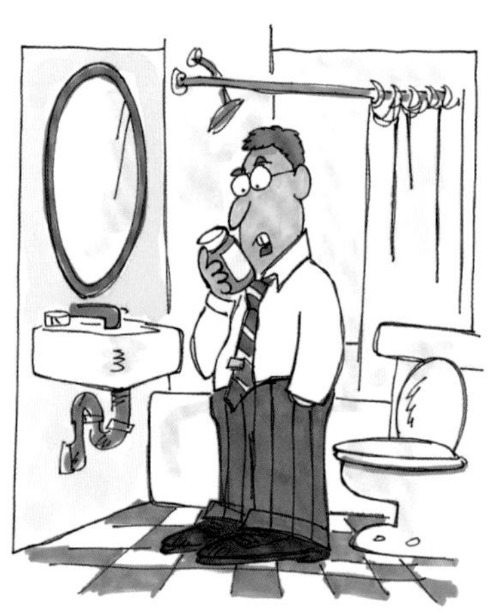

"지금 진통제를 먹으면 나중에 두통은 없겠지."

아이였을 때 우리는 실수로부터 배우라는 말을 끊임없이 들었다. 원인(스케이트보드를 타고 도로 경계석을 뛰어넘으려는 시도)은 결과(코피와 끔찍한 도로면 찰과상)를 초래한다. 그러나 어떤 이유로 어른이 된 우리는 건강 문제에 관한 한 원인과 결과 사이의 관계를 무시하고 개인 책임을 건너뛰어 수월한 해결책을 찾는 경향이 있다.

과학자에게 묻는다

"웬츠 박사님, 약물들이 간에 미치는 영향에 대해 우려할 필요가 있을까요?"

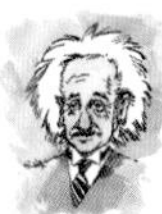

그렇다. 간은 독성 물질의 해독에 최전방 방어선의 역할을 하기 때문에, 흔히 심한 손상을 견뎌내기에 취약하다.

살충제에서 중금속까지 모든 독성 물질들은 위장관 및 폐(심지어 피부)로부터 해독을 위해 간으로 향한다. 간이 처리하는 많은 독소들은 초기 처리 후 훨씬 더 유독해지지만, 이들 물질을 처리해야만 하는 것은 여전히 간이다. 간은 합성 약물(일부 항생제처럼)의 대사에 어려움을 겪을 수도 있고 그렇게 대사되지 않은 화합물은 간에 축적되어 그 효율성을 감소시킬 수 있다. 약물로 인한 간 손상 감수성은 인종, 성별, 연령과 유전적 요인의 영향을 받을 수 있다.

한때 알코올이 급성 간질환의 주요 원인이었다. 하지만 오늘날에는 약물 유발 간질환의 가장 흔한 한 가지 원인은 타이레놀®로 대표되는 아세트아미노펜이며, 이 성분은 700개 이상의 기침, 감기, 알레르기 및 부비동용 의약품에 들어 있다. 매년 아세트아미노펜 중독의 발생 건수는 거의 10만 건에 달한다. 이 문제의 심각성은 우리가 약물 유발 간 손상을 감소시키기 위해 개인적으로 책임을 져야 한다는 것을 의미한다. 당신이 복용하는 어느 약물도 당신의 독성 부담을 증가시키며, 하나 이상을 복용하면(약물을 혼용하면) 간 부하와 약물 상호작용으로 인한 손상이 심화된다. 또한 간이 해독해야 하는 알코올을 의약품과 혼용해서는 절대 안 된다.

당신이 복용하고 있는 약물의 위험과 당신이 노출되어 있는 환경 독성 물질을 인식하라. 당신의 간을 보살펴 간이 당신을 보살필 수 있도록 하라.

이러한 경향은 우리의 약품 수납장에서 가장 뚜렷이 드러난다.

오늘날 우리는 조금만 아프고 코를 훌쩍이며 기침을 해도 매번 약물을 투약하면서 그러한 투약이 우리의 건강에 미칠 장기적인 결과는 거의 생각하지 않는다. 두통이 생겼다면? 이부프로펜 혹은 아세트아미노펜 몇 알을 깐다. 당연히 우리는 탈수가 의심되면 커피를 한 잔 더 마시고 안정을 되찾지만, 두통이 오면 알약을 한 알(혹은 두세 알) 까서 우리의 감각을 마비시키고 몸이 아파서 보내는 메시지를 숨긴다. 약물에 빠져 있는 우리 사회는 그 알약을 삼키기 위해 마시는 물 한 잔이 약물 자체만큼이나 우리의 두통을 완화할 가능성이 있다는 점을 인식하지 못한다.

우리가 절대 해서는 안 될 일들(술을 많이 마시든지 혹은 잠잘 시간에 임박해서 먹든지 등)을 그러한 행동의 결과를 생각하지 못하면서, 정작 우리의 건강에 장기적인 손상을 초래하는 약물들을 처방으로 받아들인다. 우리는 몸에 귀를 기울이고 그로부터 배워야 한다.

- 우리는 너무 많이 먹기 때문에 속 쓰림이 생긴다. 그러니 바로 제산제를 까서 먹는 대신 적게 먹는다.
- 우리의 무릎은 무리한 운동으로 아프다. 그러니 달리기를 계속하기 위해 진통제를 복용하는 대신 무릎에 치유할 시간을 준다.
- 우리는 섬유질을 충분히 섭취하지 않거나 물을 충분히 마시지 않기 때문에 변비를 일으킨다. 그러니 변비약(설사제)을 복용하면서 잘못된 습관을 지속하지 말고 식습관을 바꾼다.

우리는 몸이 보내는 신호를 무시하면 대가를 치른다는 사실을 기억해야 한다.

똑똑한 소비자가 되라

우리는 많은 약물 유발 질환들에 관한 보도를 접하고 있다. 약물 부작용으로 인한 사망과 같은 어이없고 참담한 현실은 말할 것도 없다. 우리는 약물 광고 방송에서 혹은 잡지에 게재된 신약 광고의 뒷면 전체에 걸쳐 깨알 같이 적힌 글에서 장황하고 흔히 소름끼치는 약물 경고 설명을 접하면 외면한다.

그러나 이제 관심을 기울여야 할 시점이다.

사실 FDA가 어떤 약물을 일반 대중이 사용하도록 승인할 때에는 심각한 약물 부작용의 절반 미만이 알려지고 있다. 나머지 절반을 알아내기 위해 FDA는 소비자의 사용 경험에 의존한다. 우리가 그걸 깨닫고 있든 그렇지 못하든, 우리는 세계적으로 가장 위험한 약물들 중 일부의 안전성을 판단하는 데 기니피그가 되고 있다.

우리가 그걸 깨닫고 있든 그렇지 못하든,
우리는 세계적으로 가장 위험한 약물들 중 일부의 안전성을
판단하는 데 기니피그가 되고 있다.

의학 박사인 레이 스트랜드(Ray Strand)는 자신의 저서 《처방에 의한 사망(Death by Prescription)》에서 "만일 당신이 최근에 출시된 약물을 구입하였거나 의사가 제공하는 무료 샘플 약을 얻었다면, 당신 역시 이렇게 진행 중인 임상시험의 일부가 된다"고 적고 있다. 또한 "처방약의 사용은 미국에서 세 번째 주요 사망 원인이다. 그건 약물 부작용이 자동차 사고보다 사망을 일으킬 가능성이 5배 더 높다는 의미이다"고 한다.

이러한 사망의 절반 이상은 피할 수 있다.

우리는 제도와 정부 기관이 우리에게 해주는 선택에 취약할 수 있지만, 우리에게는 알고 있는 것보다 더 많은 영향력이 있다. 우리는 처방약 또는 일반약을 복용할 때 이미 복용하고 있는 약물과 처방받은 새 약물에 대해 의사와 터놓고 대화함으로써 안전하고 효과적인 선택을 할 수 있다.

마지막으로, 스트랜드 박사가 처방약에 대해 하는 말을 명심한다. 즉, 약물은 조세와 무척 비슷해 늘리기는 쉽지만, 줄이거나 없애려면 '의회의 입법'이 필요하다.

처방약에 대해 당신이 내리는 결정은 의사와 상담해야 한다. 그러나 당신은 오늘 당장 일반약의 자가 투약을 절반으로 줄일 수 있다. 또 다른 알약을 복용하기 전에, 당신의 두통, 코 막힘, 불면증 또는 속 쓰림이 정말로 그토록 심한지 그리고 간단한 생활습관 변화로 향후 그러한 증상들을 피할 수 있는지를 자문해본다.

우리가 아이였을 때 배운 그 인과관계 상황은 모두 오늘날 그대로 적용된다.

투약에 대해 더 자세한 정보를 얻으려면
www.myhealthyhome.com/meds를 방문해 보세요.

심플 솔루션 요약

욕실 독성 물질의 누적 효과에 대해서는 인식을 강화해야 한다. 우리는 대부분의 욕실 수납장 및 서랍에 도사리고 있는 문제들 중 일부만 다루었지만, 당신이 하나의 패턴을 알아챘길 바란다. 가능한 한 언제나 독성 제품들에 대한 당신의 노출을 줄인다.

라벨을 읽어보고 그것이 의미하는 바를 배운다. 당신이 사용하고 체내로 들어오게 하는 것에 대해 아무도 책임을 지지 않을 것이기 때문이다. 그리고 가장 중요한 것은 낙담하지 않는 것이다. 시간이 흐르면서 작고 점증적인 변화들을 이루어가면 한 평생에 큰 변화를 이룰 수 있다.

솔루션 요약 **당신은 심플 솔루션들 중 어느 항목을 욕실에 추가할 건가요?**

	점수
1. 내가 할 일 : (해당 항목 모두 선택) □ 파라벤, 포름알데히드 방출제와 기타 강력한 화학 방부제가 들어 있는 제품들, 특히 하루 종일 피부에 머무는 것들의 대체품을 찾는다. (사용 중단 제품마다 2점) □ 매일 사용하는 개인 미용 및 위생 용품의 수치를 20% 줄인다. (8점) □ 귀가하면 잠잘 때까지 기다리지 말고 저녁에 바로 얼굴을 씻어낸다. (4점) □ 향이 강한 개인 미용 및 위생 용품을 줄인다. (향이 가볍거나 없는 것으로 교체하는 제품마다 2점)	
2. 내가 할 일 : (하나만 선택) □ 발한 억제제의 사용을 전면 중단하고 천연 액취 방지제로 교체한다. (10점) □ 귀가한 후 발한 억제제를 씻어낸다. (5점) □ 주말과 시원한 계절에 발한 억제제의 사용을 중단한다. (5점)	
3. 내가 할 일 : (해당 항목 모두 선택) □ 불소 비함유 치약으로 바꾼다. (5점) □ 칼슘, 마그네슘 및 비타민 D 보충제를 복용하기 시작한다. (4점) □ 구강 청결제를 설태 제거기로 바꾼다. (4점) □ 구강 청결제 대신 몇 방울의 시나몬, 페퍼민트 또는 아니스 추출물을 첨가해 향을 낸 물로 입가심한다. (3점)	
4. 내가 할 일 : (해당 항목 모두 선택) □ 오래된 처방약을 모두 안전하게 처리한다. (5점) □ 내게는 항생제가 필요하지 않다고 의사가 말하면 그 말에 귀를 기울이겠다고 다짐한다. (2점) □ 오직 유기농 육류/유제품만 구입함으로써 항생제 섭취를 줄인다. (7점) □ 집과 직장에서 트리클로산 함유 항균 비누의 사용을 중단한다. (6점)	

5. **내가 할 일** : (해당 항목 모두 선택)

□ 생활습관 변경처럼 스타틴 약물을 대체하는 방안들에 대해 의사와 상담한다. (7점)

□ 오메가-3 지방산 보충체를 복용하기 시작한다. (3점)

□ CoQ 10 보충제를 매일 복용한다. (3점)

□ 매일 아침 식단에 좋은 섬유질 공급원을 추가한다. (3점)

6. **내가 할 일** : (해당 항목 모두 선택)

□ 지갑이나 핸드백에 두고 복용하는 모든 약물과 보충제의 목록을 작성한다. (2점)

□ 한 주 동안 복용한 모든 일반약을 조사하고, 생활습관 선택과의 상관관계를 살펴본다. (2점)

□ 행동 변화(예를 들어 두통을 피하기 위해 물을 충분히 마시기)를 통해 최소한 1개 일반약의 규칙적인 사용을 없앤다. (각 5점)

당신의 심플 솔루션 플러스 점수	
당신의 '개인용품' 위험 점수	-
당신의 '치아' 위험 점수	-
당신의 '약물 중독' 위험 점수	-

당신의 욕실 건강 총점

당신은 긍정적인 변화를 이루고 있는가?

당신은 www.myhealthyhome.com에 있는
The Healthy Home Web 사이트에서
당신의 설문지 점수와 솔루션 점수를 추적할 수 있다.
이 책의 맨 뒤에 있는 당신의 웹 접근 코드를 알아두도록 한다.

PART4 _ Kitchen

주방

주방은 우리가 함께 식사하고 하루의 얘기들을 나누는 곳이다. 흔히 집안에서 가장 어수선한 곳임에도 축하 모임과 문화 전통의 중심이며, 우리의 신체와 정신, 인간관계를 위해 개선과 회복이 이루어지는 장소이다.

건강한 식사에 관한 책을 집어 들면 늘 당신은 실속 있는 지혜를 많이 발견하게 될 것이다. 그러나 건강한 식사는 그저 우리의 입으로 들어가는 것 이상을 내포한다. 식사, 음식 조리 및 저장과 음료에 대해 간단한 진실을 알면 당신은 가족의 건강에 장기적으로 아주 큰 영향을 미칠 수도 있다.

chapter.1
음식 사랑

chapter.2
요리하기

chapter.3
마시기

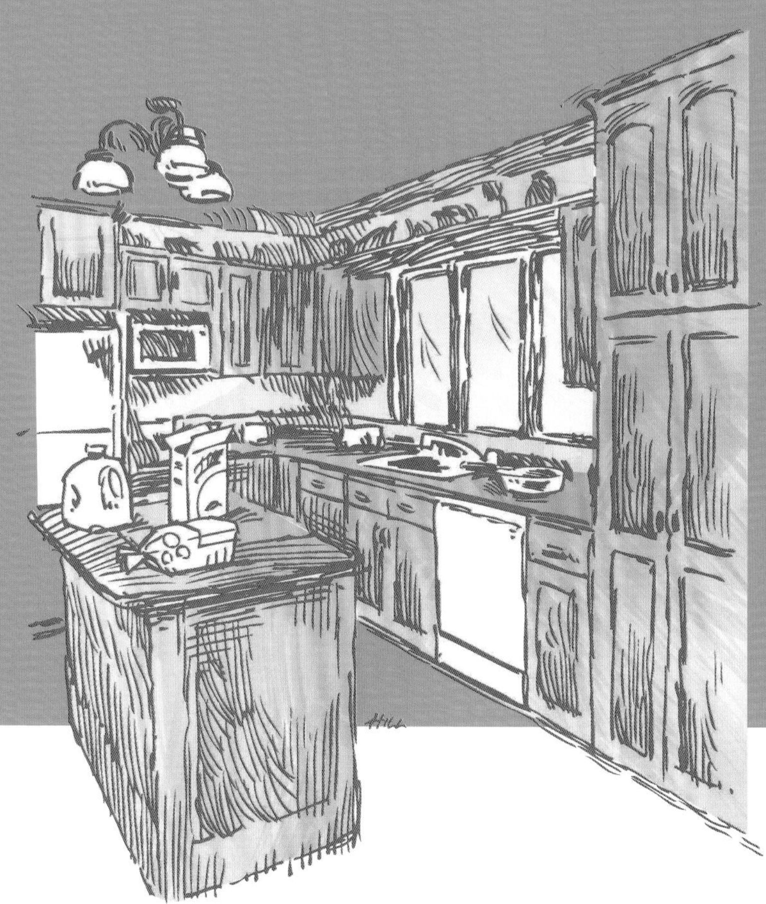

웬츠 박사는 건강한 식사에 대해 깊은 열정을 보인다. 그의 지인들은 대부분 그와 식사를 하기보다는 웬츠 박사가 자신들의 약품 수납장 안이나 욕실 세면대 아래를 보게 한다. 음식은 적절히 선택해야 한다면서 가하는 압박은 엄청나다. 그래서 스테이크와 포테이토에 익숙해져 있는 건장하고 식욕이 왕성한 사람들이 그의 따가운 시선 아래 메뉴를 샐러드로 바꾼다.

그러기에 약간 불안한 마음을 가지고 우리는 욕실을 떠나 데이브의 주방으로 향했다. 밝은 조명 속에 하얀 석재로 된 조리대가 은은히 빛나는 주방은 조리 공간이 넉넉하고 기구들이 많았다. 그럼에도 우리는 구경한 다른 방들의 경우와 마찬가지로, 가벼운 단풍나무 찬장 문들 뒤에 놀라운 위험이 도사리고 있으리라 추정할 수 있었다.

데이브_이곳은 사실 아내 르네의 영역이죠. 개조를 하면서 저는 시청각 설비를 들어냈어요. 주방에 대해서는 아내가 전권을 쥐고 있었죠. 하지만 제가 오븐의 비용이 얼마인지를 미리 알았다면 상황은 달라졌을지도 모릅니다.

웬디_당신이 개조하더라도 잘했을 거라고 생각되네요. 아내분이 제대로 한 것 같네요.

웬츠 박사 예, 이 주방은 인상적이네요. 그렇기는 해도 우리가 이 주방이 초래할 수 있는 위험을 과소평가해서는 안 됩니다.

웬디 우리가 이 집안의 다른 곳들에서 발견한 사실로 판단하건대, 박사님께서는 그저 레인지에 데거나 칼에 베이는 것만 말할 것 같지가 않네요.

웬츠 박사 맞아요, 우리는 대개 그러한 실수는 평생 한두 번 정도만 하죠. 내가 말하고 있는 것은 매번 우리가 식사를 하려고 앉는 때마다 하는 결정입니다. [작은 주방용품이 보관되어 있는 찬장을 들여다본다.] 데이브, 이 주방에는 얼마나 많은 기구들이 있지?

데이브 아주 많기는 하지만 일부는 결혼 선물들이므로 정말 제 탓을 하셔서는 안 됩니다. 튀김 냄비는 없고 보시다시피 찜통이 있어요.

웬츠 박사 찜통을 제외하곤 모두 삼가서 사용해야 하며, 식품에서 영양분을 분쇄해서는 안 된다. [큰 서랍을 연다.] 유리 제품 보관 서랍이라, 아주 좋아. 앤드류의 서랍은 어디 있지?

데이브 아버지 왼쪽으로요. 유리 젖병 및 그릇도 있어요. 이들 물건이 떨어져도 깨지지 않을 정도로 강하든지, 아니면 아기가 물건을 집어

던지기 시작할 때 아주 빠른 반사 신경을 보여야겠지요.

[웬츠 박사가 쓰레기통을 들여다보고 쓰레기 하나를 끄집어낸다.]

웬츠 박사_인 앤 아웃(In-N-Out)® 봉지라? 거기는 패스트푸드 버거를 파는 곳이잖니?

데이브_그건 제가 때때로 즐기는 것입니다. 우리는 하면 안 된다고 알고 있는 일이기는 하지만 즐거움을 준다면 간혹 해도 된다고 생각해요. 그렇지 않으면 건강하게 살아가는 것은 너무도 엄청난 부담이 될거에요. 패스트푸드 음식은 제가 자신에게 주는 보상의 하나에요. 드물게 말이죠.

웬츠 박사_적어도 너의 식료품 저장실은 2년 치 물량의 식품으로 들어차 있지는 않구나.

웬디_식품이 상할까봐 걱정하시는 거죠?

데이브_전혀요. 그 정도의 물량을 저장한다는 것은 우리가 가공된 방부 처리 식품을 많이 먹고 있다는 것을 의미합니다. 그렇게 가공했다면 유통기한을 길게 하기 위해 식품에서 영양소들을 고갈시켰을 것입니다. 아버지는 상하기 쉬운 식품을 선호하는데, 그러한 식품이 가공되지 않고 건강에 좋을 가능성이 보다 높기 때문이죠.

웬츠 박사 [싱크대 아래를 본다.] 데이브는 싱크대에 역삼투 수도꼭지를 장착하고 있는데, 이는 어느 집에서든 가장 중요한 특징일 수도 있습니다. 나는 늘 아들에게 하루 종일 정수한 물을 많이 마시라고 말해왔어요. 식사와 함께 마시지 않는 것은 예외로 하고요.

웬디 하지만 우리는 모두 가능한 한 많이 마셔야 한다고 되풀이해서 들어왔습니다. 왜 우리가 식사 때 그렇게 하면 안 될까요?

웬츠 박사 문제는 음료가 위의 산성 환경을 중화하거나 희석한다는 것인데, 산성 환경은 음식 소화와 영양분 흡수에 중요하죠.

웬디 그건 사람들이 문제라고 여기지 않았을 법한 주제네요. 감당하기 벅찬 복잡한 문제일 것 같네요.

데이브 저는 그게 일시적으로 유행하는 보통의 다이어트보다 덜 벅차리라고 확신해요. 우리는 우리가 매일 먹는 음식과 관련해 일부 덜 알려진 문제들에 초점을 맞출 거예요. 그리고 모든 사람이 가장 유익하고 손쉬운 변화를 이룰 수 있는 방법을 보여줄 겁니다.

음식 사랑

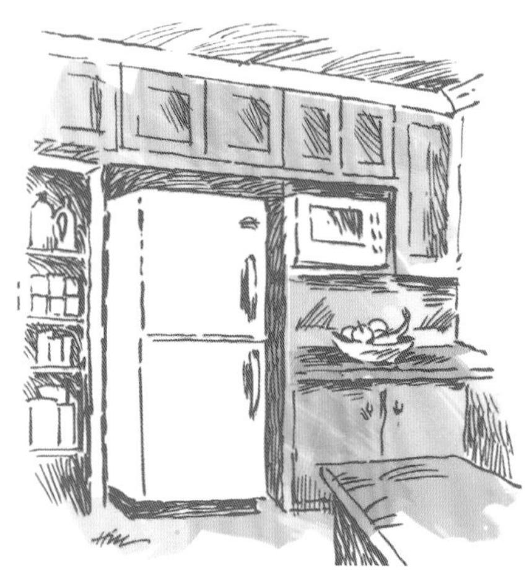

음식은 풍부하다. 적어도 대부분의 선진국들에서 그렇다. 그리고 대부분의 경우에 싸고 구하기 쉽다. 그럼에도 우리는 흔히 음식에 불만족하고 무언가 더 원한다. 사회적 측면에서 우리는 '잘 먹는다'는 것이 무엇을 의미하는지에 대해 일부 심각한 오해를 하고 있다.

왜 우리는 먹는가?

우리는 재미와 축하를 위해 먹으면서 파티를 하길 좋아한다. 일부 사람들은 지루하거나 스트레스를 받을 때 먹는다. 우리는 심지어 특정한 종류의 음식 또는 음료에 은밀히 중독되어 있다고 인정하기도 한다. 그럼에도 음식을 먹는 진짜 이유가 있다. 우리 자신의 몸에 영양분을 공급해야 하기 때문이다.

설문지 당신의 집은 얼마나 유독한가? 점수

1. 지난 밤 저녁 식사 때 접시 위에 밝은 색상(빨간색, 녹색, 파란색, 자주색, 오렌지색 등)의 과일과 채소가 얼마나 많이 있었는가?

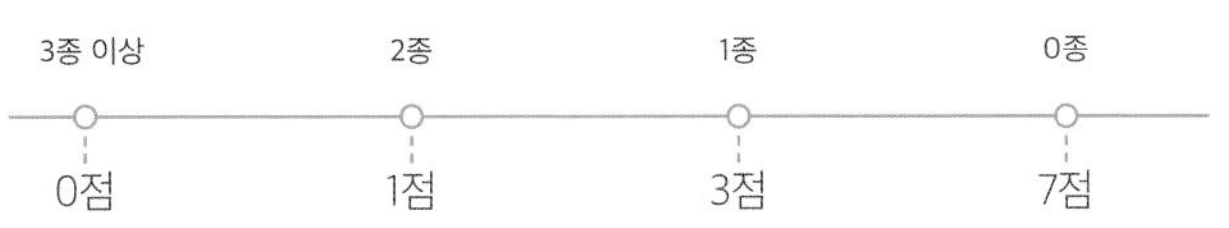

2. 어느 항목이 전형적인 아침 식사로 당신이 먹는 것과 가장 비슷한가? (하나만 선택)

- □ 야채 오믈렛 (0점)
- □ 통밀 토스트와 생과일 (0점)
- □ 스틸-컷 오트밀과 생과일 (0점)
- □ 요구르트 (4점)
- □ 캔디 바/에너지 바 (4점)
- □ 찬 시리얼 (6점)
- □ 계란, 베이컨과 해시브라운 (4점)
- □ 패스트리와 커피 (7점)
- □ 베이글과 크림치즈 (6점)
- □ 드라이브스루 음식 (8점)
- □ 안 먹음 (10점)
- □ 커피 (15점)

3.당신의 식사에서 과일/채소 대 육류/유제품의 비를 얼마로 추산하는가?

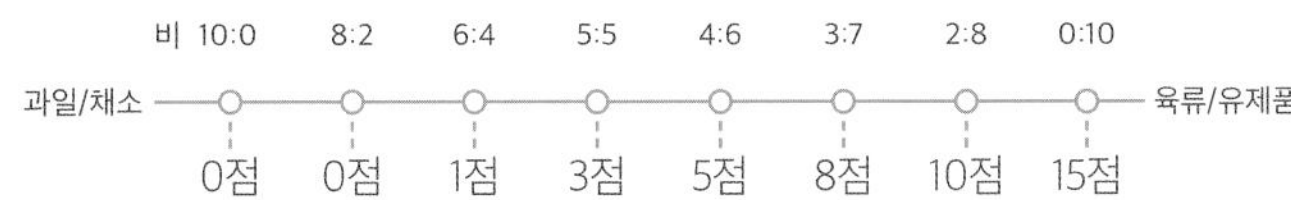

4. 당신은 얼마나 자주 식료품 쇼핑을 하는가? (하나만 선택)

- □ 매달 (15점)
- □ 매주 (1점)
- □ 2주마다 (8점)
- □ 며칠마다 (0점)

당신의 '음식' 위험 점수

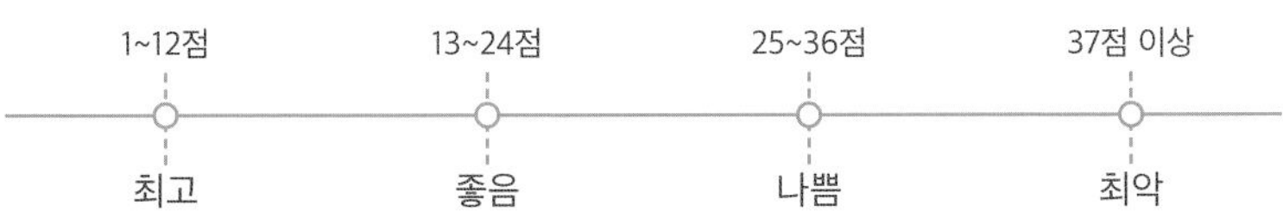

현대 식사의 함정

우리 사회를 잘 살펴보면 식사에 수많은 문제들이 가득 차 있다. 그러나 이 장에서는 주방과 거기에 있는 것들에 초점을 맞춘 내용을 소개하기로 한다. 이러한 내용은 우리가 저녁 시간에 가족 및 친구들과 대화하면서 덤으로 얻는 배움이다.

우리는 식품 제조사들과 광고업체들에게 속아왔다.

우리가 냉장고와 식료품 저장실에 보관하는 많은 품목들(우리 몸에 영양분을 공급할 것이라고 우리가 믿게끔 선전된 제품들)은 실제로 식품조차 아니다. 먹어도 되는 뭔가가 우리의 목구멍을 넘어간다는 이유만으로 꼭 영양분의 자격을 얻는 것은 아니다. 고도로 가공된 대부분의 가짜 식품에는 눈에 띌 만한 성분들이 거의 없으며, 대부분의 첨가제들(착색제, 향신료, 인공 감미료 등)은 궁극적으로 유독하다. 정크 푸드는 영양가가 결핍 및 결여되어 있으며, 당신에게 과식과 영양 부족을 부를 텅 빈 칼로리(empty calorie)에 불과하다.

그리고 당신의 몸은 생존하기 위해 적절한 영양소들을 필요로 하기 때문에, 계속해서 당신에게 먹으라는 신호를 보낼 것이다. 그러면 식욕이 증가되어 더욱 더 많이 먹게 된다.

의사이자 저자인 레이 스트랜드 박사는 자신의 저서 《삶을 위한 건강(Healthy for Life)》에서 식욕이란 주제를 다루었다. 그는 많은 사람들이 개인적으로 음식과 관련해 경험했을 상황을 설명한다.

> 당신이 최근에 참석하였던 큰 파티나 나들이를 되돌아보라. 테이블의 한쪽 끝에는 주최 측이 사과, 바나나와 오렌지가 담겨 있는 (각각의 과일이 두세 개에 불과한) 중간 크기의 그릇을 세팅 한다. 테이블의 다른 쪽에는 꼬마들이 물장난하는 작은 풀장 크기의 그릇에 칩을 켜켜이 담는다. 주최 측은 적게 준비한 과일들을 손님에게 강요할 수는 없지만, 분명히 칩은 다시 채워야 할 것이다.

우리가 예상한 대로이다. 칩은 바삭바삭 먹는 재미가 있다. 짭짤하고 바삭바삭한 면이 바로 그러한 재미를 준다.

스트랜드 박사는 "당신은 바나나 5개를 한 번에 먹어본 적이 있는가? 나는 바나나를 아주 좋아하지만, 하나만 먹을 수 있다. 반면에 당신은 하나의 포테이토칩만 먹어본 적이 있는가?"라고 묻는다.

이러한 상황은 당신이 진짜 식품과 정크 푸드를 먹을 때 일어나는 차이를 보여준다. 좋은 식품은 식욕을 충족시킨다. 영양분이 가득한 고품질 식품은 포만감을 느끼도록 해주어 우리는 과식 욕구를 느끼지 못한다. 기타 모든 식품은 계속 식욕을 되살려 더 먹게 한다. 식품 제조사들은 이를 알고 있으며, 거기에 의지한다. 거대한 창고형 점포가 이를 증명한다.

우리는 순진하게도 대형 식료품점들의 급속한 확산이나 그들의 광범위한 영향에 이의를 제기하지 못한다. 우리는 사람들이 가공 식품이 즐비한 통로들을 따라 소형차 크기의 카트를 밀고 가는 모습을 본다. 우리가 한 달에 한 번만 식료품점에 가도 된다는 것은 놀라운 일이 아니다.

우리는 근본적으로 우리의 몸에 영양분을 공급하는 일에서 점차 멀어지고 있다. 그리고 그것이 우리가 얻고자 하는 영양분이 아니라면, 그건 무엇인가? 우리는 식품의 양과 질을 모두 다시 생각해보아야 할지도 모른다.

마케팅의 귀재

우리가 식품을 구입할 때 적당한 정도의 의심을 품으면 꽤 도움이 될 것이다. 우리는 특정 제품의 '건강 증진' 측면을 강조하는 광고를 접하게 되지만, 그러한 광고는 입증되지 않았거나 그 제품이 우리 몸에 꽤 많은 부정적인 영향을 미치는 경우가 많다.

예를 들어 마케팅 업체들은 '천연 재료(all natural)'와 같은 말을 아주 좋아한다. 당신은 그러한 용어의 사용에 대한 FDA 규정, 입법 기준이 전무하다는 사실을 알고 있었는가? 그저 아무 제품이나 '천연 재료'라고 주장해도 되는 셈이다.

'저지방(less fat)'이란 말은 어떤가.

어느 것보다 지방이 덜하다는 말인가? 고래 지방?

식품은 제조사들이 원하는 만큼 많은 지방을 함유할 수 있는데, 그들이 팔고 있는 적어도 기타 한 품목보다 더 적게 함유하면 되기 때문이다. 내가 가장 감동하는 마케팅 전략의 하나는 캔에 큰 심장과 함께 '심장의 진실(The Heart Truth)®'이란 말을 새겨 사람들에게 여성의 심장 건강 프로그램을 지원하도록 요청하는 다이어트 콜라(Diet Coke)®이다. 이제 우리는 여성에서 심장질환을 줄이고 있기 때문에 거기에 함유된 화학물질들을 마시는 것에 대해 좋은 기분이 들 수 있다.

정말인가?

탄수화물 식품은 본질적으로 동일하지 않다

진실 혹은 거짓: 찬 시리얼을 먹으면 심장에 나쁠 수도 있다.

진실

인기 있는 시리얼 브랜드에는 자사 제품이 심장 건강에 얼마나 유익한지를 홍보하는 말이 포장지에 있을 수도 있다. 이렇게 홍보해도 문제가 되지 않는 이유는 제조사가 소비자의 주의를 섬유질에 대한 연구(섬유질이 심장에 좋다고 함)에 집중시키기 때문이다. 그런 다음 제조사는 제품 속 섬유질이 너무 철저히 가공되어 쓸모없게 되었음에도 자신의 회사를 건강에 관심을 기울이고 있는 회사로 묘사한다. 더 중요한 것은 제품에 제조사가 알려주지 않는 여러 부정적인 요소들이 있다는 점이다.

광고업체들은 고도로 가공된 시리얼을 먹는 것은 일반 설탕을 꿀꺽꿀꺽 삼키는 것과 같다는 점을 언급하지 않는다. 이는 인슐린 급등을 촉진한다. 이러한 현상은 시간이 흐르면서 인슐린 저항, 비만과 당뇨병 위험의 증가에 원인을 제공할 수 있다. 대부분의 사람들은 당뇨병이 야기하는 손상, 즉 절단, 실명과 심장질환을 일으킬 수도 있는 손상에 대해 알고 있다. 그러니 어찌 광고업체들이 정제된

설탕 한 그릇을 먹는 것이 우리의 건강에 좋다고 설득하겠는가?

광고업체들은 고도로 가공된 시리얼을 먹는 것은 일반 설탕을 꿀꺽꿀꺽 삼키는 것과 같다는 점을 언급하지 않는다.

그렇다고 모든 마케팅 업체들이 거짓말쟁이라거나 모든 회사들이 유해한 제품을 판매한다고 말하는 것은 아니다. 그러나 당신이 접해온 정보들을 늘 그대로 믿을 수 없는 것도 사실이다. 스스로 배우고, 화려한 광고가 아닌 제품들의 성분에 주의를 기울인다.

만족을 모른다

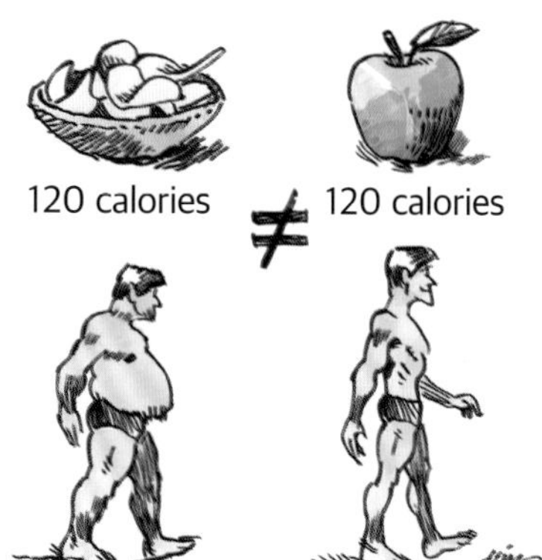

당신은 아침 출근길에 시간이 촉박해 아침 식사로 급히 도넛을 먹은 적이 있는가? 한 시간쯤 후에 어떤 느낌이 들었는가?

아마도 당신은 활력이 꽤 떨어진 느낌이 들었을 것이다. 그날 나중에 무엇이 먹고 싶어졌는가?

당신은 보다 달콤한 탄수화물을 원하였을 가능성이 높다. 우리가 가공 식품(특히 밀가루)을 먹으면 신체는 업 모드로 설정된다. 우리의 신체는 이러한 칼로리를 매우 신속히(사실 훨씬 더 신속히) 흡수한다. 그 결과 우리의 신체가 더 많이 갈망하게 하는 생리적 반응이 일어난다. 그건 중독을 일으키는 경우와 비슷하다.

많은 사람들이 식품 피라미드를 보면서 성장했다. 그건 아마도 우리가 영양에 대해 배운 초기 수업의 하나였을 것이다. 이제 우리는 시리얼 상자, 빵 봉지와 학교 구내식당 포스터로부터 외운 지식을 털어내야 한다. 과거에 우리가 건강에 좋은 곡물이라고 믿었던 것을 8~11인분 소비해서는 안 되는데, 이들 대부분이 표백이 되고 영양가가 결여되어 있었기 때문이다.

미국에서 가장 인기 있는 식품 중 많은 것이 위험하다. 이들은 고도로 가공되어 있고 18세기의 전통적인 방앗간을 대체한 고속 제분소에서 생산되는 정제 밀가루로 만들어지기 때문이다. 새 제분소는 더 빨라졌고 도정(degermination, 씨눈까지 제거하는 도정) 과정의 발견 다음으로 가장 효율적이었다. 도정은 곡물을 수확해 씨껍질(겨)을 제거하는 과정인데, 씨눈은 씨의 배아로 통곡 식품의 필수적인 부분이다. 또한 제분소에서는 밀가루의 많은 영양가를 들어냈다. 겨는 섬유질, 비타민 B군과 미량 미네랄이 존재하는 곳이고 씨눈에는 항산화제와 비타민 B 및 E가 함유되어 있다.

이러한 제분 과정의 도입으로 미국 역사의 진로가 영원히 바뀌었고, 빵을 먹지 않은 채 하루를 보내는 미국 가정이 드물어졌다.

새로운 제분 과정이 도입된 결과는 썩지 않는 극도로 곱고 순수한 흰 밀가루였다. 제빵사들에게 이보다 더 나은 것이 있을까? 이러한 밀가루로 만드는 빵과 패스트리는 가볍고 맛있을 뿐만 아니라 유통기한도 훨씬 길다.

불행히도 이 결과는 오래가는 식품을 먹고 있는 우리들에게 이상적이지만은 않다. 신체는 흰 밀가루의 극도로 고운 입자로부터 포도당을 너무도 신속히 흡수할 수 있어 혈당의 급속한 증가를 초래하며, 당신이 막대사탕을 먹고 있다면 보다 더 나쁜 상황이 일어날 것이다. (당신이 그간 스니커스® 바가 흰 토스트보다 아침 식사로 당신에게 더 좋다고 생각해왔을 경우에 말이다.)

그리고 알다시피 올라가는 것은 내려와야 한다. 혈당의 급속한 상승 후에는 인슐린이 솟구치면서 분비된 뒤 급속한 하락이 이어지며, 인슐린 분비로 당은 지방에 저장되어 지방세포가 통통해지고 당신은 움직임이 둔해지는 느낌이 든다. 이것이 나쁘지 않은 것 같아 보일수 있지만, 당신은 또한 혈당치를 되돌려 균형을 맞추도록 돕기 위해 더 많은 단것들에 대해 억제할 수 없을 것 같은 갈망을 갖게 된다.

우리는 오늘날 세계적으로 보게 되는 비만, 당뇨병과 기타 염증성 질환 같은 유행병의 중심에는 패스트리와 흰 빵에 대한 우리의 애호가 자리한다는 점을 이제 깨닫기 시작했다. 혈당을 치솟게 하는 식품(고당지수 식품이라고도 함)을 반복해서 먹으면 체중이 증가하게 되고 시간이 지날수록 건강에 지속적인 손상을 일으킨다.

빵 끊기

슈퍼마켓에서 접하는 빵의 대부분은 밀가루 이상(그보다 훨씬 더 많은 것들)을 함유하고 있다. 집에서 만든 먹음직한 옛날 빵의 간단한 성분들을 가게에서 사는 흰 빵의 성분 목록과 비교해보라.

집에서 만든 빵

통밀 밀가루, 설탕, 소금, 효모, 우유, 버터와 물.

가게에서 산 흰 빵

강화 밀가루, 물, 밀가루 글루텐, 고과당 옥수수 시럽(액상과당), 콩기름, 소금, 당밀, 효모, 모노 및 디글리세리드, 에틸렌 옥사이드 첨가(exthoxylated) 모노 및 디글리세리드, 반죽 숙성제(dough conditioner: sodium stearoyl lactylate, calcium iodate, calcium dioxide), 유화제(datem), 황산칼슘, 식초, 효모 영양소(황산암모늄), 엿기름과 옥수수유, 인산이칼슘(dicalcium phosphate), 인산이암모늄(diammonium phosphate), 프로피온산칼슘(calcium propionate, 방부제) 등.

당지수

1981년에 데이비드 젠킨스(David J. Jenkins) 박사에 의해 처음 도입된 당지수(glycemic idex: GI)는 가정에서 사용하는 용어가 되었다. 젠킨스는 당지수를 표준 식품(대개 포도당)의 경우에 비해 특정 테스트(test) 식품을 섭취한 후 혈당이 증가하는 속도로 정의했다.

당지수가 처음으로 공개되었을 때 영양사, 영양학자와 의사는 대부분 그 결과에 충격을 받았다. 즉 그건 복합 탄수화물이 항상 단순 탄수화물보다 더 좋고 모든 칼로리는 본질적으로 동일하다는 오랜 가정에 배치되었기 때문이다.

식품 당지수의 비교

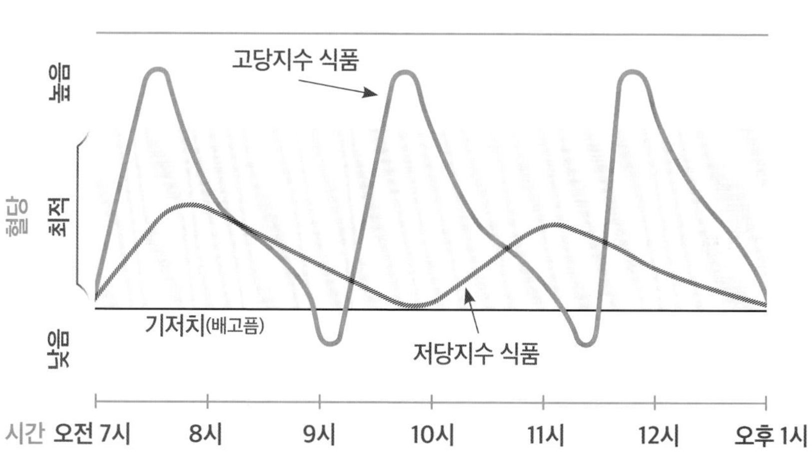

예를 들어보면, 일반 설탕과 같은 단당류의 당지수는 61이지만

과일에 존재하는 당(과당)의 당지수는 훨씬 바람직해 19에 불과하다. 따라서 콘플레이크, 브란플레이크와 오트링처럼 '건강에 좋은' 아침 식사용 시리얼 중 많은 제품들이 당지수에서 꼭대기에 있으며, 일부는 최고 92에 이른다. 아이들이 겨울에 따듯하게 지낼 정도로 뚱뚱해지길 바라지 않는다면, 간식으로 구매해 둔 시리얼을 다시 생각해보아야 한다.

당신이 특정 식품에 대한 반응을 한층 더 엄밀하게 알아보려면, 당부하지수(glycemic load)를 계산해보아야 한다. 당부하지수는 식품의 당지수와 아울러 탄수화물의 농도도 고려한다. 당부하지수가 10 이하이면 낮고, 11~19이면 중간이며, 20 이상이면 높은 것으로 여겨진다. 예를 들어 요리한 당근은 당지수가 49로 중간인 반면, 당근은 탄수화물을 적게 함유하기 때문에 당부하지수는 2.4로 매우 낮다. 이는 당근을 먹어도 당신의 혈당을 치솟게 하는 경향이 없으리라는 것을 의미이다. 그러나 감자는 당지수와 당부하지수가 모두 높아 현저히 혈당을 높이고 인슐린 반응을 고조시킬 것이다.

일부 식품의 당지수

시리얼	당지수
슈레디드 위트(shredded wheat)	67
레이진 브란(raisin bran)	73
오트링(oat ring)	74
콘플레이크(corn flake)	83

과일	
사과	38
오렌지	43
건포도	64
대추야자	103
스낵	
초콜릿 바	49
포테이토칩	56
도넛	76
젤리	80
채소	
얌(yam)	54
스위트콘	56
프렌치프라이	75
구운 자색 감자	93
빵	
호밀 빵	64
밀 빵	68
흰 빵	70
일반 베이글	72
콩류	
대두, 삶은 것	16
강낭콩, 통조림 제품	29
리마콩(lima bean), 삶은 것	32
구운 콩(baked bean)	45

고당지수 탄수화물을 피하는 최선의 방법들 중 하나는 색깔이 짙

은 생과일 및 채소를 먹는 것이다(이러한 식품은 대개 항산화제도 풍부하다). 지면 가까이에서 자라는 자연 식품은 살아 있는 비타민, 미네랄, 수분, 섬유질 및 식품 자체의 소화에 필요한 효소로 가득 차 있다. 그러한 식품은 우리 몸의 세포에 더할 나위 없이 좋고 정확히 균형을 맞추어 몸에 영양분을 공급하는 데 안성맞춤이다.

특정 식품의 당지수와 당부하지수에 대해 좀 더 알아보려면 www.myhealthyhome.com/glycemic에 방문해 보세요.

수많은 연구들에서 과일과 채소가 질환 퇴치에 유익한 중요 파이토케미컬(phytochemical)의 훌륭한 공급원인 것으로 입증됐다.

정제 설탕과 전분 식품의 섭취를 줄이고, 과일과 채소 이외에도 섬유질이 풍부한 식품을 먹으며, 탄수화물과 함께 단백질과 지방을 함유한 균형 잡힌 식사를 하면 식사의 당부하지수를 제어할 수 있다.

심플 솔루션 무지개 색깔을 한 농장 농산물은 당지수가 낮고 영양분이 풍부한 식사를 유지하도록 도울 것이다. 색깔이 짙을수록 더 좋다.

영양 불균형

삶의 전부는 균형의 문제이다. 조각상처럼 얼어붙은 균형이 아니라(그건 죽음을 의미할 것이다) 정교한 균형이며, 이러한 균형은 한쪽이나 다른 쪽으로 적절한 움직임을 일으켜 꺾이는 것이 아니라 구부러지게 한다.

인체는 기타 모든 생명체들이 그렇듯이 이러한 종류의 동적 안정성을 필요로 한다. 이런 과정을 항상성(homeostasis)이라고 한다. 항상성 상태에서는 내부 조건들(체온, 칼슘의 혈중 수치와 혈압처럼)이 외부에서 일어날 수도 있는 극단적인 변화에도 불구하고 좁은 범위 내로 유지된다.

그러나 오늘날 우리들 대부분은 편의성이라는 미명 하에 체내에 있는 복잡하고 중첩하는 메커니즘들의 균형을 무너뜨리고 있다.

산/알칼리 균형

체내에서 가장 중요한 항상성 메커니즘 중 하나는 산-알칼리 균형, 즉 pH이다. 우리의 몸은 혈액 pH를 7.35에서 7.45 사이로(이상적으로는 약 7.40, 즉 약간 알칼리성으로) 유지하려 노력한다. 이것이 많은 효소 시스템들이 잘 작동하도록 하는 이상적인 pH이다.

인체가 이러한 pH 범위를 정한 이유는 주로 인간의 초기 식사가 식물성 대 동물성 비가 1:1에 가깝게 구성되었으며, 어류와 패류가 동물성의 대부분을 이루었기 때문이다. 미가공 식물 섬유질과 과일이 풍부한 이러한 식사는 약간 알칼리성을 띠었을 것이며, 이에 따라 우리는 진화적 발전을 했다.

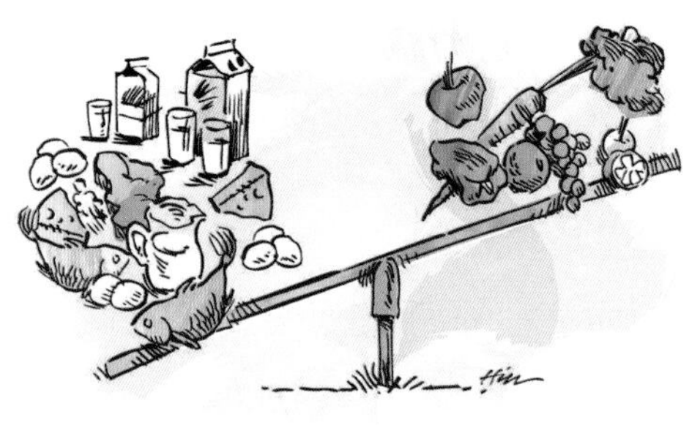

그러나 시대가 변하였고 우리의 식사도 마찬가지였다. 약 1만 년 전 농업과 축산업의 도입으로 인류의 문화 및 생물학 환경에 엄청난 변화가 초래되었다. 그런 다음 이는 산업혁명의 도래로 확대되었다. 진화상 척도로 볼 때 그러한 변화는 인체가 적응하기에 너무 최근에 그리고 너무 신속히 일어났다. 우리의 고대 생명 작용과 오늘날의 지배적인 영양 및 문화 패턴 사이에 증가하는 이러한 부조화와 더불어, 소위 '문명 질환'이 많이 등장하고 있다(21세기 식사가 석기시대의 신체를 만난 결과이다).

우리가 오늘날 섭취하는 식품은 수렵과 채집 생활을 했던 조상과 최초의 농부가 알아보지 못할 테지만, 우리 세포의 영양 요구는 거의 변하지 않았다. 육류 제품, 유제품과 시리얼이 우리의 식사에서 대부분의 칼로리를 제공한다. 이들 식품은 산 생성 식품의 등급에서 모두 상위를 차지한다. 그러나 우리의 몸은 알칼리성 쪽으로 기울어 있다는 점을 기억하라. 산/알칼리 균형은 인간 역사가 시작된 이래로 지속되어왔는데, 이제 우리는 우리의 시스템들이 이러한 균형을 유지하는 일을 어렵게 하고 있다.

기본 원칙은 육류와 유제품은 산부하가 높은 반면 채소와 많은 과일은 산을 감소시킨다는 것이다. 사람들은 흔히 어떤 식품 공급원의 산성도(acidity)를 그것의 산부하(acid load)와 혼동한다. 그건 역설적으로 보이지만, 레몬(상당히 산성임)은 사실 일단 거기에 함유된 미네랄(일반적으로 과육에 존재함)이 체액으로 흡수되면 신체의 산부하를 감소시키게 된다. 이는 레몬에 들어 있는 지배적인 미네랄이 신체에 알칼리화 또는 산 감소 효과를 보이기 때문이다. 이러한 효과는 미네랄이 세포 내에서 미네랄 수산화물 및 탄산염을 형성하고 이들이 분자 스펀지처럼 작용하여 여분의 산을 빨아들임으로써 나타난다.

채소를 더 먹는 외에, 당신은 몸에서 산 축적량의 감소를 돕기 위해 중탄산칼륨(탄산수소칼륨, potassium bicarbonate)을 복용할 수도 있다. 신체의 산 축적량을 줄이고 식사를 되돌려 진화상의 발전 정도와 일치시키는 것이 왜 그렇게 중요할까? 두 가지 주요 위험이 산을 생성하는 현대 식사로 인해 생긴다.

- 골다공증
- 암

세포 치유에서 수면의 중요한 역할

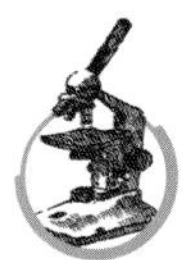

순산부하(net acid load)는 우리가 섭취하는 식품이 신체의 세포에 공여하는 산(H^+)의 양을 말하는 표현이다. 그러므로 식이 산의 총 체내 축적량(body burden)을 나타낸다. 순산부하 0은 섭취한 식품의 상대적인 산성도와 알칼리도가 정확히 균형을 이루고 있었다는 것을 의미한다. 우리 조상의 식사는 약간 알칼리성이었던 반면, 오늘날의 현대 서구식은 순산부하가 높다.

이는 장기적인 뼈 건강에 심각한 영향을 미친다.

뼈 조직은 뼈의 직접적인 화학적 용해를 통해 신체의 산성도를 완충한다. 그러한 과정에서 칼슘(Ca^{+2})과 탄산염(CO_3^{-2})이 뼈 미네랄 기질에서 방출된다. 칼슘이 혈액으로 방출되고 소변으로 배설됨에도 위에서 음식으로부터 칼슘을 동등한 양으로 흡수해 보상하지는 못한다. 또한 나트륨(Na^+), 칼륨(K^+)과 여러 인산염(PO_4^{-3}) 이온들이 뼈에서 방출되어 혈액에 있는 여분의 수소(H^+)와 결합한다.

이러한 분해 과정을 억제하지 않으면 성기고 약한 뼈를 초래하고(골감소증) 이 상태를 방치하면 뼈에 구멍이 생기는 골다공증이 온다.

또한 산을 증가시키는 식사는 신체에 생화학적 및 생리학적 변화들을 일으키는 광범위한 연쇄 반응을 촉발해 발암의 발판을 마련하는 것으로 보인다. 예를 들면 다음과 같다.

- 만성 산화 스트레스
- 분해대사(이화작용, catabolism) 증가 - 근육 소모와 골격근 예비 세포의 파괴
- 인슐린과 코르티솔의 상승
- 전신 염증
- 비만
- 면역 저하

위와 같은 것들 각각은 발암 과정에 단독으로 관여하는 것으로 알려져 있다. 이것들이 모두 같은 밧줄을 잡아당길 때 초래되는 결과를 상상해보라.

산증과 뼈 건강

어떻게 해서든 혈액의 pH 균형을 보호하기 위해 신체는 뼈 조직을 희생하면서 과도한 산성도의 부식 효과에 대항해 미네랄을 완충

물질로 동원한다. 짧게는 일주일간 가벼운 산성 식사를 해도 뼈 표면으로부터 검출 가능할 정도로 미네랄이 하락하기에 충분하다.

따라서 산을 생성하는 식사는 뼈 구조와 기능을 모두 현저히 변화시킬 수 있다. 산부하가 높은 식사는 골흡수(bone resorption, 뼈 구조물이 고갈되는 과정)를 증가시키면서 동시에 골형성을 감소시키는 것으로 입증됐다.

암성 환경

암세포는 모든 사람에게 있다. 정말이다. 당신의 어머니, 형제, 배우자에게 모두 있다. 암성 세포는 인체 내에서 계속해서 형성되고 언제라도 1만개의 세포가 활동하는 것으로 추산되지만, 그들의 성장은 보통 활성적이고 건강한 면역계에 의해 억제된다. 그래서 질문은 이렇다. 당신은 이들 암성 세포에 먹이를 주고 있는가, 아니면 당신의 몸이 이들에 대항해 싸울 연료를 공급하고 있는가?

최근에 식사와 암 사이의 관계에 대해 흥미로운 통찰력을 일깨우는 연구들이 발표되고 있다. 산/알칼리 균형의 이상은 면역반응을 절름발이로 만들고 암성 증식이 시작되도록 해서 암 발생에 주요 역할을 하는 듯하다. 또한 염증 수치가 높으면 신체의 특수 백혈구들을 무력화하고 면역을 더욱 억제하는 화학 신호전달 분자들의 생성을 증가시킴으로써 신체의 천연 방어를 차단하고 억제되지 않는 증식을 촉진한다. 사실 전신 염증의 수치를 측정하면 여러 암에 대한 환자의 생존기간을 예측할 수 있다.

산성/알칼리성 식품의 배경이 되는 과학적 지식을 좀 더 참조하려면 www.myhealthyhome.com/balance에 들어가 본다.

조상을 존중하라

산/알칼리 균형의 과학은 복잡하게 들리지만, 당신의 식사를 선조들과 비슷하게 하는 것은 사실 꽤 간단하다. 자연 식품을 더 많이 섭취하고 가공 정크 푸드를 더 적게 먹으면 된다.

알칼리화하는 과일, 식물 및 채소를 60~80%로 구성해 식사를 차리면 저녁 식탁에 pH 균형을 되돌릴 수 있다. 또한 산을 촉진하는 흰 밀가루의 사용을 줄이면서 그 대신 잡곡 통밀가루를 사용해야 할 것이다. 아울러 생선과 아마 씨에 들어 있고 염증을 감소시키는 오메가-3 지방의 섭취를 늘린다.

마지막으로, 매일 유산소 운동을 하면 산을 생성하는 이산화탄소를 조직에서 내보내고 근 긴장을 유지하는 데 도움이 될 것이다.

심플 솔루션 정수한 물에 신선한 레몬을 짜서 넣어(설탕은 안 넣음) 알칼리화하는 레몬 물 한 잔으로 매일을 시작한다. 과육도 들어가도록 한다.

칼륨은 늘리고, 나트륨은 줄인다

고대의 조상은 우리에게 현대 식사의 불균형에 대해 또 다른 메시지를 던진다. 즉 우리가 소금은 너무 많이 그리고 칼륨은 그리 충분하지 않게 섭취하고 있다는 것이다. 우리 조상의 식사는 칼륨/나트륨 비가 10:1이었던 것으로 추산되지만, 그건 이제 1:3(소금이 칼륨의 3배)으로 역전되어 30배의 변화를 보인다.

기본적으로 우리의 식사는 과거에 칼륨이 풍부한 과일, 채소, 견과류 및 콩류와 아울러 소량의 생선 또는 고기를 특징으로 했다(이러한 식품들은 모두 천연으로 나트륨을 소량만 함유한다).

나트륨은 우리에게 매우 나쁠 수 있지만, 칼륨은 건강한 혈압, 대사 속도 및 근력의 유지와 아울러 불안, 심장·신장질환 및 뇌졸중 위협의 감소를 돕는 등 다양한 유익을 제공한다.

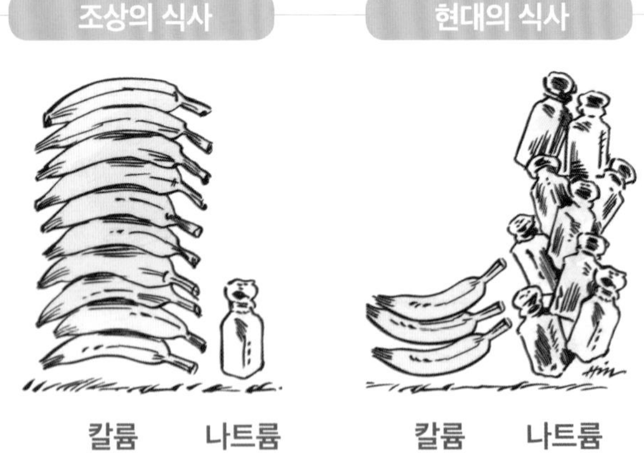

이를 나트륨 함량이 높고 고도로 가공된 식품으로 이루어진 현대 식사와 비교해보라. 당신이 점심으로 냉동 식품 또는 통조림 농축 수프(아마도 1인분의 채소와 함께)를 먹었다면 최고 1,700mg의 소금을 섭취한 셈이다. 우리의 현대 식사에서 칼륨 대 나트륨 비의 역전은 심혈관 기능에 악영향을 미치고 고혈압과 뇌졸중에 일조하는 것으로 알려져 있다.

그것은 불안감을 일으킬 정도는 아닌 듯하지만, 우리는 최근에 나트륨 함량이 높은 식품과 산을 생성하는 식품이 독립적으로 작용하여 조직 산성도의 증가를 유발하고 지속시킬 수 있다는 점을 알았다. 이러한 '교대 작용(tag team)' 효과는 나이가 들면서 그리고 여분의 산을 배설하는 신장 능력의 저하에 의해 증가한다.

당신이 결코 식탁에서 소금통을 집으려 손을 뻗지 않는다고 해도 나트륨을 너무 많이 섭취하고 있을 수 있다. 소금 섭취를 감소시키는 최선의 방법은 통조림 수프, 냉동 식품과 포테이토칩 같은 가공 또는 즉석 식품을 줄이는 것이다. 라벨을 읽어보라. 맛이 짜지 않은 식품이라도 하루 전체 권장량의 나트륨을 함유할 수 있다.

심플 솔루션 식탁용 소금을 알칼리성 복합체들이 섞여 있는 천연 바다 소금으로 대체한다. 그리고 식사의 활기를 북돋기 위해 후추 혹은 기타 양념들을 사용한다.

가공 식품을 줄이고 소금 섭취를 감소시킴으로써 나트륨 수치를 낮추는 것이 중요하지만, 칼륨을 증가시키는 것도 잊어서는 안 된다. 칼륨이 풍부한 식품으로는 살구, 아보카도(과카몰리를 준비하라!), 바나나, 캔털루프 멜론, 키위, 당근, 자두 주스, 건포도 등이 있다.

칼륨이 풍부한 식품의 예를 좀 더 살펴보려면 www.myhealthyhome.com/potassium을 방문해 보세요.

좋은 지방과 나쁜 지방의 균형 맞추기

앞서 우리는 좋은 탄수화물 대 나쁜 탄수화물에 대해 알아봤으며, 고당지수를 보이는 흰색 식품을 피해야 할 필요성에 대해 논의했다. 그런데 우리는 지방 섭취에 있어서도 심각한 불균형을 겪고 있다.

한동안 정부와 마케팅 업체들은 식사에서 지방을 몰아내야 한다고 목청을 높임으로써 우리에게 잘못을 저질렀다. 우리는 사실 지방을 필요로 하며, 지방 없이는 살 수 없다. 우리의 뇌는 거의 지방이다. 하지만 우리는 '무지방'으로 지내려 시도하면서 주로 우리의 식사에서 좋은 지방의 양을 감소시키고 설탕과 나쁜 지방의 양을 증가시켰다.

과학자에게 묻는다

"웬츠 박사님, 어떻게 당신은 영양의 중요성을 이해하게 되었나요?"

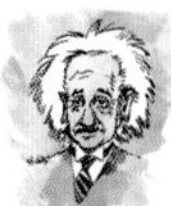

나는 영양이 전체 의학에서 가장 중요한 과학이라고 믿는다. 내가 영양의 중요성을 자각한 것은 나의 과학 연구에서 비롯되었다. 걸연구소(Gull Laboratories)에서 20년 동안 세포를 배양하면서, 나는 인간 세포를 정말로 튼튼하고 건강하게 유지하기 위해서는 어떠한 영양분, 비타민, 미네랄 및 보조인자가 필요한지를 알게 됐다.

이후 나는 우리 식품의 영양가가 최근 수십 년에 걸쳐 얼마나 하락하였는지를 알게 됐다. 우리는 하느님이 우리에게 준 아름다운 세계를 우리의 독성 폐기물을 처리하는 쓰레기 하치장으로 바꾸어버렸으며, 우리의 식품에서 우리가 건강을 유지하기 위해 필요로 하는 영양소들을 빼앗았고 우리의 몸을 유해한 물질들에 노출시켰다. 오늘날 사회의 환경 위험 때문에, 우리의 몸(몸을 구성하는 세포, 기관과 계통)은 과거 어느 때보다도 현저히 더 많은 양의 필수 영양소들, 특히 신체를 보호하는 항산화제를 필요로 한다. 우리의 세포가 오늘날 환경으로 인한 산화 스트레스로부터 스스로를 방어하도록 돕는 영양은 중요하다.

대부분의 사람들에서 세포의 영양 요구는 그들이 섭취하는 음식으로는 도저히 충족시키지 못한다는 점에는 의문의 여지가 없으며, 이에 따라 참담한 결과(급속히 증가하는 유행병인 만성 퇴행성 질환)가 초래되고 있다. 그러나 희소식은 퇴행성 질환은 생활습관 질환이며, 이 말은 환경 독성 물질과 스트레스를 피하고 규칙적인 신체 운동을 하며 신체에 최적의 영양을 공급하는 것처럼 일상 습관의 작은 조정을 통해 예방 가능한 질환이라는 것을 의미한다.

그리고 나는 최적의 영양이 퇴행성 질환의 위험을 감소시키기 위해 우리가 할 수 있는 가장 효과적인 일이라는 점을 확신하게 되었다.

일부 영양학 권위자들은 필수지방산(essential fatty acid, EFA)을 우리 건강의 수많은 측면들에 관여하기 때문에 우리에게 진정한 기적의 영양소에 가장 근접한 물질이라고 여긴다. 심혈관 질환에서 다발성 경화증 등 자가면역 질환과 암까지, 우리가 아는 한 필수지방산의 결핍이나 불균형에 의해 영향을 받는 질환들을 전부 열거하려면 몇 페이지에 달할 것이다.

그러나 필수지방산이 세포 수준에서 우리의 건강에 미치는 영향은 크게 세 가지 범주로 분류할 수 있다.

첫째, 필수지방산은 모든 세포막에 중요한 구조 성분이다. '좋은' 지방산(오메가-3와 오메가-6)은 세포막을 유연하게 유지하며, 이는 영양소와 산소를 세포로 들여오고 노폐물을 세포에서 내보내는 데 중요하다.

둘째, 또한 필수지방산은 중요한 분자인 프로스타글란딘(prostaglandin)의 전구물질이다. 프로스타글란딘은 염증에서 신경전달까지 10여 가지 중요한 기능을 조절하는 데 핵심적인 역할을 한다.

셋째, 필수지방산은 많은 중요한 과정들에 관여하고 그러한 과정들이 없다면 세포와 신체는 생존할 수 없을 것이다. 예를 들어 지방산은 폐로부터 혈관에서 순환하고 있는 적혈구로 산소를 운반하는 데 필요하다. 이러한 역할은 모세혈관 벽과 적혈구 세포막을 통해 직접 적혈구의 헤모글로빈으로 산소의 운반을 촉진해 이루어진다.

선과 악의 구별

해로운 지방을 피하려면 라벨을 읽어보라.

'부분 경화유(partially hydrogenated oil)'는 어느 종류라도 건강에 해롭다. 이러한 기름은 대부분의 영양 전문가들이 인간 건강에 좋지 않다고 하는 트랜스지방산을 함유한다.

좋은 지방의 섭취를 증가시키려면 라벨에서 핵심적인 말을 찾아본다.

- 저온 압착(cold-pressed)
- 비정제(unrefined)
- 유기농(organic)

엑스트라 버진 올리브 오일, 카놀라유, 코코넛 오일, 쌀겨 기름(미강유), 포도씨유, 또는 요리용 버터를 사용한다. 간식으로 견과류(아몬드/헤이즐넛)와 씨앗(호박씨/참깨)을 먹는다. 건강에 좋은 지방을 공급하는 또 다른 식품은 아마씨유로, 샐러드에 뿌리거나 스무디에 첨가할 수 있다.

영혼을 위한 음식

좋은 영양의 중요성에 대해 온갖 얘기를 하였음에도, 음식을 먹는 것이 정말로 얼마나 즐거운 일인지를 간과하지 말자. 물론 음식은 자양분이지만, 즐기고 나누는 것이기도 하다.

주말마다 약간의 시간을 내어 주중 식사를 계획해본다. 메뉴를 짜는 것이 즐거운 일이 되도록 하고 전 가족이 참여하도록 한다. 약간의 노력과 약간의 상식을 발휘하면, 당신은 영양분을 공급하고 청정하며 진정한 음식으로 가득한 건강한 식사를 즐길 수 있다.

당신의 현재 처지(영양 초보자든 혹은 식이요법 귀재든)에서 시작하고 매일매일 그러한 식사를 한다. 장기적인 온갖 변화를 가져오는 것은 바로 당신이 매일 일관되게 하는 선택이다.

요리하기

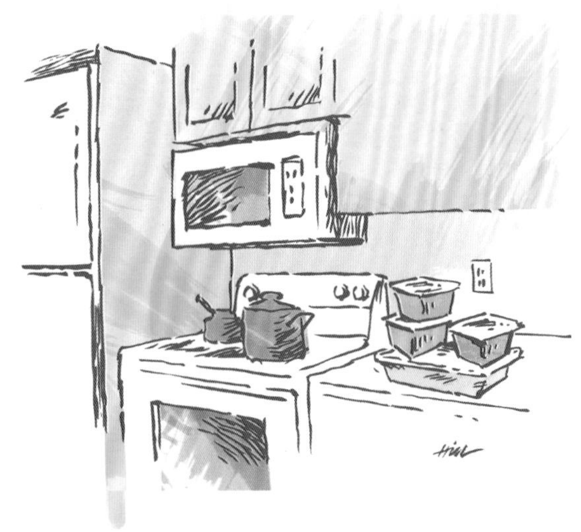

음식 그리고 생명을 지탱하는(또는 빼앗는) 음식의 능력에 관한 과학은 환상적인 주제이고 논의를 하면서도 결코 싫증나지 않는 주제이다. 우리가 무엇을 먹는가가 우리의 건강과 장수에 대단히 중요하다고 인식하고 있는 사람들이 많다는 것은 고무적인 소식이다. 그러나 우리가 어떻게 먹는가(우리가 음식을 어떻게 조리하고 저장하는가를 포함해)도 우리의 영양 섭취와 전반적인 건강에 또 다른 중요한 요인이다.

설문지 **당신의 집은 얼마나 유독한가?** 점수

1. 당신은 눌어붙지 않는 팬을 사용하는가?

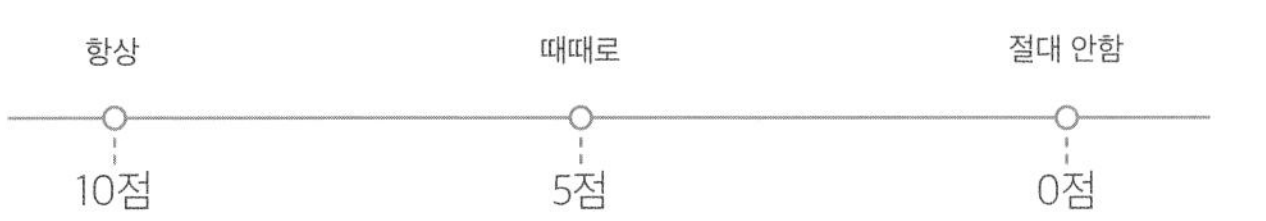

2. 당신은 채소를 어떻게 먹는가? (하나만 선택)

□ 생것으로 (0점)
□ 요리하지만 아삭아삭하게 (1점)
□ 부드러울 때까지 요리해 (4점)
□ 퓨레로 (7점)
□ 기름에 튀겨 (10점)

3. 저녁 식사를 준비하기 위해 당신이 가장 흔히 사용하는 3가지 조리법을 선택하라.

□ 그릴/숯불에 구움 (5점)
□ 기름에 튀김 (8점)
□ 끓임 (5점)
□ 구움 (2점)
□ 기름에 재빨리 볶음/튀김 (1점)
□ 천천히 요리함 (2점)
□ 전자레인지 조리 (1점)
□ 찜 (0점)
□ 싱싱한 농산물을 자름 (0점)
□ 테이크아웃 주문 (8점)

4. 당신이 스테이크를 먹는다면 보통 어떻게 주문하거나 조리하는가? 스테이크를 먹지 않는 경우에는 0을 기입한다.

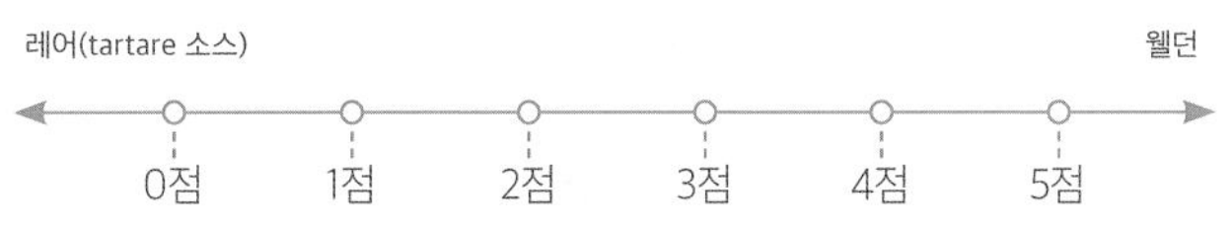

5. 당신의 주방에서 플라스틱의 용도는 무엇인가? (해당 항목 모두 선택)

□ 전자레인지에서 음식을 가열하기 위한 플라스틱 또는 폼 용기 (8점)
□ 전자레인지에서 가열할 음식을 덮기 위한 플라스틱 랩 (8점)
□ 저장할 음식을 덮기 위한 플라스틱 랩 (4점)
□ 음식/남은 음식을 저장하기 위한 플라스틱 또는 폼 용기 (4점)
□ 플라스틱 또는 폼 컵, 접시, 그릇 등 (각 5점)

당신의 '요리' 위험 점수

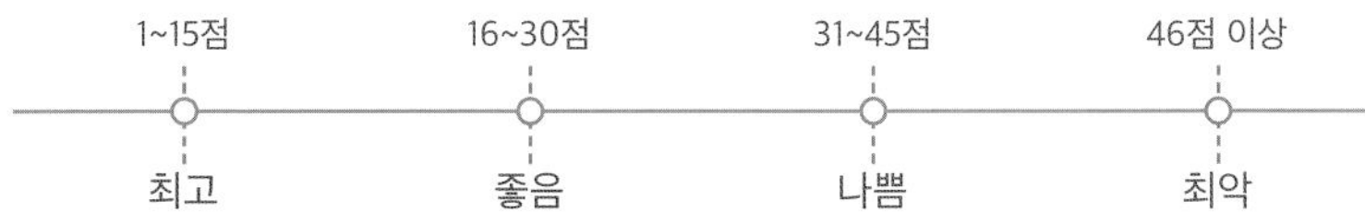

식사의 준비

당신이 오늘밤 집에서 가족을 위해 근사한 식사를 준비하고 있다고 하자. 우선, 멋진 생각이다! 당신은 외식하거나 주문해 들이지 않음으로써 자신과 사랑하는 사람들을 위해 이미 더 좋은 선택을 한 셈이다. 그러나 당신이 식재료와 애용하는 주방 기구를 내놓기 전에, 집에서 요리한 그 맛있는 식사를 훨씬 더 건강에 유익하게 하기 위해 당신이 조리 중에 변화시킬 수 있는 몇 가지 사항을 고려하라.

토양 표층의 광범위한 영양소 고갈로 인해 우리가 오늘날 식료품점에서 구입하는 많은 과일, 채소와 곡물은 이전보다 중요한 비타민과 미네랄이 더 낮으며, 그것도 식품이 당신의 주방 식료품 저장실이나 냉장고에 이르기 전에 그렇다. 우리가 영양적 유익을 얼마나 더 잃는지는 우리의 조리법에 달려 있다. 예를 들어 당신이 브로콜리를 저장하고 자르며 요리할 때 하는 선택은 거기에 함유된 비타민 C 수치를 절반 이상으로 줄일 수 있다.

기억해야 할 한 가지 간단한 원칙은 당신이 주방에 있는 동안 일을 덜할수록 당신의 음식은 대개 영양가를 더 함유하게 된다는 것이다. 또한 음식을 지나치게 가열하거나 까맣게 태우면 독성 화합물이 생성될 위험이 있다. 쉬엄쉬엄 일해 얇게 썰고, 깍둑썰기를 하고, 요리하고, 섞고, 끓이고, 벗기는 일을 줄이도록 한다.

당신이 주방에 있는 동안 일을 덜할수록 당신의 음식은 대개 영양가를 더 함유하게 된다…얇게 썰고, 깍둑썰기를 하고, 요리하고, 섞고, 끓이고, 벗기는 일을 줄이도록 한다.

건강을 해치는 조리법

우리가 취급하고 있는 음식의 다양한 유형을 고려하건대, 음식의 영양분 함량을 보존하는 것에 관한 한 주방에서 따라야 하는 하나의 완벽한 조리법은 없다. 그러나 당신이 음식 조리법에 일부 간단한 변경을 가하면 영양소 고갈을 최소화하고 보다 건강해질 것이다.

얇게 썰고 깍둑썰기

농산물은 얇게 썰고 깍둑썰기를 하면은 표면이 더 많이 노출되어 핵심 미네랄 및 항산화제가 더 많이 상실된다. 예를 들어 당근을 얇게 대각선으로 자르면 당근의 더 많은 부위가 산소의 고갈 효과에 노출되고 영양소가 요리를 통해 더 많이 스며 나온다. 자른 사과가 공기에 노출되어 다 먹기도 전에 갈색으로 변하는 현상을 생각해보라.

식료품점에서 조리된 식품이 진열되어 있는 섹션은 바로 이러한 이유로 특히 문제가 될 것이다. 깍두기 모양으로 썬 멜론 또는 자른 당근이 담겨 있는 플라스틱 용기는 편리한 듯하지만, 과일과 채소를 통째로 구입해 먹기 바로 전에 써는 것이 훨씬 더 낫다.

그러면 돈도 절약하고 소중한 비타민과 미네랄도 얻게 된다.

심플 솔루션 과일과 채소는 깍둑썰기를 하거나 그저 통째로 먹어 그 영양가를 보존한다. 사선으로 자른 것들은 칵테일 파티용로 남겨둔다.

찌기

이건 놀랄 만한 일은 아니다. 즉 찌는 것은 특히 브로콜리, 방울양배추, 꽃양배추, 양배추 등의 채소에 들어 있는 비타민과 미네랄을 유지하는 데 가장 좋은 요리법의 하나인 것으로 보인다.

요리 시간을 최소한으로 지키고 채소를 물에 담그지 않도록 해서 긍정적인 효과를 최적화한다. 음식을 곤죽이 될 정도로 찌면(이유식처럼 보일 때까지) 너무 많은 영양소들을 잃게 된다.

당근은 약간 아삭아삭한 식감이 남아 있어야 한다.

찌는 것은 음식의 조리에 훌륭한 대안이지만, 식료품점의 냉동고 섹션에 있는 '찜기'용 음식과 부식은 피해야 한다. 이들 제품은 플라스틱 포장에 담긴 채 전자레인지에 넣도록 되어 있는데, 나중에 이 장에서 알게 되겠지만 그렇게 가열하면 영양소를 상실하는 것보다 훨씬 더 많은 위험이 따른다.

튀기기

우리는 모두 튀기는 것이 음식을 조리하는 최적의 방법이 아니라는 점을 알고 있지만, 이러한 조리법은 항산화제 함량을 보존하는 것에 관한 한 중간 위치를 차지한다. 그러나 이를 구실로 프렌치프라이를 새롭게 보아서는 안 된다.

튀기는 것(집 밖에서 제일 흔한 요리법)은 음식에 관한 한 가장 해서는 안 되는 행동이다. 그것이 메뉴에 있는 프라이, 치킨 혹은 양파 링이든, 우리는 발암물질과 산패된 기름에 자신을 노출시킬 가능성이 있다. 이러한 음식은 전염병처럼 피하거나, 최소한 삼가해서 먹어야 한다.

끓이기

끓이는 것은 일반적으로 육류와 채소에서 가장 큰 영양소 상실을 동반한다. 한 연구에 따르면 브로콜리 속의 엽산(건강한 적혈구를 생성하고 빈혈을 감소시키는 데 중요한 영양소)은 끓인 후 55% 감소하는 것으로 밝혀졌다. 이에 비해 찐 브로콜리는 엽산 수치가 유의하게 감소하지 않는 것으로 나타났다. 끓이는 것으로 인한 영양소 상실은 주로 영양소가 물로 스며 나갈 때 일어나므로, 소량의 소금을 첨가하고 끓이는 물의 양을 줄이면 도움이 될 수 있다.

전자레인지 조리

이는 혼동과 논란이 많은 분야이다. 일부 사람들은 이를 아주 좋아하는 반면 다른 일부는 싫어한다. 그리고 현재로서는 한쪽 손을 들어줄 정도로 과학적 근거와 정보가 충분하지 않으므로, 여기서는 양측 주장을 제시하고 당신이 결정하게 할 것이다.

→ 장점

식품 과학자들이 20가지 서로 다른 채소에서 비타민과 미네랄 유지를 검토하였을 때, 전자레인지 조리(찌거나 굽는 등)는 이상적인 방법인 것으로 나타났다. 찌는 경우처럼, 음식의 전자레인지 조리에 사용되는 물과 시간이 적을수록 영양소가 더 많이 유지됐다. 또한 열이 고르게 가해지도록 하는 것도 도움이 될 것이며, 당신이 들어 보았을지도 모를 정보와는 반대로 연구는 전자레인지가 암을 유발하지 않는다고 시사한다.

→ 단점

답이 나오지 않은 질문은 이렇다. 전자파가 우리의 세포를 변경시킬 수 있다면, 또한 그것이 우리 식품의 에너지 통합성도 변경시킬 것인가? 전자레인지는 전자파를 내지만, 지금까지 그것이 우리 식품에 돌연변이를 일으킨다는 증거는 거의 없다.

그럼에도 가열 중에 식품이 든 용기에서 오염물질이 이동한다는 우려가 증가하고 있다. 그릴로 굽거나, 그냥 굽거나, 튀기거나, 찌는 경우에는 녹아내리기 때문에 플라스틱 용기를 사용할 수 없다. 반면 전자레인지에서는 플라스틱으로 요리가 가능한데, 플라스틱은 유해한 것으로 알려져 있다.

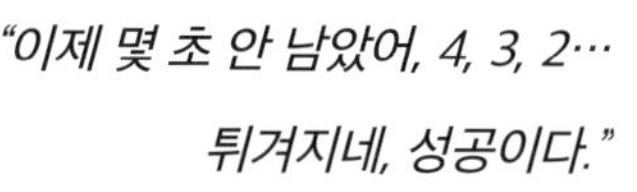

"이제 몇 초 안 남았어, 4, 3, 2…
튀겨지네, 성공이다."

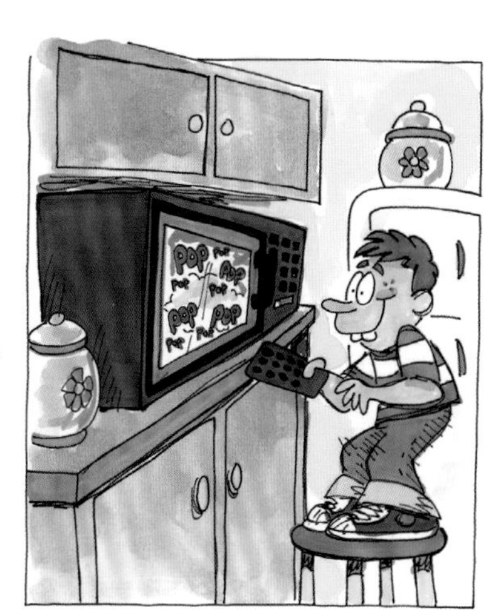

아울러 우리가 애호하는 채소가 담긴 큰 그릇(혹은 팝콘이 든 봉지)을 가열하기 전에, 우리는 전자레인지가 고주파장의 강력한 발생원이고 현저한 양의 전자파를 누출시킬 수 있다는 점을 명심해야 한다. 누출이 어느 정도인지를 확실히 아는 유일한 방법은 저렴한 가우스미터로 전자파를 측정하는 것이다. 이 측정기는 온라인으로 또는 용품점에서 구입할 수 있다.

그럼에도 우리가 요리에 전자레인지를 사용하기로 한다면 TV처럼 앞에 서서 지켜보아서는 안 된다.

💡 **심플 솔루션** 전자레인지가 켜져 있을 때에는 충분한 거리(정면에서 최소 3m 또는 측면에서 1.5m)를 유지한다.

까맣게 태우면 사망을 부른다

음식을 요리하는 방법은 그저 미네랄의 잠재적 상실만 수반하지 않는다. 일부 사람들은 숯불에 구운 맛을 좋아할지도 모르지만, 음식(그 음식이 무엇이든지)을 지나치게 가열하면 독성 화합물을 초래할 수도 있다는 점은 의문의 여지가 없다.

이 경우에 관건은 당신이 음식을 얼마나 오래 요리하느냐가 아니라 사용하는 온도에 따라 건강에 좋은 영양소가 당신의 건강을 위협할 수도 있는 소화 불가능한 화학물질로 전환될 수도 있다.

가장 뚜렷한 예가 뒤뜰에서 굽는 전형적인 미국식 바비큐로, 스테이크, 버거와 핫도그가 불타는 그릴 위에서 지글지글 익는다. 고온에서 육류를 요리하면 헤테로사이클릭 아민(heterocyclic amine, HCA)이란 화학물질이 생성되고 육류를 직화에 노출시키면 다환 방향족 탄화수소(polycyclic aromatic hydrocarbon, PAH)가 생성되는데, 둘 다 암, 특히 위장관 암의 위험 증가와 연관이 있다.

육류만이 유일한 문제는 아니다. 탄수화물이 풍부한 식품을 튀기거나 구워 지나치게 가열하면 아크릴아미드(acrylamide)란 화합물이 위험한 양으로 생성된다. 포테이토칩 및 프라이와 같은 식품에서 가장 흔히 발견되는 아크릴아미드는 일부 빵들로 토스트를 만들 때에도 생성된다.

그러나 아크릴아미드와 암 및 기타 퇴행성 질환 간의 연관성은 육류를 지나치게 가열해 생성되는 화합물들의 경우처럼 분명하지는 않다.

해결책은 음식이 갈색이나 검정색이 아니라 누르스름한 색을 띠도록 요리 온도를 합당한 수준으로 낮게 유지하는 것이다. 훨씬 더 나은 방안은 당신의 식사에 날 음식(과일과 채소 등)을 가능한 한 많이 포함시키는 것이다.

마지막으로, 카놀라, 아마씨, 올리브 및 해바라기씨 기름과 같은 단일불포화 지방(monounsaturated fat)이 다중불포화 지방(polyunsaturated fat)보다 요리에 더 좋지만, 기름에서 연기가 올라오는 모습을 보는 순간이면 온도가 너무 높은 것이다. 그건 화재 위험만이 아니라, 음식을 맛없게 하면서 아울러 순환계를 공격하는 활성산소를 대량으로 생성한다.

들러붙는 난감한 상황

당신이 종종 집에서 설거지를 한다면 방금 요리한 내용물이 바닥에 들러붙어 남은 찌꺼기를 씻으면서 느끼는 좌절감을 알 것이다. 담그고 문지르며, 문지르고 담근다. 그리고 당신이 실수로 저녁 식사를 태운다면 일은 훨씬 더 귀찮아진다.

그런 이유로 많은 가정 요리에서 들러붙지 않는 취사도구가 사용되고 있다. 결국 기름을 거의 또는 전혀 사용하지 않고도 순식간에 음식이 팬의 검은 코팅에서 바로 나온다. 설거지가 느닷없이 정말로 훨씬 더 수월해진 듯하다.

그러나 들러붙지 않는 팬에 코팅되어 있어 스크램블 에그가 접시로 잘 미끄러져가도록 돕는 물질은 또한 당신의 가족에게 유해하다.

그러나 들러붙지 않는 팬에 코팅되어 있어
스크램블 에그가 접시로 잘 미끄러져가도록 돕는 물질은
또한 당신의 가족에게 유해하다.

들러붙지 않는 취사도구는 대부분 듀퐁의 한 과학자가 1938년에 발견하고 세계적으로 가장 미끄러운 물질의 하나라고 여겨지는 중합체인 폴리테트라플루오로에틸렌(polytetrafluoroethylene, PTFE)으로 코팅되어 있다. 듀퐁이 테플론®으로 상표 등록한 PTFE는 페인트에서 얼룩이 지지 않는 카펫과 전기면도기까지 수많은 소비자 제품들에 존재할 수 있다.

고온에서 테플론은 잠재적으로 위험한 가스 및 입자를 공기 중으로 방출하는 것으로 알려져 있다. 미국의 비영리 환경운동단체(Environmental Working Group, EWG)에 따르면, 일반 전기 레인지 위에서 들러붙지 않는 팬은 360℃에서 2종의 발암물질, 2종의 세계적인 오염물질과 인간에게 치명적인 것으로 알려진 1종의 화학물질을 포함해 최소한 6종의 독성 가스를 방출했다.

심지어 더 낮은 온도(240℃)에서도 환경운동단체는 독성 입자가 방출된다는 사실을 발견했다.

이러한 온도는 무리하다 싶을 정도로 높다고 들릴지도 모르지만, 환경운동단체는 팬들이 고온 설정에서 예열 몇 분 만에 360℃ 이상에 이를 수 있다고 한다. 취사도구(가열을 위해서만 올려지는)가 고온 가열에서 독성 가스를 방출하는 물질로 코팅되어 있다는 것은 어처구니없는 일이다.

고온에서 들러붙지 않는 취사도구의 위험성은 '테플론 독성'으로 인해 불행하게도 카나리아, 마코 앵무새, 되새와 기타 새들을 떠나보낸 많은 반려 동물 소유자들에게는 충격이었다. 지나치게 가열된 PTFE에서 나오는 가스에 중독된 새들은 폐가 충혈되고 체액으로 차서 흔히 질식한다.

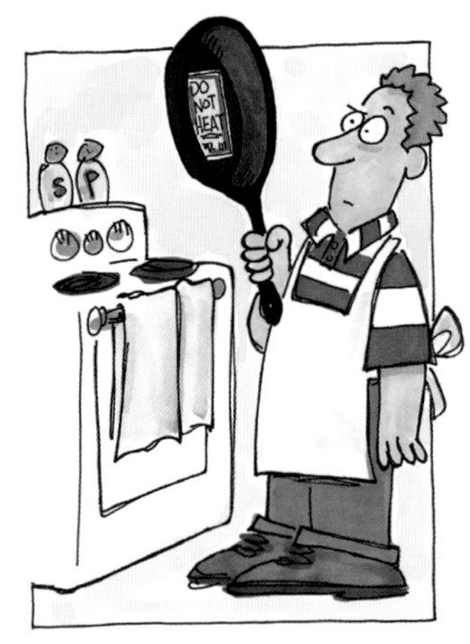

"가열하지 말라???"

이러한 이유로 듀퐁조차도 들러붙지 않는 팬으로 요리하기 전에 주방에서 새들을 옮기라고 한다. (이는 PART 2 제2장에서 한 치약 경고와 비슷하게 들린다.) 대사가 더 높고 호흡계가 보다 민감하기 때문에, 새들은 한때 광산에서 생체 일산화탄소 감지기로 이용됐다. 카나리아가 고통스러워하는 징후를 보인다면 광부들은 공기가 안전하지 않아 환기해야 하리라는 점을 알고 있었다.

우리는 광산에서…또는 우리의 경우에는 주방에서 암시적인(이제는 꽤 사실적인) 카나리아를 무시할 수 있는지를 자문해야 할 시점이다.

보다 건강에 좋고 들러붙지 않는 대체품

당신이 취사도구 세트 전체를 버릴 수는 없을지라도, 재래식 들러붙지 않는 팬은 긁히거나 찌그러지면 폐기해야 한다. 그러나 당신이 수세미를 집어 들고 다시 문질러 닦기 전에 일부 좋은 대체품들이 나와 있다는 점을 알아야 한다.

먼저, 대신 잘 마감된 주철 프라이팬을 사용할 수 있다. 좀 관리를 해야 하지만 들러붙지 않는 특성이 아주 좋다.

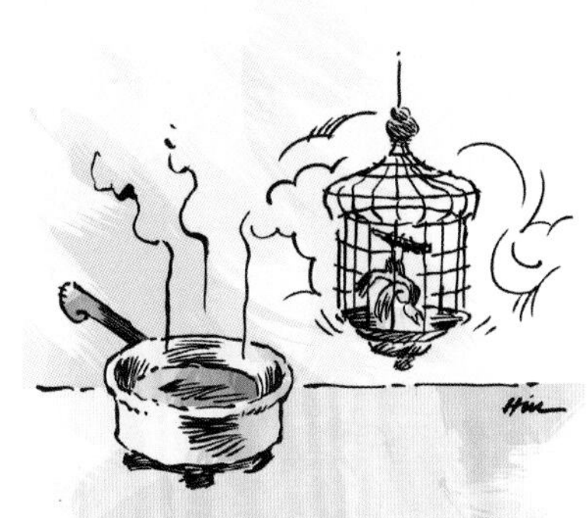

또한 아주 품질 좋고 들러붙지 않는 일부 '친환경' 팬도 현재 시판되고 있다. 많은 제품들이 천연 코팅(세라믹과 모래를 포함해)을 사용하여 지속적으로 들러붙지 않는 표면을 만들며, 여기에는 PTFE 또는 기타 해로운 화학물질들이 함유되어 있지 않다. 이러한 새롭고 들러붙지 않는 대체품들 중 여러 제품이 내구성, 들러붙지 않는 표면 품질과 요리 방식 면에서 PTFE 코팅 제품들만큼 우수하거나 그들보다 더 우수한 것으로 평가되고 있다.

심플 솔루션 당신이 PTFE 코팅 팬을 사용해야 한다면 레인지의 열을 중간 또는 그 아래로 유지한다. 또한 절대로 빈 팬을 예열해서는 안 된다.

야밤에 스낵을 먹으면서 영화를 보는 사람들인 경우에, 전자레인지 팝콘 봉지에도 팝콘이 들러붙지 않고 바로 밀려나오도록 돕기 위해 안쪽이 독성 화학물질로 코팅되어 있다는 점을 알아야 한다. 당신이 이 짭짤한 스낵 없이는 살 수 없다면, 뜨거운 공기를 사용하는 팝콘 제조기 또는 구식 팝콘 제조기의 구입을 고려해본다.

작업이 그리 더 번거롭지도 않으며, 팝콘도 더 맛있다.

플라스틱 주방

당신이 집안의 어느 방이든 둘러보면 플라스틱을 함유하는 수십 가지 품목들을 쉽게 발견할 것이다. 카펫 섬유, 옷, 심지어 벽의 페인트 등. 한 세기도 지나지 않아 이러한 인공 물질은 우리의 일상생활에서 필수적인 부분이 되었다.

그러나 그것은 또한 우리의 건강을 손상시킬 가능성이 있다.

나는 분명 지난 15년간 플라스틱(그리고 그 환경 영향)에 대해 많은 생각을 해왔다. 어쨌든 나는 대부분의 제품들을 어떤 유형이든 플라스틱으로 포장하는 회사를 운영한다. 우리 완제품의 안전성과 품질은 우리의 최우선 관심사이지만, 우리는 또한 지속 가능한 관행을 준수하고 플라스틱 포장에 대한 실행 가능한 대안을 적극적으로 모색하려 애쓰고 있다. 그러나 플라스틱에 대한 나의 직업적인 관심을 훨씬 더 개인적인 관심사로 되게 한 것은 내 아들의 출생이었다.

최근의 뉴스 보도들이 비스페놀 A(bisphenol A, BPA)에 대해 주의를 환기하였는데, 특정한 경질 플라스틱 제품들(일부 젖병들을 포함해)에 존재하는 BPA는 영아들의 신경 및 행동 문제와 연관이 있다. 나는 내 아들에게 해로울 수 있는 젖병을 그에게 물릴 수도 있다는 생각으로 혼란스러웠다. 그래서 나는 플라스틱에 대해 가능한 한 많이 알려고 했다.

- 어떻게 만들어지는가
- 어떤 유형이 내 가족에게 가장 안전한가
- 내가 집안 어디에서 우리의 위험을 쉽게 감소시킬 수 있는가

나는 내가 가장 쉽게 긍정적인 영향을 미칠 수 있는 곳은 바로 주방(플라스틱을 사용하여 우리가 매일 섭취하는 음식과 음료를 저장하고 조리하며 내놓는 곳)이란 점을 알아냈다.

플라스틱은 무엇인가?

플라스틱은 나일론, PVC, 폴리스티렌(스티로폼)과 폴리카보네이트를 포함해 광범위한 합성 및 반합성 고체들을 말하는 일반 용어이다. 플라스틱의 제조에 사용되는 가장 흔한 원재료는 원유와 천연

가스이며, 이러한 원재료로부터 화합물들이 추출되고 결국 유연한 사슬(중합체)로 연결된다. 최종 처리 과정에서 플라스틱은 흔히 특정한 질감, 색깔, 내열성 또는 내광성과 유연성을 가지도록 하기 위해 화학 첨가제들이 추가되어 변화된다.

취급 주의

대부분의 플라스틱 제품들은 잘 알려진 내구성에도 불구하고 조건이 맞으면 자유로이 스며 나오는 소량의 화학물질들을 늘 함유하고 있을 것이다. 이는 문제가 되는데, 플라스틱에 사용되는 많은 성분들은 고도로 유독하기 때문이다.

게다가 위험한 기타 화학 첨가제들(안정제, 가소제와 착색제를 포함해)이 있으며, 원래의 중합체에는 들어 있지 않은 이들 물질도 플라스틱에서 스며 나와 우리의 음식, 식수와 토양으로 유입될 수 있다.

대부분의 사람들은 어릴 적에 플라스틱이 오그라들며 액상으로 녹는 모습을 지켜보는 것이 시원할지라도 플라스틱 병을 모닥불에 던져서는 안 된다고 배운다. 그렇게 하면 독성 가스(다이옥신)가 방출되어 특히 흡입하면 극히 위험하다. 불행히도 당신의 주방 플라스틱 식기를 같은 방식으로 분해하는 것은 그리 어렵지 않다. 당신이 그러한 일이 일어나는 것을 보거나 냄새 맡을 수 있든 아니든 말이다.

세포에 관한 진실

독성 신호전달

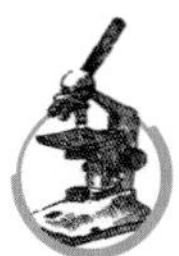

플라스틱 제품에 들어 있는 많은 화학물질들은 인체에서 전신에 걸쳐 교신을 제공하는 호르몬과 구조적으로 비슷하다. 다시 말해 세포막의 스테로이드 수용체와 결합해 호르몬 작용을 교란할 수 있다. 예를 들어 플라스틱 용기에 유연성, 색깔과 난연성을 부여하는 화학첨가제들은 음식 또는 식수로 유입되어 인간과 동물에 의도치 않은 영향을 미칠 수 있다.

'환경적 신호전달(environmental signaling)'은 천연 호르몬과 유사한 환경 속 화학물질이 유발하는 생물학적 효과를 말하며, 환경의 특정한 독성 물질들이 어떻게 건강에 악영향을 미치고 있는지와 관련해 급속히 부상하는 가설이다. 환경 호르몬(내분비 교란 물질, endocrine disruptor)이라고 하는 이들 화학물질은 신체의 호르몬계를 변경시켜 발달적, 생식적, 신경적 및 면역적 악영향을 일으킬 수 있다.

이러한 가설이 옳다면 희생자는 우리 자신과 우리의 반려 동물이다.

발육 중인 태아와 영아는 신경 및 생식계가 여전히 형성 중이라서 환경 호르몬으로부터 최대의 손상 위험에 노출된다. 실험실 연구들에서 생식력 저하, 성적 조숙과 암 같은 악영향이 이들 호르몬 유사 물질에 대한 조기 노출과 연관이 있었다.
이러한 합성 화합물들은 우리에게 신호를 보내며, 우리의 세포는 그러한 정보를 받으면 혼동하고 그 결과 세포 기능이 왜곡된다.

플라스틱은 가열 및 전자레인지 조리, 식기 세척기에서 강한 세제를 사용한 반복 세척, 긁힘 또는 갈라짐, 그리고 지방성 음식 및 기름과의 지속적 접촉이 이루어지면 위험한 화학물질들이 스며 나올 정도로 손상될 것이다.

플라스틱은 가열 및 전자레인지 조리, 식기 세척기에서
강한 세제를 사용한 반복 세척, 긁힘 또는 갈라짐,
그리고 지방성 식품 및 기름과의 지속적 접촉이 이루어지면
위험한 화학물질들이 스며 나올 정도로 손상될 것이다.

잠시 다음과 같은 문구를 다시 읽어보자.

- 식기 세척기로 세척 가능
- 전자레인지 조리 가능
- 지방성 또는 산성 음식 저장 가능

이러한 편의성은 대부분의 사람들이 플라스틱 그릇, 접시, 컵 및 용기에 대해 좋아하는 측면이지 않은가! 그러나 대안은 당신의 플라스틱 식기를 손수 세척하고 음식을 데울 때 절대로 플라스틱을 사용하지 않는 것이다. 그래서 이제 다음과 같이 자문할 시점이다. 왜 굳이 플라스틱을 사용하는가?

그러한 이유로 아내와 나는 우리의 주방을 점차 유리로 변신시키고 있다. 유리 기구에는 플라스틱에 내재하는 건강 문제가 아무것도 없다. 우리 가족의 건강을 위하여 우리는 유리 젖병, 유리 저장 용기와 유리 계량컵을 구입하였으며, 분해되어 독성 물질을 음식으로 스며 나오게 할 수 있는 플라스틱 제품들을 없애고 있다.

위험한 플라스틱

많은 다양한 유형의 플라스틱과 거기에 들어 있는 잠재적으로 유독한 성분들에 관해서는 책을 완전한 시리즈물로 낼 수도 있다. 여기서 그 모든 내용을 요약하기는 불가능할 것이다. 그러나 당신이 피해야 하는 몇몇 흔히 사용되는 플라스틱 제품들이 있으며, 특히 당신이 주방에서 음식을 조리하고 저장하는 경우에 그렇다.

스티로폼 용기

스티렌(styrene, 폴리스티렌의 성분)은 미국 환경보호청이 위장관, 신장 및 호흡계에 발암물질 및 독성 물질로 의심하는 물질이다.

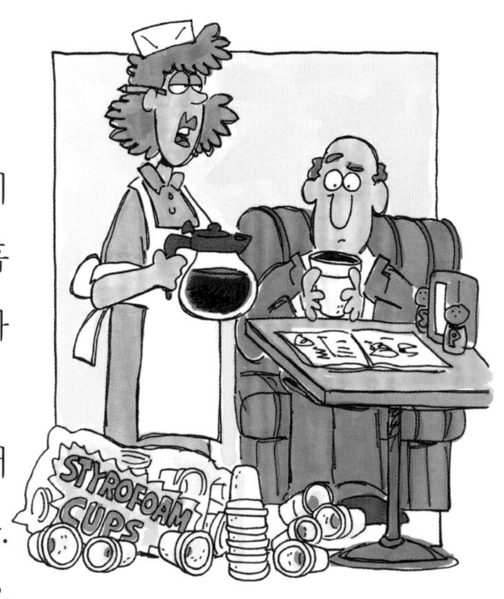

"스티로폼 컵으로 마시면 커피에 스티렌과 에틸벤젠이 스며 나오지 않나요?"

발포 폴리스티렌은 대개 식당에서 남은 음식을 포장하기 위해 사용된다. 또한 폴리스티렌은 일회용 컵에 사용되며, 특히 코코아와 커피 같은 뜨거운 음료용으로 제조된 것들이 그렇다. 우리가 방금 가열과 플라스틱에 대해 알게 된 정보를 고려한다면, 일부 연구들에서 폴리스티렌이 열 또는 기름기 있는 물질에 노출되면 거기에서 화학물질들이 스며 나온다고 밝혀진 것은 놀라운 일이 아닐 것이다.

그럼에도 대부분의 사람들은 남은 음식을 다음날 전자레인지에서 데울 때 식당 포장 용기를 사용하고 김이 나는 뜨거운 커피, 차 및 코코아를 스티로폼 컵에 담는다.

그건 무서운 생각이다.

하지만 스티렌이 스며 나오는 데는 열이 필요하지 않을 수도 있다. 루이지애나주립대학이 실시한 한 연구에 따르면, 스티로폼 용기에 2주 동안 보관한 계란들(여전히 껍질에 든 채)은 농장에서 갓 나온 계란들보다 에틸벤젠과 스티렌이 최고 7배 더 많은 것으로 나타났다. 그러한 독성 물질들이 껍질을 바로 통과하는 것이다.

이러함에도 많은 계란 포장용기들이 스티로폼으로 만들어진다. (나는 위와 같은 연구들을 접한 후 판지로 포장된 계란을 구입하기로 했다.)

우리의 위험을 줄이기 위해 아내와 나는 식당에서 집으로 가져오는 음식은 무엇이든 즉시 유리 용기로 옮기는 것을 습관으로 하고 있다. 이런 식으로 하면 지방이 많은 연어 또는 기름기가 있는 파스타가 플라스틱과 반응하지 않으며, 우리 중 누구도 스티로폼 용기를 전자레인지에 넣으려는 유혹에 빠지지 않을 것이다.

젖병과 물병

앞서 언급하였듯이, BPA는 젖병과 재사용 가능한 물병을 포함해 경질 폴리카보네이트 플라스틱의 제조에 사용된다. 또한 BPA는 거의 모든 식품 캔(치킨누들수프에서 깍지 콩까지)의 안쪽을 덮고 있는 수지에서도 발견된다.

BPA는 에스트로겐과 유사한 것으로 알려져 있는 강력한 환경 호르몬으로, 인슐린 저항, 만성 염증과 심장질환을 증가시키는 것으로 밝혀져 있다.

피하는 것이 최선의 방법이다. 미국에서 젖병 제조사들은 대부분 BPA를 단계적으로 폐지하였지만, BPA는 여전히 경질 플라스틱(폴리카보네이트) 물병에 존재한다. 당신의 물병이 폴리카보네이트인지 확신하지 못한다면, 바닥에 찍힌 재활용 삼각형 마크의 가운데에 있는 숫자를 살펴보면 된다. 숫자가 7이면 물병이 BPA 폴리카보네이트일 가능성이 있다.

폴리카보네이트 물병을 없애는 것은 손쉬운 일이며, 이후에도 당신은 여전히 매일 충분한 양의 음료를 마실 수 있다(그래야 한다). 그저 새로 스테인리스 물병을 가장 친근한 소지품으로 만들면 된다. 그런 물병은 수년 동안 어디든 가지고 다니다가 교체해도 될 것이다. 당신이 물병을 사기 위해 쇼핑을 나왔다면, 알루미늄으로 만든 것은 무엇이든 선택해서는 안 된다. 이러한 물병은 대개 안쪽이 BPA로 코팅되어 있고 폴리카보네이트 물병과 동일한 위험을 초래할 것이다.

또한 당신은 통조림 식품을 피하여 BPA로 인한 위험을 줄여야 한다. 식료품 저장실에서 통조림 식품을 전부 없애는 것은 불가능할지도 모르지만, 적어도 신선 또는 냉동 식품으로 대체 가능한 통조림 식품은 피하도록 한다. 독성 물질을 피하는 외에, 미가공 농산물을 먹으면 비타민과 미네랄을 더 얻게 될 것이다.

일본의 제조사들은 이미 통조림 식품에서 BPA를 제거하는 방법을 발견하였는데, 미국도 이러한 선례를 따를 수 있길 바란다. BPA 젖병에 대해 그랬던 것처럼, 관심 있는 소비자들은 주요 식품 회사들이 행동에 나서도록 동기를 부여해야 한다.

플라스틱 랩

당신이 구운 음식과 남은 음식을 두르곤 했던 플라스틱 랩은 한동안 폴리염화비닐(PVC)로 만들어졌다.

PVC는 경질의 수지성 물질로 실용적인 가치를 지니도록 하기 위해서는 가소제, 안정제, 난연제와 윤활제를 첨가해야 한다. 이들 첨가제(이들은 플라스틱의 기본 성분들과 화학적으로 결합되어 있지 않다)는 PVC를 오늘날 우리의 집안에서 가장 유독한 플라스틱의 하나로 만드는 것들이다.

그러한 첨가제의 하나인 프탈산(phthalic acid)은 유연성을 증가시키기 위해 PVC에 흔히 사용된다. 앞서 설명하였듯이, 프탈레이트는 대사 간섭, 갑상선 기능장애, 이른 사춘기와 알레르기를 포함해 건강에 수많은 악영향을 미친다. 가장 일관된 보고 중의 하나는 어린 남아의 생식 장애에 관한 것으로, 이러한 결과는 자궁 내에서 일어날 가능성이 있다. 임신부가 프탈레이트에 노출되면(플라스틱으로부터든 혹은 개인 미용 및 위생 용품으로부터든) 이 유해 화학물질이 태반을 넘어가 태아 순환계에 들어갈 수 있다. 이런 식으로 프탈레이트에 노출된 남아에게 일어나는 문제들은 남성 호르몬 수치의 결핍, 미하강 고환(잠복고환), 생식력 감소와 고환암 위험의 증가를 포함할 수도 있다.

다음을 정확히 읽어보라. 모체의 자궁에 있는 동안 프탈레이트에 노출된 영아는 20년 또는 30년 후에 고환암에 걸릴 가능성이 있다.

모체의 자궁에 있는 동안 프탈레이트에 노출된 영아는
20년 또는 30년 후에 고환암에 걸릴 가능성이 있다.

프탈레이트에 대한 소비자의 우려로 인해, 대부분의 주요 제조사들은 일반 가정용 플라스틱 랩 제품을 만드는 데 다른 플라스틱인 저밀도 폴리에틸렌(low-density polyethylene, LDPE)을 사용하기 시작했다. LDPE를 사용하는 플라스틱 랩은 프탈레이트가 함유되어 있지 않지만, 포장 용기에 달라붙고 냄새를 밀봉하는 면에서 PVC로 만든 랩보다 덜 효과적이다. (당신은 직접 이러한 현상을 알아채고는 무엇이 바뀌었지 하고 의아해했을지도 모른다.)

따라서 조리 음식 판매점, 정육점, 출장 요식업체와 식당은 대부분 계속해서 PVC로 만든 랩을 사용한다.

심플 솔루션 플라스틱 랩을 사용한다면 LDPE를 사용하는 플라스틱인지 확인하고, 어느 유형이든지 상관없이 절대로 플라스틱 랩을 전자레인지에 사용해서는 안 된다.

다행히도 조리 음식 판매점이나 식료품점 포장에서도 유래하는 것일지라도, PVC에 대한 노출을 줄이는 것은 그리 어려운 일이 아니다. 내셔널 지오그래픽의 '친환경 지침(Green Guide)'은 다음과 같은 조언을 해준다. 식료품점으로부터 집에 오면 제품의 랩을 벗긴다. 가능하다면 육류나 치즈에서 PVC 랩 또는 스티로폼 받침과 접촉되어 있는 부분을 걷어낸 다음 유리 용기에 넣고 뚜껑으로 밀봉한다.

플라스틱 코드

플라스틱은 화학적 조성과 재활용할 수 있는 정도에 기초해 분류된다. 플라스틱 구매품의 바닥에 있는 마크와 숫자를 알아보는 법을 배우면 당신과 가족을 위해 더 나은 선택을 할 수 있다. 이러한 숫자는 오른쪽 그림과 같은 삼각형 마크에 표기되어 있다.

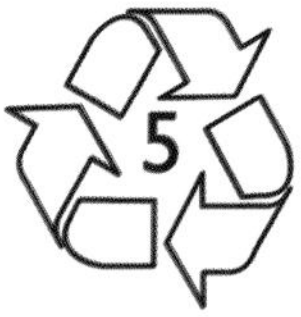

1 (PET)	폴리에틸렌 테레프탈레이트(polyethylene terephthalate, PET)는 내충격성 포장, 물병 및 청량음료 병, 식용유 용기와 전자레인지 식품 받침에 사용된다. **정상적인 조건 하에서는 안전하다고 여겨지지만 시간이 흐르면서 분해되게 된다.**
2 (HDPE /PE-HD)	보다 내구적인 형태의 PET인 고밀도 폴리에틸렌(high-density polyethylene, HDPE)은 개인 미용 및 위생 용품, 비타민, 세제, 우유와 엔진 오일을 담는 불투명하거나 흐린 용기에 사용된다. 뜨거운 액체에는 적합하지 않다. **정상적인 조건 하에서는 안전하다고 여겨지지만 시간이 흐르면서 분해되게 된다.**
3 (PVC)	폴리염화비닐(polyvinyl chloride, PVC)은 샤워 커튼, 육류 및 치즈 포장지, 바인더, 일부 수축 포장 랩, 배관 재료, 비닐 바닥재뿐만 아니라 훨씬 더 많은 제품에 존재한다. 음식 또는 음료로 스며 나올 수 있는 고도로 유독한 프탈레이트 가소제를 함유한다. **가능한 한 언제든지 어디서든, 특히 주방에서 피한다.**
4 (LDPE /PE-LD)	저밀도 폴리에틸렌(low-density polyethylene, LDPE)은 쇼핑백, CD 케이스, 컴퓨터, 대부분의 소비자용 수축 포장 랩과 제품 포장에 사용된다. **일반적으로 안전하다고 여겨진다.**
5 (PP)	폴리프로필렌(polypropylene, PP)은 병뚜껑, 기저귀, 많은 주방용품, 요구르트 및 코티지 치즈 용기와 전자제품 포장에 존재한다. **내열성이고 재사용 가능하며, 인간이 사용하기에 가장 안전한 플라스틱으로 여겨진다.**
6 (PS)	폴리스티렌(polystyrene, PS)은 테이크아웃 식품 용기, 음료용 컵, 계란 곽과 건축 재료에 사용된다. 가능성 있는 인간 발암물질들로 이루어져 있다. **고열 또는 기름에 노출되면 분해되고 독성 물질을 누출시키는 것으로 알려져 있으며, 가능한 한 언제든지 어디서든 피한다.**

7 (O)	이상으로 분류되지 않은 기타 모든 플라스틱은 여기의 '기타(other)' 항목에 위치해 'O'로 표기되며, 여기에는 폴리카보네이트, 폴리우레탄, 아크릴, 유리섬유, 나일론과 보다 환경 친화적인 하이브리드 플라스틱이 포함된다. **많은 제품들이 안전하다고 여겨지지만, BPA를 함유하는 폴리카보네이트 병이 이 항목의 일부로 간주되고 있다는 점을 알아야 한다.**

당신이 위의 차트에서 가져가야 하는 핵심 정보를 요약하면 다음과 같다.

- 사용하기에(그리고 재사용하기에) 가장 안전한 플라스틱은 숫자 5 (PP)로 표기되어 있다.
- 1 (PET), 2 (HDPE) 및 4 (LDPE) 항목으로 분류되는 플라스틱은 일반적으로 안전하지만, 독성이 있고 유통기한이 제한된다는 일부 문제가 있다.
- 음식 또는 음료 포장에 3 (PVC), 6 (PS) 및 7 (O)로 표기된 제품들은 피한다(숫자 7이 표기된 플라스틱이 특수한 생분해성 하이브리드라고 확신하지 않는 한 말이다).

우리의 플라스틱 세상

이 책은 집이란 보다 작은 무대에 초점을 두고 있지만, 플라스틱은 우리의 훨씬 더 큰 세상에 영향을 미친다는 점을 기억하는 것이 중요하다.

대부분의 플라스틱은 원유와 같은 비재생성 자원으로 만들어진다. 이런 이유로 우리는 플라스틱의 사용에 대해 잠시 생각하게 된다. 그러나 우리는 석유를 무제한 이용할 수 있다고 하더라도, 여전히 플라스틱이 대단한 물질이 되게 하는 특성들(상대적인 내구성 및 화학적 안정성)과 플라스틱이 우리 환경에 주요 위협이 되게도 할 수 있다는 사실을 인식해야 할 것이다.

적절히 재생하거나 처리하지 않으면, 플라스틱은 결국 수로에 모이고 너무 느리게 분해된다. 이제 우리는 태평양과 대서양에서 떠다니는 대규모 '플라스틱 섬'을 보게 된다. 라이터, 자질구레한 장신구, 식료품 백과 용기는 조금씩 보다 작은 조각으로 분해되고 물고기, 해양 포유동물과 바닷새는 이들을 먹이로 착각한다. 이는 치명적인 착각일 수 있다(해당 동물과 우리에게 모두).

어느덧 우리가 집안에서 피하려고 그리도 애쓴 독성 물질이 해양 먹이 사슬에서 발견되고 있으며, 그러한 독성 물질은 우리의 저녁 식탁으로 돌아올 것이다.

가능한 한 언제나 플라스틱을 재활용하고 주변 사람들에게 그렇게 하도록 격려하는 등 우리가 여기서 논의한 작은 변화들의 일부를 실천함으로써, 당신은 당신의 건강과 우리 세계의 건강에 긍정적인 변화를 이룰 수 있다.

심플 솔루션 면과 같은 천연 재료로 만든 재사용 가능한 장바구니를 구입하고 가능한 한 자주 사용한다.

마시기

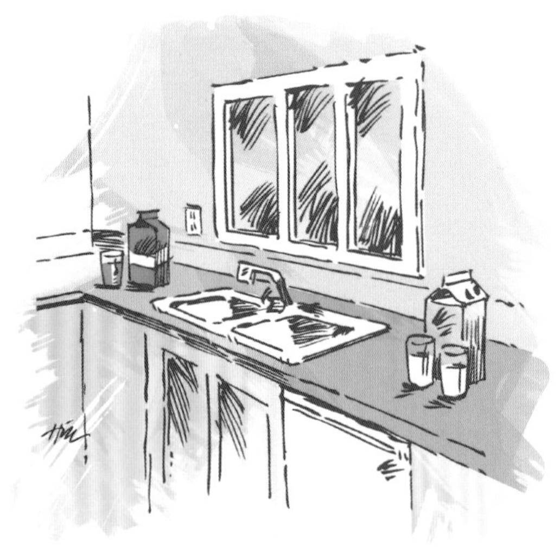

우리는 음식에 곁들이는 음료를 고려하지 않은 채 음식의 건강 측면을 논의할 수 없다.

사람들이 음료만으로 하루에 평균 450칼로리(30년 전보다 거의 2배)를 섭취하는 사회에서 우리가 식사와 함께 마시는 음료의 중요성은 커지고 있다. 음료로 거의 물을 선택하는 사람들조차 심각한 위험에 직면할 수도 있다. 이제 우리의 잔이 생명을 주는 음료, 텅 빈 칼로리, 혹은 (최악의 경우) 독성 물질로 채워지는지를 생각해볼 시점이다.

설문지 당신의 집은 얼마나 유독한가?	점수
1. 우유가 당신에게 칼슘의 주요 공급원인가? 예_____ (8점)	
2. 당신은 다음 음료들 중 어느 것을 종종 마시는가? (해당 항목 모두 선택) □ 가게서 구입한 과일 음료/칵테일 (8점) □ 집에서 만든 주스 (0점) □ 가게서 구입한 100퍼센트 주스 (4점) □ 과일 주스를 안 마심 (0점)	
3. 당신의 집안 식수에 불소가 첨가되어 있는가? 예_____ (10점)	
4. 당신은 전형적인 식사에서 물을 포함해 얼마나 많은 음료를 마시는가? 안 마심 0점 / 조금 2점 / 많이 5점 / 상당히 많이 8점 / 리필 함 12점	
5. 당신은 매일 얼마나 많은 카페인 함유 음료를 마시는가? '엑스트라라지' '그랜드' 및 '슈퍼 빅' 음료는 2개 이상의 음료로 간주한다. (각 4점)	

당신의 '음료' 위험 점수 ______

1~12점	13~24점	25~36점	37점 이상
최고	좋음	나쁨	최악

폐수지

아이러니하게도 우리는 지구상에서 모든 생명을 창조하고 지탱하는 두 가지 가장 중요한 성분들(산소와 물)을 우리에게 권리가 있는 것들로 당연시한다. 우리는 삶에서 가장 좋은 것들은 자유로운 상태에 있는 경우라고 배워왔으며, 따라서 마치 자연의 힘이 우리가 살고 성장하는 데 요구되는 질을 유지하기 위해 공기와 물을 끊임없이 자동적으로 미리 여과할 것처럼 생각한다.

PART 2 제3장에서 우리는 집안에서 모든 방의 공기 질에 역점을 두는 것이 중요하다고 하였으며, 많은 시간을 보내면서 수면 중에 우리의 세포를 보충하고 치유하며 재생시키는 침실이 특히 그렇다고 했다. 대부분의 사람들은 공장, 발전소와 차량이 대기로 방출하는 수천 가지 오염물질들을 인식하고 있으며, 우리는 일상적으로 다음 주의 공기 질에 대한 TV 기상 캐스터의 공지를 받고 있다.

대기 오염, '온실 효과'와 지구 온난화가 황금 시간대 뉴스를 지배하고 있다. 그러나 우리는 생명 자체의 특효약, 즉 우리의 상수도에 대해서는 거의 듣지 못한다.

미량이지만 너무 많아

많은 과학자들이 우리의 상수도에 존재하는 독성 화학물질과 오염물질의 수치를 발견하는 것만큼이나, 우리 소비자들이 자신의 가족이 서서히 중독되고 있다는 사실을 거의 망각하고 있다는 것은 놀라운 일이 아니다.

수도꼭지에서 나오는 물이 깨끗해 보이면, 우리는 그것이 안전할 거라고 추정한다. 독성 물질의 양은 적을지도 모르지만, 우리는 건강하기 위해 물을 가능한 한 많이 마셔야 한다. 역설적이게도 생명을 유지해주는 물을 매번 조금씩 마실 때마다 우리는 우리의 기관계들에 나쁜 물질을 점점 더 축적시킨다.

서서히 늘어나는 체중(1년에 1kg 정도로 조금씩 올라가는 경우)처럼 우리의 상수도로 인한 미묘한 중독은 우리가 갑자기 그리고 매우 개인적으로 그 효과를 느낄 때까지는 거의 알아채기 어려울 것이다. 우리는 우리의 식수에 용납할 수 없는 것을 피하기 위해 주의를 환기하고 직접적인 접근법을 취하면서 스스로를 보호하는 긍정적인 조치를 취해야 한다.

물 전쟁

우리가 캠핑을 가거나 여행을 할 때 많은 사람들은 식수에 대해 우려하지만, 우리 자신의 집에서는 그걸 재고해보지 않는다.

1974년의 안전음용수법(SDWA)은 오직 91종의 오염물질만 포함하지만 미국 내에서는 6만 종의 화학물질이 사용되는 것으로 추산된다는 점을 알면 당신의 마음이 바뀔 수도 있다. 다음은 분명하다. 그러한 화학물질 가운데 많은 것들이 우리의 시내, 강, 호수로, 그리고 궁극적으로 우리의 상수도로 유입된다. 2009년 12월 7일 뉴욕타임스에 실린 글에 따르면, 신문사 자체 연구(2004년 이래로 실시)에서 4,900만 명 이상의 사람들에게 공급되는 물에 비소 같은 화학물질 또는 우라늄 같은 방사성 물질과 아울러 하수에서 흔히 발견되는 위험한 세균이 법에 위반되는 농도로 함유되어 있는 것으로 나타났다.

1974년의 안전음용수법(SDWA)은 오직
91종의 오염물질만 포함하지만 미국 내에서는
6만 종의 화학물질이 사용되는 것으로 추산된다.

발전소는 독성 부산물의 주요 발생원이다. 그러한 폐기물 중 많은 양이 한때 대기로 유입되었지만, 더 엄격해진 대기 오염 방지법 때문에 이제는 보다 흔히 강물, 호수 또는 쓰레기 매립지로 유입되어 인근 지하수로 스며 나온다.

환경보호청(EPA)에 따르면, 농업 유출수는 강과 시내의 수질 오염에 가장 큰 원인 제공 요인이다. 그러나 농업 유출수는 오염을 방지하고 상수도를 보호하기 위해 제정된 많은 연방법들의 규제를 대체로 받지 않는다. 빗물 유출수는 우리의 경작지를 적시면서 우리가 매년 뿌리는 약 3만390톤의 비료와 살충제에서 남은 잔류물을 머금어 우리의 지표수와 지하수에 퇴적시킨다.

사람들이 농촌에서 도시로 이주하는 거대한 인구 이동이 일어나는 현대 산업사회가 되면서, 우리의 하수도는 증가하는 요구를 충족시키기에 충분하지 않게 되어 하수가 수로로 흘러들어가서 수로를 인간 및 동물 폐기물과 아울러 공업 화학물질로 오염시켰다. 내가 샌디에이고에 살면서 학생이었을 때 우리는 하수 오염으로 인해 바다에 수영하러 가지 말라는 경고를 종종 접했다.

이러한 논의가 충격 효과를 위해 공포 분위기를 조성하는 전술로 여겨져서는 안 된다. 여기서 목표는 인식의 변화로써, 이를 통해 우리가 집을 오아시스로 만드는 데 전향적인 조치를 취하여 우리의 가족이 가능한 한 삶의 질을 최고로 누리도록 하자는 것이다.

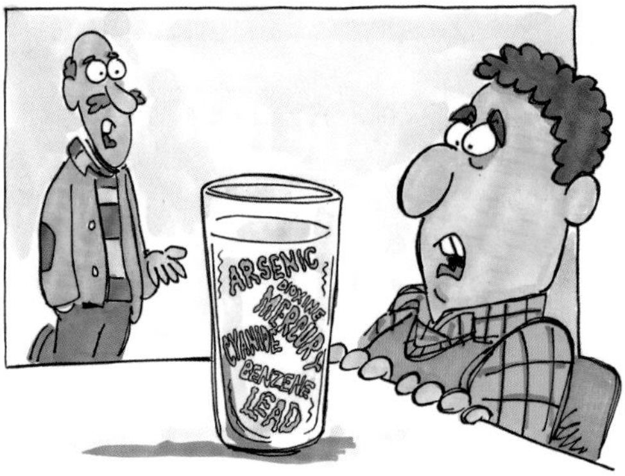

"뭐야, 네 물에 독극물이라도 들어 있어?"

"그럴 리가요."

불소 소문

수돗물 속 주요 오염물질의 하나는 지방정부가 흔히 의도적으로 첨가하는 것이다. 불소(fluoride)가 초래하는 일부 위험은 PART 3 제2장에서 치약에 대해 논의하면서 다루었다.

많은 상수도에도 불소가 함유되어 있으며, 이러한 불소는 천연 공급원이나 지역 상수 당국의 첨가에 기인한다. 환경보호청(EPA)이 의뢰하고 최근 국립연구위원회(NRC)가 발표한 한 연구는 "일부 식수에서 자연적으로 발생하는 높은 수치의 불소는 이와 뼈 손상을 유발할 수 있어 감소시켜야 한다"고 보고했다. 다른 연구들에서는 플루오린화나트륨(sodium fluoride)이 세포 건강을 손상시키고 갑상선 기능장애와 신경학적 부작용을 초래할 수 있는 것으로 나타났다. 불행히도 연구에 따르면 인위적으로 불소가 첨가된 식수는 1억6,000만 이상 미국인의 가정에 흘러들어온다.

많은 사람들이 깨닫지 못하고 있는 사실은 규소플루오린화물(silicofluoride, 상수도에 인위적으로 불소를 첨가하는 데 사용되는 화학물질)이 본질적으로 인산염 채굴과 제조에서 나오는 산업 폐기물이라는 것이다. 이는 비료업계가 '공중 보건' 제품이란 미명 하에 자신의 독성 폐기물을 전국의 상수 당국들에 떠넘기고 있다는 것을 의미한다. 불소 가스 화합물이 우리의 대기에서 심각한 오염물질로 규제됨에도 우리의 식수에는 유익하다고 추정되는 첨가물로 변신할 수 있다니 당황스럽다.

불소 첨가 식수에 관한 이야기는 기업의 탐욕보다 훨씬 더 어두운 측면이 있을 수도 있다. 나치 독일이 불소 첨가 식수를 잠재적인 신경독성 효과를 위해 활용하였다는 소문이 오랫동안 있어 왔다. 이론상 불소는 사람들을 보다 고분고분하고 통제하기 쉽게 만들어 점령지와 포로수용소의 상수도에 첨가되었다고 한다. 우리는 이러한 소문이 괴담인지 혹은 역사적 사실인지를 논의하기 위해 온라인 포럼을 지속시킬 테지만, 그건 우리가 매일 접하는 제품과 서비스에 존재하는 화학물질의 안전성에 대해 정말 얼마나 무지한지를 보여주는 딱 좋은 예이다.

세포에 관한 진실

지나친 불소

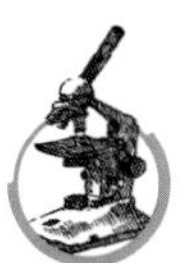

불소(fluorine보다는 fluoride로 더 잘 알려짐)는 전체 원소 중에서도 가장 음전하성 및 반응성을 띤다. 불소는 기타 원소 및 화합물과 강력하게 결합해 그러한 물질이 기타 화학 반응을 시작하지 못하도록 한다. 어느 크기의 분자라도 불소 원자가 하나라도 존재하면 그 성질과 기능을 완전히 변화시킬 수 있다. 불소는 신체에서 가장 강한 효소 시스템조차 중독시킬 수 있다.

가장 심각한 것은 불소(수은, 안티몬과 비소의 경우처럼)가 모든 세포 기능들을 가동하기 위해 필요한 ATP 에너지를 생성하는 크렙스 회로(Krebs cycle)를 억제한다는 점이다.

구강, 호흡기 또는 피부를 통한 노출로 인해 발생하는 불소의 체내 축적은 골격이나 치아의 석회화된 조직에서 가장 크다. 인간에서 이러한 조직들은 평생 재형성 과정을 겪는다. 파골세포란 세포는 뼈의 조직을 꾸준히 해체하고 조골세포란 다른 세포는 새 조직을 조립하여 오래된 조직을 대체한다. 결합조직의 주요 단백질인 콜라겐은 미네랄인 칼슘과 인의 침착을 위한 유기 기질이다. 불소 이온이 대신 그 기질에 유입되면 무기질 침착의 특성이 밀도와 경도가 높아지는 것으로 전환된다. 불소 결정체의 확산은 콜라겐 기질 및 칼슘과 연관이 없는 것으로 생각된다.

이렇게 되면 뼈의 취약성이 커지고 기계적 강도가 감소하며, 이는 특히 노인에서 골절 위험을 증가시킨다. 고관절 골절의 발생률은 미국에서 계속 증가하고 있다. 흔히 이러한 골절은 결국 사망으로 끝나는 연쇄적인 합병증을 촉발한다.

많은 연구들에 따르면 불소가 뼈와 이에 미치는 효과는 이상성(二相性, biphasic)을 띤다고 한다. 즉 소량의 불소는 뼈를 더 강하게 할 수 있지만, 특정 역치를 넘어가면 그 효과가 부정적으로 되어 뼈가 더 약해지고 보다 취약해진다. 고농도에서 불소는 조골세포에 분열 촉진성을 그리고 파골세포에 독성을 띤다. 모세포에 미치는 효과는 세포 증식을 촉진하는 것이어서 암성 골종양인 골육종을 일으킬 가능성이 있다.

소아가 불소에 중간에서 높은 수준으로 노출되면 치아 불소증을 일으킬 수도 있다. 불소증은 치아를 가로지르는 작고 흰 줄무늬로 시작되지만, 치아가 변색되고 작은 구멍이 나서 금이 가기 쉬운 상태로 진행될 수 있다.

뼈 취약성과 골격 및 치아 불소증 외에, 분자 치환으로 인한 불소 손상은 뇌, 간, 신장, 폐, 위장관, 혈관, 피부와 갑상선의 세포로 확산된다. 예를 들어 체내 모든 세포의 대사를 조절하는 데 중요한 역할을 하는 갑상선 호르몬은 불소가 요오드를 치환하면 교란되어 갑상선 기능저하증이 초래되며, 이는 변비, 우울증, 피로, 체중 증가, 관절 및 근육통 등을 일으킬 수 있다.

우리는 그저 수돗물과 칫솔질에서만 불소를 섭취하고 있는 것은 아니다. 생수는 흔히 불소를 함유하고 있으며, 소다수, 주스, 그리고 인위적으로 불소가 첨가된 식수를 사용해 제조된 많은 식품도 그렇다. 이 모든 공급원 속에서 당신은 불소 섭취 일일 권장량을 쉽게 초과하고 건강에 부정적인 효과를 보기 시작할 수 있다. 이러한 이유로 친불소 입장인 미국치과협회조차 분유로 키우는 일부 영아들이 독성 수치의 불소를 섭취하지 않도록 하기 위해 불소를 첨가하지 않

은 물에 분유를 타라고 권장한다.

대부분의 식료품점들에서 구입할 수 있는 증류수가 아마도 수돗물에 불소가 첨가되는 지역에서 사는 영유아에게 최선의 선택일 것이다. 증류수는 일부 상수도에 들어 있는 유익한 미네랄이 결여되어 있을 수도 있지만, 불소처럼 소아의 보다 취약한 신체에 해를 입힐 수 있는 흔한 불순물은 많이 없을 것이다.

현대 서유럽에서 대부분의 국가들은 식수에 인위적으로 불소를 첨가하는 정책에서 손을 뗐는데, 본질적으로 집단 투약이나 다름없는 관행을 떨쳐버린 셈이다. 사안에 대한 이러한 온건 접근법으로 이제 개인들은 자신(그리고 자신의 아이들)이 불소를 원하는지 여부를 선택할 수 있게 됐다.

치아 건강을 한 방에 해결한다는 이러한 정책은 답이 아니다.

당신이 할 수 있는 일

수질 오염에 대해 우리가 어떻게 하는지를 알면 생수가 미국에서 연 40억 달러 규모의 사업이란 점은 놀라운 일이 아니며, 수백만 명이 수돗물에 대해서보다 생수에 대해 갤런 당 240배에서 1만 배까지 더 지불하려는 용의를 보인다. 그러나 생수가 꼭 수돗물보다 덜 오염되어 있는 것은 아니다. 사실 생수의 1/4 정도는 그저 병에 든 수돗물에 불과하다. 상수도와 동일한 안전 기준을 충족시키도록 요구되긴 하지만, 생수는 처리 시설에서 오는 식수와 동일한 검사 및 보고를 거치지 않는다. 같은 주에서 포장되어 팔리는 생수는 연방 기준의 대상이 전혀 아닐 수도 있다.

그리고 생수는 병의 플라스틱을 구성하는 가소제와 기타 화학물질들로 인한 오염의 위험에 노출되어 있다. 아이러니하게도 그러한 병 수십억 개가 적절히 처리되지 않으면 새 병을 채우는 데 사용될 바로 그 물을 계속 오염시킬 수 있다.

당신이 자주 생수를 마신다면 절대로 병을 재사용하지 말아야 하고, 특히 병이 닳았거나 긁혔을 경우에 더욱 그렇다. 이러한 훼손은 플라스틱의 통합성을 손상시키고 당신의 생명수로 해로운 화학물질들의 누출을 증가시킨다. 그리고 당신이 플라스틱 물병을 뜨거운 자동차 안에 또는 물과 플라스틱에 열을 가하는 기타 장소에 방치한다면, 물로 스며 나오는 화학물질들이 크게 증가하므로 그 병은 즉시 그리고 적절히 처리해야 한다(가득 차 있어도). 우리의 물에 들어 있는 모든 것은 애초부터 충분히 나쁘므로, 용기를 형편없이 취급해 상태를 악화시키지 않아야 한다.

가장 간단한 해결책은? 스테인리스 물병(정수한 물로 채운)을 당신의 새 동반자로 만들면 된다.

가정 내 처리 장치

당신이 가정에서 안전한 급수를 원하고 생수의 금전적 및 환경적 부담을 피하고자 한다면, 집으로 들어오는 모든 식수를 처리하는 '진입점 장치' 또는 하나의 수도꼭지에서 식수를 처리하는 '사용점' 장치를 설치할 수 있다. 사용점 장치는 대개 싱크대 아래, 조리대 위, 또는 수도꼭지 자체에 위치한다.

활성탄 여과

이러한 교체 가능한 카트리지는 과립 탄소가 들어 있어 살충제, 용제, 납, 염소, 일부 중금속과 일부 미생물의 제거에 도움이 된다. 필터는 대개 휴대용 물주전자 안, 싱크대 아래, 또는 수도꼭지에 위치한다. 탄소 여과는 가정 내 식수 여과를 시작하기에 좋고 저렴한 방법이지만, 불소 그리고 거의 모든 중금속과 기타 오염물질들을 제거하지 못한다. 깨끗하고 건강에 좋은 수돗물을 확실히 보장받기 위해서는 역삼투와 증류 방법이 보다 철저한 해결책이다.

심플 솔루션 활성탄 필터가 있는 물주전자를 사용하여 식수에서 오염물질을 줄이도록 한다. 그것이 오염물질을 전부 걸러내지는 못하겠지만, 비용이 저렴해 시작하기에 좋다.

역삼투

조리대 위 또는 싱크대 아래에 위치하는 이 여과 장치는 식수를 얇은 막으로 통과시키고 반대편에서 오염물질을 가두어 불소, 질산염, 세균, 살충제, 용제, 납과 역겨운 맛을 제거한다. 또한 많은 가정 내 역삼투 장치들이 활성탄 여과도 채용한다.

증류

이러한 과정은 식수를 끓여 증기로 만든 다음 이를 깨끗한 용기로 응결시켜 세균, 질산염, 나트륨과 많은 유기 화합물 같은 불순물을 제거한다. 증류 장치는 벽에 장착되거나 조리대 위에 위치할 수 있다.

식수 처리 장치에 관한 정보를 좀 더 얻으려면
www.myhealthyhome.com/water를 방문해 보세요.

반드시 물을 충분히 마신다

물은 정말 생명의 특효약이다.

물은 인체의 70% 이상을 구성하고 체온 조절, 세포로 영양분과 산소의 운반, 노폐물의 제거, 관절 완충, 그리고 기관과 조직의 보호를 돕는다. 우리는 대부분 매일 2리터의 물을 마셔야 한다는 점을 이해하고 있지만, 그러한 양의 절반 이하로 마시거나 수분을 빼앗아가는 대체 음료를 너무 많이 마시기 때문에 흔히 여러 차례 탈수를 겪는다.

우리는 일상생활에서 늘 물 대신 우유, 주스, 커피와 청량음료를 마시기 때문에 괜찮다고 생각하지만, 이뇨제와 다름없는 탈수를 일으키는 카페인 또는 알코올 음료를 일상적으로 과다 섭취한다는 점을 깨닫지 못한다. 이러한 음료를 마시고 있다면 물을 추가로 마셔 보상해야 한다.

심플 솔루션 무더운 여름 뿐만 아니라, 추운 날씨에도 물을 충분히 마시는 것을 잊어서는 안 된다.

물은 양이 질보다 아마도 훨씬 더 중요한 경우의 하나이다. 당신이 탈수되는 것과 정수하지 않은 수돗물을 마시는 것 사이에 선택해야 하는 상황에 있다면, 수돗물을 마시도록 한다. 나는 호텔에 머무르면서 정수한 물이 없을 때 흔히 고심한다. 그러나 탈수의 알려진 악영향을 겪기보다는 과감히 수돗물을 마시는 편이 항상 더 좋은데, 탈수는 분명히 세포를 손상시킬 것이기 때문이다.

가정 내 급수를 가능한 한 안전하게 하고, 매일 여덟 잔의 물을 마시도록 한다. 갈증이 날 때까지 기다려서는 안 된다. 당신의 몸은 생명을 구성하는 그 귀중한 물을 필요로 한다.

물에 대해 끝으로 덧붙일 말

우리는 오늘날의 상수도가 제기하는 많은 장기적인 건강 문제를 강조하였지만, 이러한 사안들은 제3세계 국가들에서 수많은 사람들이 직면하는 심각한 가뭄과 끔찍한 수질 오염에 비하면 무색해진다. 미국과 캐나다에서 우리는 아마도 세계에서 가장 좋은 수돗물을 사용할 수 있다는 것에 만족할 수 있다. 그것도 개인들이 자기 집에서 손수 쉽게 수돗물을 개선할 수 있으니 말이다.

당신이 주방에서 플라스틱을 치워버리는 과정에서 생수의 구입을 중단하기로 약속하였다면, 대개 불필요한 이런 소모품에 매달 썼을 돈을 불운한 지역에 사는 사람들에게 깨끗한 물의 공급을 돕는 자선단체에 기부하는 방안을 고려해보도록 한다.

웹사이트 www.myhealthyhome.com/charity에 가보면 훌륭한 자선단체들에 대한 링크를 찾을 수 있다.

온통 잘못된 이유로 온통 잘못된 음료

현미경으로 세심히 살펴보아야 하는 것은 그저 우리의 물만이 아니다. 우리가 마시는 다양한 음료들이 우리의 냉장고에서 자리를 차지할 만한 가치가 있는지 그리고 식탁에서 자리를 차지할 만한 가치가 왜 없는지를 따져보아야 한다.

탄산음료에 목말라

우리 모두는 탄산음료가 자신에게 나쁘다는 점을 알고 있다. 설탕, 칼로리, 카페인, 산, 고과당 옥수수 시럽, 인공 감미료. 그럼에도 많은 사람들이 매일 편의점에서 위와 같은 물질이 가득한 큰 플라스틱 컵을 집어 든다. 우리는 여기서 우리가 왜 탄산음료를 피해야 하는지에 대해 수많은 연구와 통계를 인용할 수 있지만, 대부분이 새삼스럽거나 놀라운 결과는 아닐 것이다.

요컨대 우리는 물의 생명을 주는 특성들을 콜라의 텅 빈 칼로리 및 탈수와 교환하고 있는 셈이다.

이 책에서 가장 간단한 해결책의 하나는 이것이다. 탄산음료를 마시지 말라.

탄산음료를 끊으려고 서서히 한 번에 빅 걸프(Big Gulp)® 하나씩을 물로 대체해야 할 수도 있다. 그러면 당신은 당신의 피부, 머리카락, 허리둘레와 전반적인 건강에서 변화를 보게 될 것이다.

우유에 대한 미신

우리는 엄마가 하는 말을 이해할 정도의 나이가 되었을 때부터, 이와 뼈를 튼튼히 하기 위해 매 식사에서 우유를 마시는 것이 얼마나 중요한지를 배워왔다. 우유에 들어 있는 칼슘이 우리가 달리고 뛰어오를 때 몸을 지지할 정도로 뼈를 건강하게 하는 것이다.

엄마가 옳았다. 칼슘은 중요하다. 그러나 하루에 한 번 이상 우유를 마시면 골절 위험이 감소할 것이라는 충분한 증거는 없다. 우유는 칼슘을 얻는 유일한(또는 심지어 좋은) 공급원이 아니다. 최근에서야 우유의 섭취가 영양적인 우려사항으로 확인됐다. 인간이 냉장 기술을 개발한 이후, 우리는 매일 식탁에 우유를 올려놓을 수 있었다(아이들을 위해서뿐만 아니라 어른들을 위해서도 평생 동안). 오늘날 대부분의 사람들에서 세 살 또는 네 살 이후에 우유를 마시는 것은 정상적인 식사의 일부가 아니다.

우리가 튼튼한 뼈를 목적으로 칼슘을 충분히 얻기 위해 모두가 우유를 마시거나 유제품을 섭취해야 한다고 말할 때, 우리는 아시아인의 90%, 흑인과 북미 원주민의 70%, 그리고 히스패닉의 50%가 락토오스(lactose, 젖당) 불내성이라는 사실을 잊고 있다. 그들은 우유를 소화할 수 없으며, 우유를 마시면 심각한 위장관 증상을 겪을 수도 있다. 그럼에도 그들은 구루병과 골다공증에 시달리지 않는다.

어떻게 그들은 그럴까?

유제품을 섭취할 수 있는 사람들조차도 전유에는 포화 지방이 많고 이러한 지방은 심장질환의 위험 인자라는 사실을 고려해야 한다. 우유에 들어 있는 락토오스의 소화에 의해 방출되는 당인 갈락토오스(galactose)의 높은 수치는 난소암 위험의 증가와 연관이 있다. 전문 의료인들을 대상으로 실시된 한 하버드 연구에서, 하루에 두 잔 이상의 우유를 마신 남성들은 우유를 전혀 마시지 않은 사람들보다 진행된 전립선암을 일으킬 가능성이 거의 2배 높았다.

마지막으로, 전유는 단백질 함량이 높고 이는 소변으로 칼슘의 배설을 증가시킨다. 단백질을 대사하는 과정에서 신체는 인산과 황산을 생성한다. 이들 산은 칼슘으로 완충되어야 하며, 그러한 칼슘은 뼈에서 인출된다. 이 칼슘은 산들과 결합하고 배설 중 상실된다. 따라서 우유가 어느 정도의 칼슘을 공급하더라도 산을 생성시키고 뼈에서 칼슘을 인출함으로써 그 유익을 상쇄한다.

우유가 어느 정도의 칼슘을 공급하더라도 산을 생성시키고 뼈에서 칼슘을 인출함으로써 그 유익을 상쇄한다.

당신은 그 자체로 칼슘의 주요 공급원인 알칼리화 채소의 섭취를 증가시킴으로써 칼슘의 상실을 줄일 수 있다. 적당한 식사는 대개 비유제품 공급원으로부터 하루에 300mg의 칼슘을 공급한다.

그리고 뼈 건강에 영향을 미치는 기타 많은 영양소들이 있는데, 이들 중 일부는 칼슘보다 주의를 기울일 만한 가치가 더 있을 수도 있다. 한 자료는 건강한 뼈에 필수적인 영양소가 '최소한' 18가지가 있다고 시사한다. 여기에는 칼슘, 마그네슘 및 인과 같은 미네랄, C, D 및 K와 같은 비타민, 그리고 필수지방산 및 단백질과 같은 기타 영양소들이 포함된다. 이러한 영양소들 중 어느 것이라도 부족하면 칼슘 흡수 또는 뼈 구조물로의 유입을 억제할 수 있다.

대다수의 미국인들이 칼슘 결핍 상태이지만, 식사나 보충제를 통해 칼슘 섭취를 증진시키는 것은 어렵지 않다.

심플 솔루션 역기를 드는 운동은 골밀도를 향상시키는 데 가장 좋은 방법의 하나이다.

미국과 기타 많은 선진국들에서 골다공증(뼈 조직이 감소하고 골밀도가 상실되는 질환으로 시간이 흐르면서 나타남)은 불충분한 칼슘 섭취의 결과라기보다는 칼슘 상실의 문제이다. 이러한 상실은 위에서 지적한 모든 요인들에 기인한다. 충분한 운동, 영양분을 공급하는 식사와 건강한 생활습관은 모두 건강한 뼈와 이에 기여할 수 있다. 우유 섭취는 하나의 요인이 아니다(엄마가 뭐라고 말했던지 간에).

주스

우리는 이전 장에서 과일과 채소는 더 '조리할수록', 즉 가공할수록 소중한 영양소들을 상실할 가능성이 커진다는 점을 알았다. 따라서 비타민과 항산화제를 얻는 것에 관한 한 과일 주스는 대개 최선의 공급원이 아니라는 것은 놀라운 일이 아닐 것이다. 애리조나대학의 최근 연구에 따르면 가게에서 산 오렌지 주스는 개봉하면 이미 감소되어 있는 비타민 C 수치가 급속히 악화되는 것으로 나타났다. 냉장고에서 몇 주 지난 오렌지 주스에는 비타민 C가 전혀 함유되어 있지 않을 수도 있다.

당신이 식료품점에서 사는 대부분의 과일 주스(무가당 100% 주스조차도)는 고당지수, 고칼로리 식품이다. 그리고 '주스 드링크' 또는 '주스 칵테일'은 과일 주스 이상의 많은 것들을 함유하고 있는 듯하다. 라벨을 살펴보자. 물, 고과당 옥수수 시럽, 향료, 제조사가 라벨에 표기하고자 하는 과일 종류에 따라 조금 짜 넣은 것 등. 이러한 과일

음료는 주스형 음료수나 다름없고 첨가된 칼로리의 가치가 없으며, 혈당의 급격한 상승을 부른다(특히 우리 아이들에게). 나는 우리 아들이 주스를 마시지 않는다고 말하는 것이 자랑스럽다. 아들은 음식으로부터 영양분을 얻고 역삼투로 여과된 물로부터 수분 공급을 받는다.

심플 솔루션 주스를 애호한다면 과육 및 과피와 채소의 유익을 얻기 위해 집에서 자신만의 신선한 주스를 만들도록 한다.

우리가 무르익은 빨간 사과의 맛이 그리워질 때에는 그것을 마시지 말고 사과를 먹어야 한다. 과피와 과육은 생명을 주는 카로티노이드, 플라보노이드와 섬유질을 함유하고 있으며, 이들 물질은 천연적으로 달콤한 과일의 당부하지수를 낮추는 데 도움이 된다.

건강에 좋은 주스 레시피를 알아보려면
www.myhealthyhome.com/juice에 방문해 보세요.

음식에 곁들이는 음료

당신이 애호하는 음료가 무엇이든지 상관없이, 그걸 식탁에서 치워버려야 한다는 점을 기억하라. 웬츠 박사는 식사 전에 나온 물 잔을 거부함으로써 많은 웨이터들을 당혹시켜 왔다. 몇몇 불쌍한 웨이터들은 왜냐고 묻는 실수를 범하기도 했다. 본질적으로 그의 대답은 음식을 소화하기 위해서는 위가 산성이고 효소들로 가득해야 한다는 것이다. 당신이 그러한 환경을 음료 또는 물로 희석하면 물을 잔뜩 머금은 소화계는 효율이 떨어진다.

따라서 다양하고 신선한 유기농 저당지수인 채소는 대개 온전한 상태로 소화계를 통과하게 해야 한다. 그렇지 않으면 채소로부터 영양소를 제대로 흡수할 수 있겠는가? 이러한 문제는 아이들에게 훨씬 더 심각한데, 아이들의 작은 위를 음료수 한 병의 내용물로 가득 채울 수 있다. 그러면 아이들은 음식 영양소들을 흡수하지 못할 뿐만 아니라 음식을 그리 많이 먹지도 못한다.

초대형 음료만큼 우리의 영양분 섭취에 해를 끼친 것은 거의 없다. 당신이 음식에 음료를 곁들인다면 그 양을 가능한 한 제한해야 한다. 소화계에서 영양소들을 씻어내어 변기로 내려가게 하는 일은 그만두어야 한다. 음료는 식사를 하지 않는 시간에 마시도록 한다.

심플 솔루션 요약

우리의 집안 전체에서 감춰진 위험을 제거하는 것이 중요한 만큼, 우리의 평생 건강에 중요한 변화를 가져오기에 가장 수월한 장소는 주방이다. 적절한 음식과 수분 공급이 없다면 우리의 몸은 점점 더 유독해지는 세계에 대한 방어를 시작하리라 기대할 수 없다.

그럼에도 너무 많은 사람들이 쓰레기나 다름없는 음식을 섭취하고 있다. 병나게 하는 성분들이 들어 있고, 생명을 주는 영양소들이 결핍되어 있으며, 유독한 방법으로 조리되고 제공되는 음식과 음료 말이다. 우리가 주방에서 해야 하는 수많은 선택 중에서 몇가지 변화를 주면 주방은 풍부한 영양, 맛있는 향미와 활기를 되찾아주는 대화가 넘치는 안식처가 될 수 있다.

솔루션 요약	당신은 심플 솔루션들 중 어느 항목을 주방에 추가할 건가요?	점수
	1. 내가 할 일 : (해당 항목 모두 선택) □ 흰 빵, 백미와 감자 같은 고당지수 '흰' 식품의 섭취를 절반으로 줄인다. (10점) □ 매일 보다 밝은 색깔의 과일과 채소를 식사에 추가한다. (매일 1인분 추가마다 2점) □ 매일 한 번의 포테이토칩 같은 고당지수 스낵에서 아몬드 같은 저당지수 스낵으로 바꾼다. (2점) □ 흰 밀가루를 잡곡 통밀가루로 대체한다. (5점) □ 하루에 한 번 알칼리성 과일과 채소가 60~80%로 구성되어 있는 식사를 한다. (8점)	
	2. 내가 할 일 : (해당 항목 모두 선택) □ 식사에서 농축 수프, 냉동식품과 절인 고기 같은 나트륨 함량이 높은 가공 식품을 없앤다. (일상적으로 먹는 각 식품마다 3점) □ 매일의 식사에 보다 칼륨이 풍부한 식품을 추가한다. (각 3점) □ 일반 소금을 천연 바다 소금으로 바꾼다. (2점) □ 매일 아침 레몬 물 한 잔을 마신다. (3점) □ 냉장고 또는 찬장에서 트랜스지방을 버리고 엑스트라 버진 올리브 오일, 카놀라유 또는 포도씨유로 대체한다. (8점)	
	3. 내가 할 일 : (해당 항목 모두 선택) □ 채소를 끓이는 대신 찐다. (5점) □ 신선한 채소를 불필요하게 썰고 자르지 않는다. (3점) □ 전자레인지가 가동되고 있을 때 그로부터 안전한 거리(최소한 1.5m)를 유지한다. (4점) □ 고기를 그릴에 굽지 않거나(5점) 까맣게 태우지 않도록 그릴의 온도를 줄인다. (2점) □ 들러붙지 않는 취사도구를 테플론(PTFE)이 함유되어 있지 않은 도구로 바꾼다. (각 도구마다 2점) □ 들러붙지 않는 취사도구를 사용한다면 중간 이하의 온도로만 가열한다. (2점)	

4. 내가 할 일 : (해당 항목 모두 선택) □ 플라스틱/폼 용기를 유리로 바꾼다. (10점) □ 플라스틱 주방용품을 사용한다면 전자레인지(6점) 및/혹은 식기 세척기(4점)에 넣지 않는다. □ 주방에서 플라스틱 랩의 사용을 중단한다. (8점) □ 식당에서 남은 음식은 집에 도착하자마자 플라스틱/폼 용기에서 유리그릇으로 옮긴다. (3점)	
5. 내가 할 일 : (하나만 선택) □ 역삼투 정수 장치를 주방에 설치한다. (15점) □ 일부 수돗물 오염물질들을 제거하기 위해 저렴한 물주전자 필터를 사용한다. (8점) □ 수돗물에 불소가 첨가되어 있는 경우에 최소한 영유아에게 증류수를 마시게 한다. (3점)	
6. 내가 할 일 : (해당 항목 모두 선택) □ 매일 최소한 약 2리터의 정수(purified water)를 마신다. (6점) □ 플라스틱 병에 든 생수를 재사용 가능한 스테인리스 물병에 담은 여과 수돗물로 대체한다. (5점)	
7. 내가 할 일 : (해당 항목 모두 선택) □ 저칼로리 탄산음료든 아니든 탄산음료를 마시지 않는다. (8점) □ 가족을 위해 가공 주스와 '주스 드링크'를 삼간다. (5점) □ 주스기/믹서로 주스를 만들고 과육과 과피를 포함시킨다. (2점) □ 우유 섭취를 줄인다. (3점) □ 식사와 함께 마시는 물/음료를 줄인다. (음료를 안 마시면 6점, 약간의 음료를 마시면 4점)	
당신의 심플 솔루션 플러스 점수	
당신의 '음식' 위험 점수	-
당신의 '요리' 위험 점수	-
당신의 '음료' 위험 점수	-

당신의 주방 건강 총점 □

당신은 긍정적인 변화를 이루고 있는가?

당신은 www.myhealthyhome.com에 있는
The Healthy Home Web 사이트에서
설문지 점수와 솔루션 점수를 추적할 수 있다.
이 책의 맨 뒤에 있는 당신의 웹 접근 코드를 알아두도록 한다.

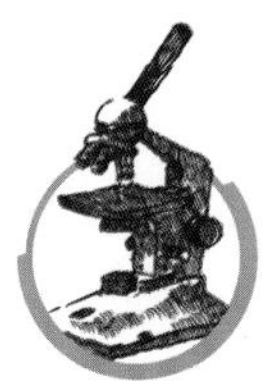

PART 5 _ Living Areas

거실

거실은 말 그대로 우리가 살아가는 장소로 하루 일과를 마치고 가족과 함께 긴장을 푸는 안식처이다. 흔히 우리는 거실을 깨끗하고 윤나며 빛나는 장소 그리고 신선한 냄새를 풍기는 마법의 캔을 사용해 매혹적인 장소로 유지한다. 안락의자, 가구를 덮는 천, 책과 벽난로가 대형 스크린 TV, 음향기기, 비디오 게임기 및 가정에서 사용하는 사무용 비품과 자리를 함께 한다.

이것들은 모두 훌륭한 기구이지만, 거실을 사각 지대로 쉽게 바꿔놓을 수 있다. 거기에서 실제로 일어나는 상호작용은 경합하는 전자파와 뇌 사이에 이루어지는 것이 전부이다. 우리는 거실에 각별한 주의를 기울여 우리의 몸, 마음 또는 관계를 오염시키지 않도록 해야 한다.

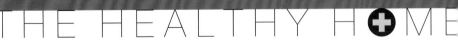

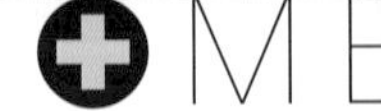

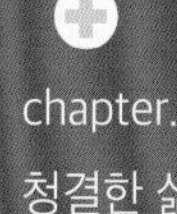

chapter.1

청결한 삶

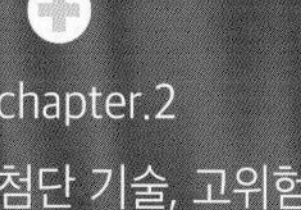

chapter.2

첨단 기술, 고위험

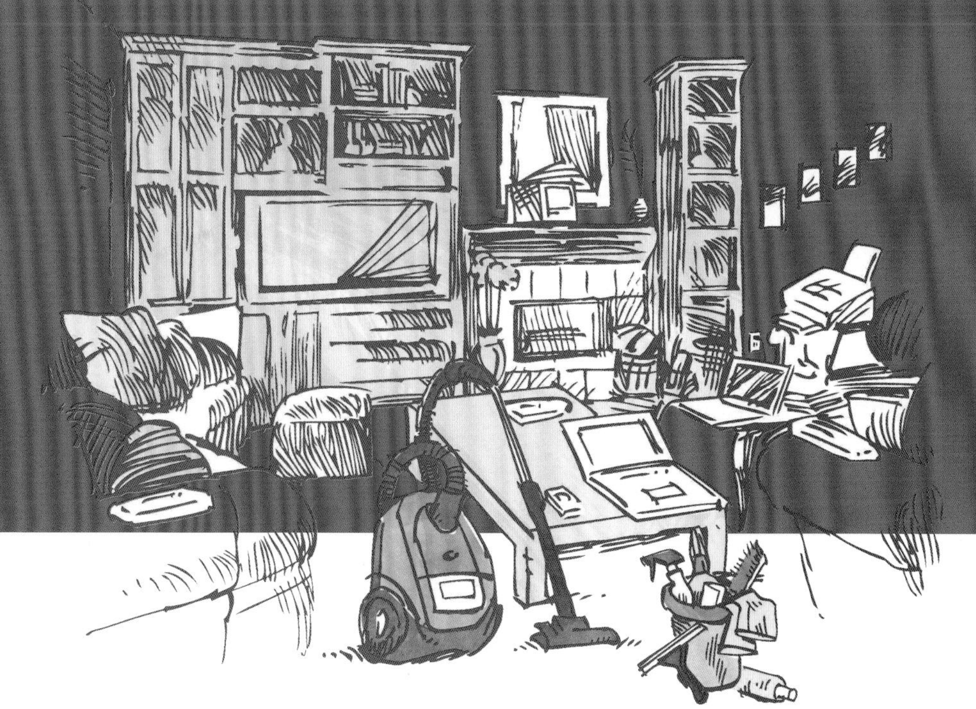

주방의 식탁 주위에서 얘기하면서 시간을 보낸 후, 우리는 데이브를 따라 편안하고 현대적인 거실로 들어섰다. 대화가 용이하도록 배치된 가구는 따듯하고 질감을 살린 중간색의 천으로 덮여 있어, 밝은 색깔의 천으로 덮인 베개 및 진한 갈색의 울 양탄자와 대조를 이루었다. 붙박이 책장 옆에 있는 벽난로는 내게 재미난 읽을거리를 들고 소파에 웅크려 앉아보라고 손짓하였으며, 인상적인 홈시어터 시스템도 매력적이었다. 벽을 장식하는 개인 사진들은 이 거실을 친구와 가족이 모이기에 편한 장소로 만드는 마지막 마무리였다.

모퉁이를 도니 2층으로 이어지는 계단이 있었으며, 낮은 벽 너머로는 컴퓨터 화면의 모서리가 보여 개방형 사무실임을 알게 됐다.

데이브_우리는 장식을 위한 재료를 의도적으로 선택했어요. 세척제에 많이 의존할 필요가 없도록 유지가 쉬운 재료들을 골랐죠. 또한 천연 목재 접착제와 마감재를 사용하려 노력하였지만, 아직 할 일이 일부 남아 있네요.

웬디_아기와 관련해 당신은 어떤 유형의 요인들을 고려해야 했나요?

데이브_르네는 이곳을 앤드류에게 안전한 장소로 만들기 위해 수많은 조사를 했어요. 아이는 이곳저곳을 아장아장 걸어 다니고, 소파

쿠션을 깨물며, 붙잡을 수 있는 것은 무엇이든 입에 물기 때문이죠.

웬디 화학 세척제에 대해 당신이 품고 있는 우려를 감안하건대, 이 마루에는 무엇을 사용하였기에 이처럼 빛나게 유지되나요?

데이브 솔직히 저는 마루 청소를 그리 자주 하지 않아요. 하지만 르네가 베이킹 소다와 식초 등을 사용하는 전통적인 세척 방법을 시도하였다고 알고 있습니다. 아내는 그 결과에 꽤 만족해하고 있어요. 하지만 우리가 완전히 저차원의 기술로 간 것은 아니에요. 우리는 늘 스팀 청소기를 사용합니다.

웬츠 박사 상황이 다시 원점으로 돌아가는 것은 놀라운 일이야. 세척제 업계가 우리가 하길 원했는지조차 알지 못했던 세척 작업을 위해 제품들을 만들면서 지난 30년을 보냈는데, 이제 우리는 우리의 어머니 혹은 할머니가 마루를 문지르는 데 사용한 것들을 돌아보고 있으니 말이다.

웬디 과거 학교에서는 흙에 대한 태도 역시 달랐어요. 아이들은 강한 회복력을 지니고 있다고 생각하였으며, 약간의 흙은 해롭지 않다고 여겼지요.

웬츠 박사 사실 양질의 오염되지 않은 흙은 아이들에게는 이로워요. 내가 우려하는 것은 난연제와 함께 '화학적으로 깨끗한 것'입니다. 우리의 공기는 사실 오염물질들로 가득해요. 우리는 눈에 보이지 않으면 거기에 아무것도 없다고 생각하는 잘못을 범하지요. 우리가 우려해야 하는 것은 바로 미세한 오염물질입니다. [그가 자신의 가우스 미터를 꺼낸다.] 미세한 오염물질과 와이파이가 생활공간 도처에 퍼져 있습니다. 내가 사무실 마루에 다가가면 이 측정기는 제정신이 아니죠. [그가 데이브를 힐끔 본다.]

데이브 제 잘못을 인정해요. 저는 기구들을 아주 좋아하지만, 가정용 오락 및 기술 장치들을 대부분 사무실에 두어 앤드류가 노는 곳들로부터 멀리하고 있어요. 중앙 관제 장치가 약간의 전자파를 내지만, 우리는 거기에 너무 가까이 앉지 않고 앤드류를 가능한 한 그곳에 다가가지 않게 합니다. 아이들은 이러한 위험에 보다 취약하니까요.

웬츠 박사 우리는 많은 이유로 기술에 유의해야 한다. 우리의 일상과 업무는 맞물려 돌아가므로 우리는 낮만큼 밤에도 바쁘지. 우리가 전자 부가장치에서 자신을 분리하고, 일과 놀이 주위로 경계선을 설정하며, 우리의 가장 중요한 관계를 증진시키는 것은 가치가 있는 일이야.

데이브 [웃는다.] 아직도 연구의 대부분을 주관하시는 분이 그러한 말씀을 하다니요. 기술에서 빠져나올 수 있을까요? 아버지.

웬디 데이브, 당신의 직업을 감안하건대, 어떻게 당신은 그러한 경계선을 설정하게 되었나요?

데이브 그건 분명 때로 고생스런 싸움이었어요. 저는 저녁에 이메일과 전화에서 단절되지 않는다면 앤드류와 우선적으로 해야 할 중요한 일들을 많이 놓칠 것이라는 점을 꽤 빠른 시점인 유아 초기에 알게 되었죠. 이제는 내 가족과 더 많은 멋진 시간을 보내게 되었습니다.

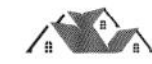

청결한 삶

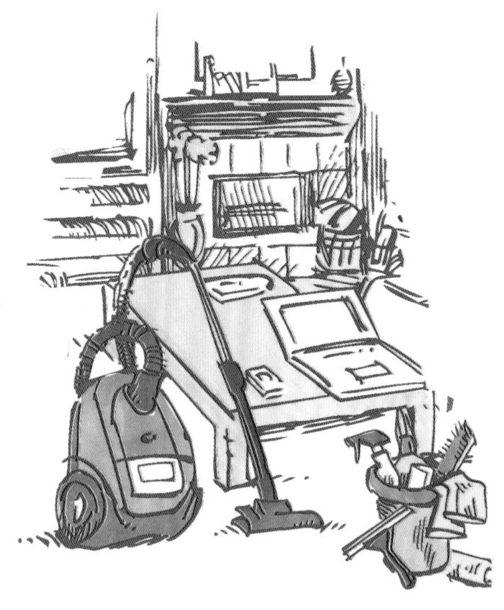

점점 더 정신없이 바쁜 일정에도 불구하고, 우리는 삶의 상당한 부분을 집에서 보낸다. 대부분의 사람들에게 집은 외부 세계로부터의 피난처이다. 그리고 그 때문에 우리는 위험할 수 있는 일부 환상을 품고 있다.

우리 집의 벽 너머로 우리는 대기 오염과 산업 폐기물 같은 위험을 잘 인식하고 있지만, 단단히 밀폐된 창문과 문 뒤에서는 안전하고 아늑하다고 느낀다. 그러나 우리 모두가 아이였을 적에 본 공포영화에서처럼, 우리가 '외부에' 있다고 생각하는 살인자는 사실 집 안에서 우리와 함께 있다.

설문지 당신의 집은 얼마나 유독한가? 점수

1. 당신의 집은 청소하였을 때 어떤 냄새가 나는가?

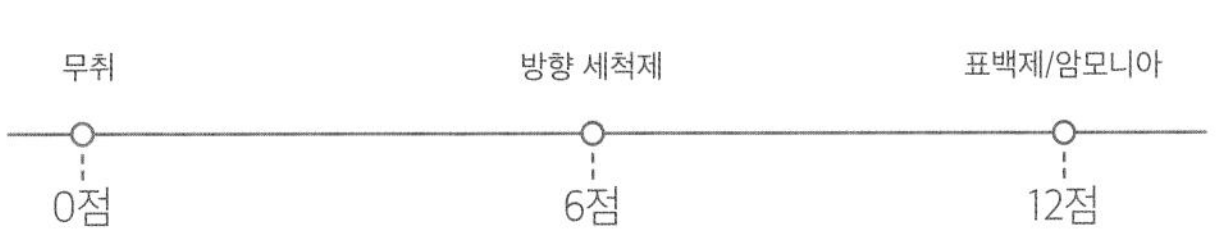

2. 당신은 청소할 때 장갑을 끼는가?

아니요_____ (8점)

3. 당신은 집안에서 신발을 신는가?

예_____ (8점)

4. 당신은 공기/섬유 방향제를 얼마나 자주 사용하는가?

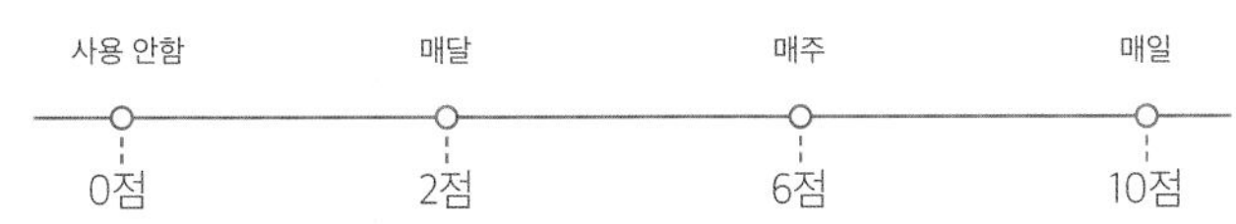

당신의 '청결' 위험 점수

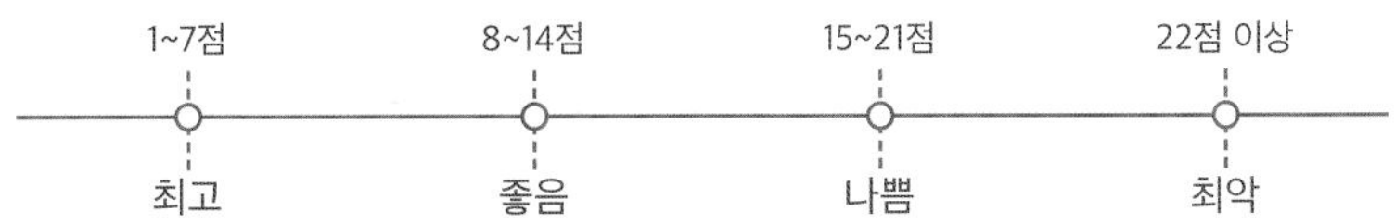

환경을 위한 투쟁

실내 공기 오염은 우리의 몸이 밤낮으로 싸워야 하는 적들 중 하나이다. 우리는 바깥을 내다보고 공기가 오염되어 있다고 생각하지만, 잠시 멈춰 집의 공기가 어디에서 오는지에 대해서는 생각해보지 않는다.

현대 가정(흔히 타파웨어[Tupperware]®로 단단하게 밀폐되어 있음)에서는 외부로부터 낮은 수준의 오염이 내부로 쏟아져 들어와 내부에서 우리가 사용하는 수많은 제품들로부터 나오는 가스와 함께 농축되므로, 실내 공기가 몹시 불결해진다. PART 2의 제3장에서 언급하였듯이, 실내에서 우리가 호흡하는 공기는 대개 온갖 유기 오염물질이 들어 있는 외부 공기보다 2~5배 더 오염되어 있다.

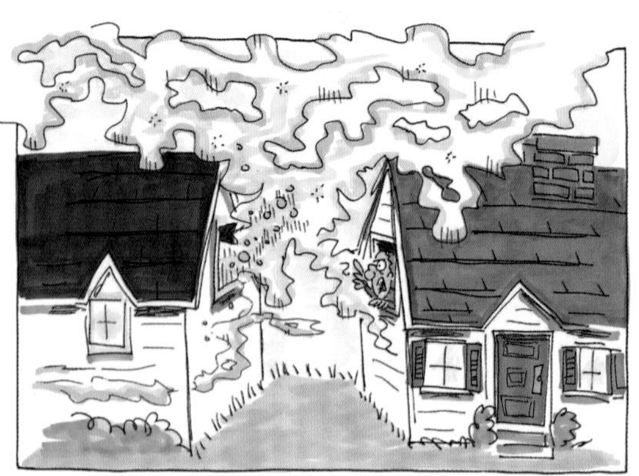

존스 부인이 창문을 열었을 때까지는 '공기의 질이 괜찮은' 날이었다.

우리의 거실에서 오염물질들의 누적 효과는 중대한 우려사항일 것이다. 독성 접착제가 합성 패드 및 카펫을 고정한다. 벽에 칠한 페인트는 가스를 방출하고 있다. 가구는 난연성 및 얼룩 방지 화학물질로 분무되어 있고 훨씬 더 많은 화학물질들로 염색되어 있다. 위생 및 세척 용품에서 나오는 많은 방향 화학물질들이 집안 전체에 떠다닌다.

그러나 아직 방독면을 꺼낼 때는 아니다.

커다란 변화를 이루기 위해 한 가지 간단한 조치를 취하면 된다. 창문을 열라!

그렇게 하면 공기 중에 떠다니는 수많은 오염물질들로부터 당신의 가족을 구하면서도 비용은 하나도 들지 않는다.

심플 솔루션 창문을 열라. 그것도 자주.

이제 집안 공기를 산뜻하게 바꾸기 위한 안전하고 효율적인 대안들이 나와 있다. 집을 건축하거나 개조할 때가 되면 시간을 내어 당신이 사용할 성분들에 대해 배우도록 한다. 휘발성 유기 화합물(VOC)이 낮은 페인트와 천연 카펫이 있다. 또한 독성이 덜한 접착제 및 재료를 요청할 수 있다. 그러나 당분간은 집을 자주 환기해서 보다 수월하게 호흡하는 것으로 시작한다.

페인트를 다시 칠할 시점?

페인트칠한 부분이 칙칙하고 얼룩져 있는가? 페인트 한 통이면 거실의 분위기를 바꾸는 데 큰 도움이 될 수 있다. 우리는 위층의 흰색, 회색 및 크림색 색조의 보완을 위해 짙은 빨간색을 선택했다. 다행히도 벽에 칠하는 최신 마감 도재는 스타일이 풍부하면서도 가스 방출이 보다 낮은 것이다.

친환경이라고 표기된 페인트들은 일반적으로 VOC를 보다 적게 함유하도록 제조된다. 실내용 페인트를 살 때에는 VOC를 무광 페인트인 경우에 리터 당 50g 이하로, 유광 페인트인 경우에 리터 당 150g 이하로 함유하는 제품을 찾아본다. 고급 페인트 제조사들은 리터 당 VOC 함량을 바로 페인트 통에 또는 상점에 비치한 인쇄물에 표기할 것이다. 그러한 표기를 발견할 수 없다면 고객 상담실 직원에게 도움을 요청한다. 페인트가 고품질 및 엄격한 방출 기준을 충족시키고 있다는 또 다른 표기는 에코로고(EcoLogo) 또는 비슷한 친환경 인증 마크인 그린 실(Green Seal) 등이다.

전등을 봐라

대부분의 사람들은 전구를 살 때 와트, 가격, 절전, 모양과 수명을 고려한다. 그러나 전구는 우리의 건강에 직접적인 영향을 미칠 수 있기 때문에 구입할 때에는 추가로 두 가지 요인을 고려해야 한다.

첫째, 전구의 가시 스펙트럼은 어떤가? 대부분의 형광 전구는 오직 하나의 광선 스펙트럼만 내어 당신은 진이 빠지고 무기력한 느낌이 들 수 있다. 그러한 전구는 사실 사무실에서든 혹은 쇼핑몰에서든 당신과 거기에 노출되는 다른 모든 사람으로부터 생명을 빨아들인다. 따라서 집에 가지고 오지 말라!

둘째, 전구는 어떻게 생산되는가? 대부분의 정부와 환경단체들은 콤팩트 형광등(compact fluorescent light, CFL)으로 바꾸어 에너지를 절약하자는 압박을 가하고 있다. CFL과 일반 백열등의 차이는 CFL은 대개 나선형 모양을 하고 수명이 더 길면서 에너지를 절약하는 특성으로 인해 보다 비싸다는 것이다. 그러한 특성은 매력적인 것으로 들릴 수도 있지만, CFL은 건강에 안 좋으면서 눈에 거슬리는 빛을 내고 깨지면 극히 위험하다.

솔직히 말해 모든 전구는 집안에 있든 혹은 쓰레기 매립지로 가는 도중 어딘가에서든 어차피 깨진다. 그리고 이러한 죽음의 작은 용기가 깨지면 인간에게 알려진 가장 유독한 가스 중 하나(수은 증기)를 방출한다. CFL 박스에서 깨진 전구의 처리에 대한 설명을 읽어보면 당신은 전구를 바꾸거나 폐기할 때마다 방호복이 필요하다는 점을 깨달을 것이다. 에너지를 아끼고 환경을 구하는 데 도움을 주기 위해 CFL 전구를 구입하는 행위는 그 전구의 폐기물로 지구를 오염시키고 있다는 점에서 상충된다.

CFL 박스에서 깨진 전구의 처리에 대한 설명을 읽어보면 당신은 전구를 바꾸거나 폐기할 때마다 방호복이 필요하다는 점을 깨달을 것이다.

일반 백열등이 훨씬 더 건강에 좋고 안전하다. 이 때문에 우리 집에서는 적어도 당분간 이 조명을 선택하고 있다. 그러나 가정 조명의 미래를 주목하라. 그건 LED가 될 것이며, 이 조명은 독성 물질이 없으면서 에너지를 절약하는 특성이 있다. 물론 가장 싼 광원(적어도 낮 동안)은 블라인드를 걷고 햇빛이 들어오게 하는 것이다.

청결에 대한 집착

1900년대 이전에는 집안으로 들어오는 대부분의 흙이 농가 마당 또는 거리에서 신발에 묻어 들어온 양질의 전통적인 진흙, 낙엽, 거름과 기타 유기 물질이었다. 빗자루, 대걸레와 양동이에 든 비눗물만 있으면 완벽한 청소를 거뜬히 해내곤 했다. 그러나 오늘날 많은 경우에 우리의 '때'는 합성 '청소' 용액에서 유래하는 독성 잔류물로 이루어져 있다.

우리는 마케팅 업체들이 활용하는 공포 분위기 조성 전술의 결과로 무균 환경에서 사는 데 집착하고 있다. 우리는 면역계의 강화처럼 긍정적인 뭔가에 에너지를 집중할 때 선의의 세균 공포증을 가진다.

일부 상황을 좀 더 넓은 시각으로 보자. 건강하다면 신체는 균을 처리하도록 멋지게 설계되어 있다. 우리의 집안에 있는 균은 우리의 균이다. 우리의 몸은 일반적으로 친숙한 것들을 다루는 데 아무 문제가 없다. 우리는 세척된 멸균 기포 안에서 살 필요가 없다.

우리의 집안에 있는 균은 우리의 균이다.
우리의 몸은 일반적으로 친숙한 것들을 다루는 데
아무 문제가 없다.

감기에 걸리면 불편하지만, 우리는 항균 세척제의 과다 사용으로 올 수 있는 만성 퇴행성 질환을 일으키는 것에 비해 감기에 걸리는 것이 무엇을 의미하는지를 고려할 필요가 있다. 당신이 인후통의 불편을 암, 심장질환 또는 뇌졸중을 일으킬 위험과 비교해본다면, 이제 새로운 패러다임 전환이 필요한 시점이라고 생각하지 않는가?

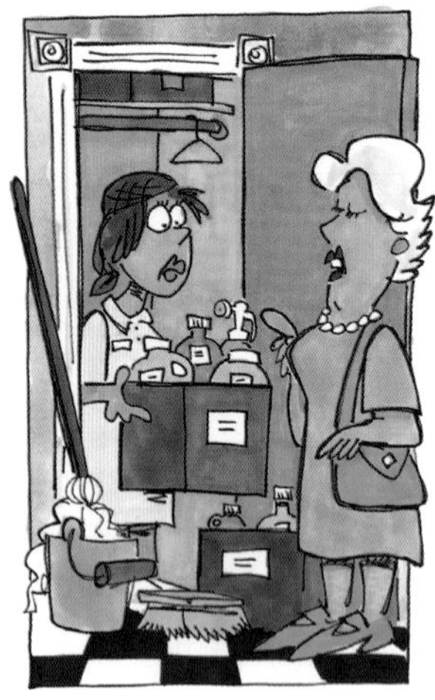

"유리에는 파란색 물질, 싱크대에는 자주색 물질, 식기에는 녹색 물질 등등을 사용하세요."

우리는 감기나 독감을 피하리라 기대하면서 살균제를 사용하지만, 그러한 작용제는 며칠 사이에 사라지지 않는다. 유기 물질을 분해하는 용제는 또한 피부와 폐에 존재하는 동일한 종류의 분자도 분해할 것이다. 그런 작용제는 균을 죽이기 위해 독성을 띨 수밖에 없다.

그럼에도 당신은 건강이란 미명 하에 그러한 물질을 만지고 호흡하면서 자신을 그것과 접촉하게 한다.

우리는 그저 우리가 사용하고 있는 세척제가 효과적인지를 확신하기 위해 독성 가스를 흡입해보는 짓은 절대 하지 않을 것이다. 위험한 물질을 생성하는 것으로 알려진 화학물질을 사용하고 있을 때에는 항상 각별한 주의를 기울여야 한다. 자신의 집에 있으니 안전하다고 생각하지만, 그것만으로 이러한 위험을 가벼이 여겨서는 안 된다. 2008년 미국에서 가정용 세척제에 대한 인간 노출 21만 4,230건이 독성물질통제센터에 보고되었으며, 반려 동물 노출은 10만여 건이 있었다. 집안에서 대부분의 시간을 보내는 사람들(영유아, 노인, 임신부)이 가정용 세척제로 인한 중독에 가장 취약하다.

당신은 집안의 실내 공기로 인한 건강 문제에 관한 정보를 많이 접하지 못했을텐데, 이는 그러한 연구들이 실시되지 않았기 때문이다. 반면 수많은 비용이 사무실 환경 또는 산업 부지의 '새집증후군' 연구에 쓰여 왔다. 그러나 이런 연구들은 가장 취약한 사람들(그리고 가장 소중한 사람들)을 고려하지 못하고 있다.

마케팅은 강력하다. 광고업체들은 한때 우리에게 흡연은 진정 효과가 있고 씹는담배는 연기 없는 훌륭한 대체품이라고 설득했다. 가격이 적당하고 충분히 사랑스런 만화 캐릭터 혹은 유명인을 대변인으로 활용한다면 무엇이든 팔릴 것이다. 우리는 모두 알고 있지만,

여전히 잘 속아 넘어간다. 우리는 솔직히 청소는 고통이라고 생각한다(그건 마치 우리가 벌을 받고 있는 느낌을 주며, 우리의 노는 시간을 빼앗아간다).

우리는 신제품이 가사 허드렛일을 시간이 덜 걸리고 덜 귀찮아지도록 해주리라고 늘 기대한다.

왜 분무기 안에 파란색 염료가 들어 있지 않으면 창문의 얼룩이 지워지지 않을 것이라고 생각하는가? 그러나 우리가 실제로 잠시 멈춰 그에 대해 생각해본다면, 투명한 액체가 파란색 염료가 든 것보다 훨씬 더 좋은 유리 세척제가 아닐까? 투명한 흰 식초는 더할 나위 없이 효과적인 창문 세척제로, 유리가 발명된 시기 이래로 사용되어 왔다.

수세기 동안 세계적으로 사람들은 인기 많은 파란색 용액 또는 강력한 자주색 제품 없이 자신의 집을 위생적으로 유지해왔다. 그러나 오늘날 우리는 더 강한 것이 항상 더 좋은 것이라고 생각한다. 우리 회사의 한 직원은 눈에서 눈물이 날 때까지 욕실을 문질러 청소하길 늘 좋아한다고 인정한다. 당신의 코가 화끈거린다면 욕실은 정말로 깨끗할 것이다. 맞는가?

틀리다.

위험을 감지하는 가장 예민한 감각, 즉 당신의 코를 활용하라. 당신의 몸은 "물러나! 당장!"이라고 소리치고 있다. 우리는 이러한 자연스런 경고 신호를 무시하게 되었는데, 깨끗한 냄새가 나는, 다시 말해 화학물질 비슷한 냄새가 나는 욕실을 원하기 때문이다.

건강에 좋은 청소를 위한 최선의 도구

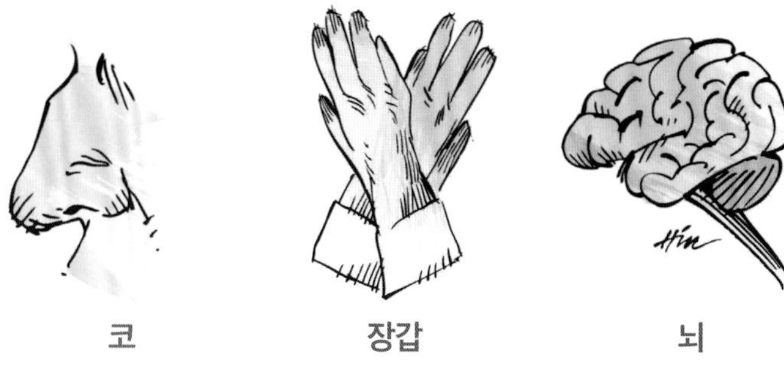

이는 우리가 성취하고자 기대하는 것은 무엇인가라는 질문으로 돌아가게 한다. 가장 기초적인 수준에서 문질러 청소하는 것의 목표는 다음과 같이 두 번 타격하는 방법으로 건강에 좋은 환경을 유지하는 것이다.

- 독성 물질을 제거한다.
- 곰팡이, 진균과 세균에 유리한 환경을 없앤다.

과학자에게 묻는다

"웬츠 박사님, 왜 아이들이 독성 물질에 더 취약한지요?"

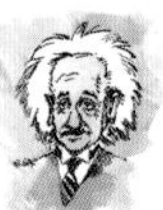

여러 요인들이 아이들을 공기, 물, 음식과 기타 공급원에 있는 독성 물질에 보다 취약하게 만든다. 아울러 성인들이 매일 씨름해야 하는 것들보다 더 많은 독성 물질에 아이들이 노출된다.

영아기 이래로 아이들은 성인들보다 체중 킬로그램 당 음식을 더 먹고, 음료를 더 마시며, 공기를 더 호흡한다. 마찬가지로 생후 12개월 미만 여아는 7~12세 소녀보다 음식을 2배 더, 19세 이상 젊은 여성의 경우보다는 4배 더 섭취할 것이다. 또한 아이들은 성인들보다 더 빨리 호흡하고 분 당 비교적 더 많은 양의 공기를 흡입한다. 아이들은 기저 호흡 속도가 더 높을 뿐만 아니라 빨리 더 자주 호흡하며, 특히 노는 동안 그렇다.

아이들은 막 인생의 여정에 오르고 있다. 그들은 성인들이 대개 그러듯이 청각과 시각을 통해 끊임없이 자신의 세계를 탐구하지만, 또한 미각, 후각과 촉각을 통해서도 그리 한다. 그들은 어릴수록 독성 물질이 내려앉아 쌓이기 쉬운 마루 또는 지면에서 시간을 더 보낸다.

아직 발달 중인 기관과 조직은 독성 영향으로 인한 손상에 보다 취약하다는 것이 오래 전부터 알려져 왔다. 아이들의 미성숙한 위장관 및 혈뇌장벽은 독성 물질을 더 많이 흡수하도록 한다. 그리고 아이들은 간 및 신장 기능이 아직 미발달되어 있어 독성 물질을 대사하고 배설하는 효율성이 떨어진다. 면역계도 미성숙해서 방어력이 떨어진다.
오늘날의 증가된 독성 물질은 아이들의 긴 인생여정에 축적될 것이다. 그리고 인생에서 이른 시기에 퇴행성 질환을 일으킬 것이다. 아이들의 독성 물질에 대한 노출 증가는 높은 취약성과 맞물려 있어, 나는 이를 근거로 오래 전에 오늘날 아이들은 자신의 부모들보다 기대수명이 더 짧을 것이라고 예측한 바 있다.

화학 용액은 공교롭게도 독성 물질을 첨가하고 내성 슈퍼박테리아의 걷잡을 수 없는 확산을 촉진함으로써 반대의 결과를 가져온다.

깨끗한 접촉

끔찍한 가스 외에, 당신은 또한 세척제와 신체 접촉을 하는 것도 우려해야 한다. 당신은 표백제 또는 암모니아로 세척할 때 당신의 코가 가스에 둔감해지자마자 그러한 물질이 전부 사라졌다고 생각한다.

그러나 우리(그리고 특히 우리 아이들)는 집안 도처에서 표면과 끊임없이 접촉한다. 내 아들 앤드류는 온갖 것을 만지고 물며 빤다. 그는 집안에서 거의 모든 표면과 접촉하고 있다. 그의 정말 빠른 성장과 발달을 감안한다면 그는 독성 물질에 가장 취약한 사람이다.

보통의 가정용 세척제에는 심히 위험한 수많은 화학물질들이 들어 있지만 아무도 정확히 얼마나 위험한지를 알지 못하는데, 환경보호청(EPA)에는 8만 종의 화학물질들이 등재되어 있고 안전성을 검사하기에 너무나 많기 때문이다. 그리고 우리는 번거로운 안전성 검사로 혁신을 늦추고자 하지 않았다. 다시금 정부는 생태환경보다는 경제를 선택한다.

미용 제품에 대해 우리가 논의한 개념이 세척제에도 그대로 적용된다. 효과가 누적된다는 것이다. 독성 물질은 우리가 '체내 축적량(body burden)'처럼 새로운 용어를 필요로 할 때까지 시간이 흐르면서 우리의 체내에 축적된다. 우리는 과학계가 이러한 만성적인 저용량의 평생 노출이 가져오는 효과에 대해 주의를 환기하는 자료를 제시할 때까지 마냥 기다릴 시간이 진짜로 없다.

당신의 집안에 비축되어 있는 세척제들을 훑어보는 것으로 시작하자. 당신이 현재 사용하거나 자주 구입하는 모든 세척제들에 표기하라.

- 다용도 세척제
- 자동 식기 세척기용 세제
- 카펫 세척제
- 카펫 방향제
- 화강암 세척제
- 레인지 표면 세척제
- 스테인리스강 분무제/물티슈
- 염소 표백제
- 탈지제
- 가구 광택제
- 식기 세척제
- 소독용 물티슈
- 배수관 막힘 제거제
- 창문 세척제
- 곰팡이 및 흰곰팡이 제거제
- 오븐 세척제
- 연마용 세척제

당신은 실제로 사용하는 세척제가 얼마나 많은지를 알고는 약간 놀라지 않았는가? 이 때문에 우리는 그러한 세척제를 최소한 절반으로 줄이라고 권장한다.

당신이 반려 동물을 키우고 있다면 동물도 세척제의 독성 화학물질에 의해 비슷한 영향을 받는다는 점을 인식해야 한다. 좀 더 알아보려면 www.myhealthyhome.com/pets에 들어가 본다.

세포에 관한 진실

가정용 세척제를 섞어 쓰는 경우의 위험

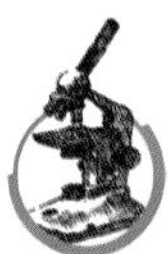

가정용 세척제를 섞어 쓰면(특히 암모니아[흔히 유리 세척제에 존재함]를 표백제와 함께) 치명적인 혼합제를 만들 수 있다. 표백제는 차아염소산나트륨(sodium hypochlorite, NaOCl)의 5% 용액이다. 이것이 암모니아(NH_3)와 섞이면 클로라민류(chloramines, NH_3Cl와 NH_2Cl_2)가 형성된다. 물에서 이들 물질은 암모니아 가스와 차아염소산(hypochlorous acid)으로 더욱 분해될 것이다.

클로라민류, 염소 및 암모니아 가스는 극도의 휘발성 및 부식성 물질이다. 기도에서 이들 물질은 폐 세포를 용해하고 폐를 물로 차게 한다. 당신이 청소하고 있는 곳에서 즉시 벗어나지 않는다면 곧 사망이 뒤따를 수 있다.

표백제가 인산염 세척제와 섞이면 염소 가스(독가스인 머스터드 가스로도 알려짐)와 아울러 차아염소산을 방출하게 된다. 차아염소산은 DNA, RNA, 지방산, 콜레스테롤과 단백질을 포함해 다양한 생체분자와 반응한다.

대부분의 가정용 세척제에 흔한 차아염소산나트륨과 유기 화학물질(예로 계면활성제와 방향제)은 암모니아와 반응하여 염소화 휘발성 유기 화합물을 생성할 수 있다. 집 공기에서 클로로포름(chloroform)과 사염화탄소(carbon tetrachloride)의 수치는 표백제를 사용할 때에는 언제나 현저히 증가한다. 이러한 두 가지 화학물질은 발암물질이자 신경계, 심혈관계와 호흡계에 영향을 미치는 고도로 위험한 독성 물질로 인식되고 있다.

오늘날 경고 라벨들은 거의 독극물 마크를 표기하지 않지만, 여전히 '삼키면 해로움'이라고 조용히 말할 것이다.

심플 솔루션 당신이 먹으려 하지 않는 제품으로 세척하고 있다면 장갑을 껴라!

당신이 타일 세척제를 맛보거나 파란색 물질을 마셔보지 않더라도, 세척 용액의 입자는 문질러 닦으면서 손의 피부를 통해, 마루를 걸어갈 때 발에서, 그리고 욕조에 몸을 담그는 동안 몸의 나머지 부위를 통해 흡수되면서 여전히 혈류로 들어오게 된다.

오늘날 사용되는 대부분의 화학물질들은 지난 75년 사이에 만들어졌다는 점을 명심해야 한다. 당신은 수백 년 동안 사용되었고 알려진 독성 효과가 아무것도 없는 것으로 입증된 성분들로 세척해야 한다.

청결함의 진짜 냄새

우리는 표백제와 암모니아의 강한 가스 냄새를 맡으면 상태가 더욱 청결해지고 있다고 생각할 뿐만 아니라, 아무 냄새도 맡을 수 없으면 거기에 정말로 아무것도 없다고 믿는 경향이 있다. 옷이 상쾌하고 깨끗한 냄새가 나도록 하기 위해 끈적거리는 드라이어 시트를 사용하며, 또한 역한 냄새를 가리기 위해 카펫 탈취제와 공기 방향제를 사용한다.

그럼에도 역한 냄새는 여전히 거기에 있다. 우리는 그저 그러한 냄새를 더 강력하고 보다 유쾌한 냄새가 나는 화학물질로 가린 것에 불과하다. 하지만 그러한 냄새와 화학물질은 모두 우리의 폐로 흡인되어 전신으로 확산된다.

심플 솔루션 에어로졸 방향 분무제를 사용하는 대신, 방을 진짜 감귤 향으로 분무한다. 단지 오렌지, 레몬 또는 라임 정유(精油) 몇 방울을 물이 든 분무기에 넣으면 된다.

친환경 세척제

이 책에서 우리가 당신에게 세척에 사용하라고 권장하는 제품은 비독성 및 생분해성인데, 이는 일반적으로 제품이 식물성이라는 것을 의미한다. 또한 세제에는 인산염도 없어야 하는데, 인산염은 대체를 민물 호수로 가서 물에서 산소를 빼앗고 야생생물을 죽이는 조류를 대량 발생시킨다. 거의 모든 세탁용 세제에는 인산염이 없지만, 인산염은 많은 식기 세척용 세제에 여전히 존재한다.

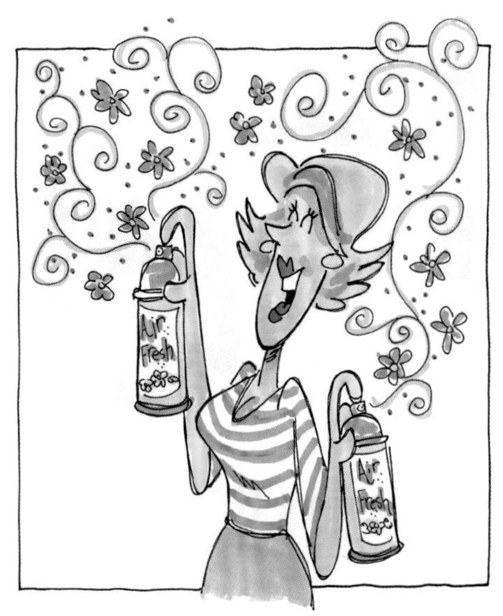

"아, 나프탈렌, 페놀과 피넨 같은 냄새가 나고, 포름알데히드도 약간 있어."

우리는 집안을 자연 그대로 놔두기를 힘들어 하는데, 우리가 모든 종류의 균에 너무 집착하기 때문이다. 어떻게 일반 비누와 식초가 강한 소독제의 살균력에 필적할 수 있겠는가? 전통적인 세척제는 세상 자체의 많은 기본적인 측면들(특히 흙의 본질)을 포함하기 때문에 효과가 괜찮다. 다음과 같은 세척 방법은 수백만 달러의 마케팅이 뒷받침해주지 않을 수도 있고 밝은 색깔들을 하고 있지도 않지만, 대대로 입증되어온 것이다.

물

보편적인 용제인 물은 약간의 노력과 각오가 있으면 대부분의 얼룩을 제거해주면서도 잔류물을 남기지 않는다.

천연 비누

식물성 기름으로 만든 카스티야 비누(Castile soap)는 순하지만 용도가 다양한 세척제로, 천연의 탈지력을 제공한다.

천연 산성 용액

레몬주스는 천연 산성 세척제의 예이다. 녹, 비누 때 또는 물 얼룩과 같은 알칼리성 잔류물이 있는 경우에 첫 세척 방법은 식초처럼 산성 용액을 사용하는 것이다. (산성 세척제를 석재에 사용해서는 안 된다.)

- 흰 증류 식초는 수월하게 비누 때를 용해하고 유리 식기를 세척하며 표면을 소독할 수 있는 약한산으로 더할 나위 없는 천연 섬유 유연제이다. 사과 식초 또는 포도 식초는 얼룩질 수 있기

때문에 흰 식초를 사용한다.

- 레몬주스는 약한산으로 약한 표백 특성도 있다. 훌륭한 얼룩 제거제이자 표백제이다. 갓 짠 레몬주스가 가장 좋지만, 병에 든 레몬주스를 사용해도 된다.

천연 알칼리 용액

베이킹 소다, 옥수수녹말, 소다수와 소금은 알칼리성 용액으로 바디오일, 음식 얼룩과 일반적인 때 및 검댕 같은 산성 문제를 해결하는 데 효과가 좋다.

- 베이킹 소다(중탄산나트륨, sodium bicarbonate)는 자연에서 가장 다재다능한 세척제로, 세계적으로 거의 150년 동안 냄새 제거, 경수 연화, 때 및 검댕 용해, 비누 때 세척과 심지어 배수관 막힘 제거에 사용되어온 천연 물질이다.
- 붕사(borax: 붕산나트륨, sodium borate)는 베이킹 소다와 특성이 비슷한 광물이지만, pH가 더 높고 따라서 더 강하다. 냄새를 제거하고 경수를 연화하며 때를 용해할 수 있다. 아울러 항진균 및 항세균 특성이 있고 곰팡이와 흰곰팡이의 성장을 멈출 수 있다. 천연이지만 붕사는 바퀴벌레, 벼룩과 개미를 제거하는 데 살충제로 사용할 수 있다. 이러한 사실을 안다면, 우리는 붕사를 아이들의 손이 닿지 않는 곳에 두어야 한다. 붕사는 기타 세탁용

세제 근처에 진열되어 있다.

- 소다수(구연산나트륨[sodium citrate]이 들어 있는)는 때를 벗기고 경수를 연화하는 데 유용하고 물 얼룩을 남기지 않은 채 건조된다. 이 저렴한 탄산수는 유리 식기 및 가전제품의 세척과 섬유 얼룩 제거에 아주 좋다.

정유(精油, essential oil)

이러한 농축 오일에는 재료가 되는 식물의 향기가 함유되어 있다. 일부 흔한 정유로는 유칼립투스, 티 트리, 라벤더, 레몬, 오렌지, 페퍼민트 등이 있다. 레몬 오일과 증류수를 첨가하면 유칼립투스 오일은 효과적인 항세균 분무제가 된다. 라벤다 및 티 트리 오일은 유쾌한 진정 효과가 있을 뿐만 아니라 항세균 및 항진균 특성도 있다. 레몬 및 오렌지 오일은 천연 탈취제이다. 정유는 작은 병으로 나오는데, 한 번에 몇 방울만 쓰면 제품을 오래 사용할 수 있다. 그러나 피부에 직접 닿지 않도록 주의해야 한다.

노고

힘든 수고(elbow grease)를 의미하는 노고(勞苦)는 놀랄 만한 효과를 낼 것이다. 힘 들이지 않고 즉시 세척하는 모습을 보여주는 TV 광고에 속아 넘어가서는 안 된다. 많은 상업용 세척제에 들어 있는 강력한(그리고 유독한) 성분들이 없으면 당신의 작업이 약간 더 힘들 것이라 예상된다. 그러나 당신의 건강(그리고 가족의 건강)을 생각하면 그럴 만한 가치가 있을 것이다.

최후의 보루, 햇빛(가장 오래된 세척제)

당신이 몇 시간 입은 셔츠(더럽혀지거나 얼룩지지 않은 것을 확인한다)를 들고 환기가 잘되는 장소의 햇빛에 내다 건다. 다음날 아침이면 당신은 아마도 셔츠가 '청결'이란 단어 표현에 딱 들어맞는다고 판단할 것이다. 게다가 셔츠는 탈취와 소독도 되어 있다.

청소도구에서 가장 기본적인 품목의 일부는 산성 또는 알칼리성 용액이며, 각각의 용액은 반대되는 얼룩 혹은 화합물에 쓰인다. 즉 알칼리성 잔류물은 산으로 세척하고 반대의 경우도 마찬가지이다. 본질적으로 이러한 세척은 제거하고자 하는 대상을 중화해 비산성 또는 비알칼리성에 가깝게 하는 것이다.

중성 세척 용액은 무엇인가? pH 7.0의 물이다. 산 또는 알칼리로 중화한 화합물은 물로 씻어 내거나 씻어 버리면 된다.

때와 때의 제거에 필요한 성분들에 관한 진상을 알고 나면, 독성 물질이 든 브랜드 제품만큼 효과적이면서 건강에 좋은 세척제가 많다는 것은 놀라운 일이 아니다. 식초만으로 충분한데도 왜 추가 세척 성분으로 식초를 함유하는 파란색의 창문 세척제를 사는가? 방향을 위해서 상업용 세척제를 사서도 안 된다. 한 순간 꽃향기를 뿜어 잔류하는 독성 물질은 대가치고는 너무 크다. 대신 간단히 물, 레몬주스와 식초를 혼합해 효과적이면서 독성이 없는 창문 세척액을 만들어 쓰도록 한다.

대부분의 천연 세척제는 사실 상업용 제품보다 저렴하며(결국 누군가는 그 모든 광고에 대해 비용을 지불해야 한다), 당신이 환경에 대한 비용과 본인이 지출하는 비용을 합쳐보면 파란색 제품 대신 '친환경' 세척제를 사용하는 경우에 결국 훨씬 이익을 보게 될 것이다.

간단한 자가 제조 용액

당신은 어느 식료품점에서든 구할 수 있는 몇몇 저렴한 성분들만으로도 집안 전체를 청소할 수 있다. 다음은 구입에 돈을 낭비하는 온갖 화려한 세척제를 대체하는 건강에 좋은 대안이다. 이제 오염시키는 것이 아니라 청결히 해야 할 시점이다.

- 다용도 세척제: 따듯한 물 약 940mL, 베이킹 소다 4 큰술, 식초 1 작은술
- 카펫 얼룩 제거제: 베이킹 소다, 물 또는 소다수
- 창문 세척제: 물 3 컵, 흰 식초 1/4 컵, 레몬주스 1½ 큰술. 이 마법의 조제물은 파란색 제품을 대신하는 새롭고 환상적인 세척제이다.

- 목재 광택제: 식물성 기름 또는 올리브유와 레몬주스를 2:1 비율로 혼합한다. 냉장해야 한다.
- 배수관 세척제: 베이킹 소다 1/2 컵과 흰 식초 1/2 컵을 혼합한다. 혼합물을 배수관에 붓는다. 그런 다음 끓는 물 한 주전자를 배수관에 부어 음식 입자, 비누와 기름으로 인해 막힌 것을 용해한다.
- 스테인리스 광택제: 베이킹 소다와 부드러운 쪽 스펀지를 사용한다. 치약도 효과가 있다. 아마도 당신은 불소 첨가 치약의 새로운 용도를 발견하였을 것이다.
- 버거운 세척 작업(큰 작업인 경우): 뜨거운 물 약 3.8L에 베이킹 소다 1 작은술과 액체 비누 2 작은술을 첨가한다. 특히 다루기 힘든 경우에는 붕사 1 또는 2 큰술을 추가한다.
- 소독용 분무제(흰곰팡이에도 효과): 물 2 컵, 티 트리 오일 1/4 컵, 라벤더 오일 1/4 컵을 혼합한다. 스프레이로 분무하고 마르게 놔둔다.

세척제 제조 방법을 좀 더 알아보려면
www.myhealthyhome.com/cleaners에 방문해 보세요.

현관 매트

우리가 주방 조리대와 욕실의 멸균에 대해서는 편집증에 가까운 행동을 보이는 반면에 자기도 모르게 자동차 오일, 살충제, 동물 배설물, 세척제와 기타 독성 물질을 묻힌 채 돌아다니다가 터벅터벅 현관문을 걸어 들어오는 모습을 보이는 것은 정말 실소할 일이다.

그래서 우리 집에서는 현관문 앞쪽에 신발들을 잔뜩 늘어놓아 모든 사람에게 신발들과 거기서 나는 온통 역겨운 냄새를 우리 집안에서는 환영하지 않는다는 신호를 보낸다. 내 아기는 내 손님들이 방금 걸어간 그 마루에 앉아 있게 될 것이다. 그의 자그마한 손은 타일, 목재와 카펫을 만진 다음 바로 입속으로 간다. 물론 새로운 균에 대한 노출은 그의 면역계를 구축하도록 돕지만, 나는 거기에 있는 모든 균에 그를 한꺼번에 노출시키고 싶지는 않다.

솔직히 말해 우리는 자신이 신발에 많은 낯선 물질을 끌고 다니는지를 일일이 따져보는 살림꾼이 될 필요는 없다. 그저 신발들을 현관문 앞쪽에 두면 된다. 맨발로 들어가면 목재 마루의 수명도 연장될 것이다.

스팀 청소를 하라

당신이 세상의 더러운 물질이 안락한 집으로 들어오는지 따져볼 필요가 없을지라도, 여전히 때때로 마루를 청소해야 할 것이다. 당신이 사용할 수 있는 가장 좋은 기구의 하나는 스팀 청소기(증기 청소기)로, 이 기구는 독성 화학물질을 사용하지 않으면서 작업을 해낸다. 이는 분명 집 먼지 진드기와 곰팡이를 제거하는 데 가치 있는 투자일 것이며, 이러한 효과는 알레르기 또는 화학물질 과민증을 앓는 사람들에게 도움을 줄 것이다.

'건조 증기(dry steam)'를 생성하는 증기 스팀 청소기를 찾아본다(끓는 온도가 최소한 116℃인 제품).

빨아올리라

당신의 진공청소기는 건강에 좋은가?

가정의 먼지는 세균, 곰팡이 포자, 꽃가루 알갱이, 집 먼지 진드기 및 기타 많은 알레르기 유발 물질들과 아울러 많은 잠재적 독성 물질들을 함유하고 있다. 대부분의 진공청소기는 모은 먼지의 일부를 다시 공기 중으로 방출한다. 미세 입자와 대다수의 부유 알레르기항원을 가두는 진짜 헤파필터(HEPA filter: high-efficiency particulate arresting filter, 고성능 미립자제거 필터)를 사용하는 브랜드를 선택한다.

심플 솔루션 형편이 되는 한에서 가장 좋은 진공청소기를 산다. 최적으로는 헤파 '완전 밀폐' 장치가 있는 제품을 구입한다.

가장 좋은 진공청소기는 먼지와 흙(알레르기항원과 화학적 잔류물을 포함해)을 완벽히 가두고 그것들이 다시 집안으로 새어나가지 않도록 하는 제품이다.

그러나 진공청소기는 전자파의 강력한 발생원이라는 점도 알아야 한다. 따라서 진공청소기 사용 시간을 줄일수록 그리고 모터와의 거리를 멀리할수록 더 좋다.

이와 비슷한 위험은 사람들이 진공청소기 또는 낙엽 송풍기를 등에 지면 발생한다. 그러면 건강에 안 좋은 전기장에 자신을 위험할 정도로 근접해 위치시키는 셈이다. 다시금 당신의 전자파에 대한 기존 노출을 줄일 수 있도록 모터로부터 약간 더 공간을 확보해주는 먼지 통 그리고 호스가 있는 진공청소기를 찾아본다.

검사를 받아보라

이 말은 의사를 찾아가 채혈을 해보라는 의미가 아니다. 당신의 집안을 검사받아 보는 것은 간단하고도 저렴한(하지만 잠재적으로 생명을 구하는) 조치일 수도 있다.

누구나 적어도 자신의 집안에 곰팡이, 라돈과 납이 있는지 검사를 받아야 한다. 이들은 거기에 숨어 있을 수 있는 잠재적으로 위험한 물질이다. 어떤 사람이 자신의 지하실에서 일하고는 나중에 검은곰팡이로 인해 사망하였다는 뉴스 보도를 많이 접한다는 것은 안타까운 일이다. 당신의 매끈한 화강암 조리대조차도 방사선과 라돈 가스를 방출하고 있을 수도 있다. 가족을 보호하는 조치를 취하기 위해서는 어떤 위험이 집안에 도사리고 있는지를 알아야 한다.

집안의 오염물질을 검사받는 것은 쉽고 상당히 저렴하며, 당신이 지불하기 꺼려할 수도 있는 의료비에 비하면 훨씬 더 저렴하다. 당신은 대형 용품점에 들러 곰팡이, 라돈, 일산화탄소, 납과 기타 독성 물질들을 확인해줄 측정기를 사거나, 혹은 온라인 신청을 통해 곰팡이 냄새를 맡는 개에서 적외선 장비까지 갖추고 방문해서 집안을 검사해주는 전문 서비스를 받을 수 있다.

첨단 기술, 고위험

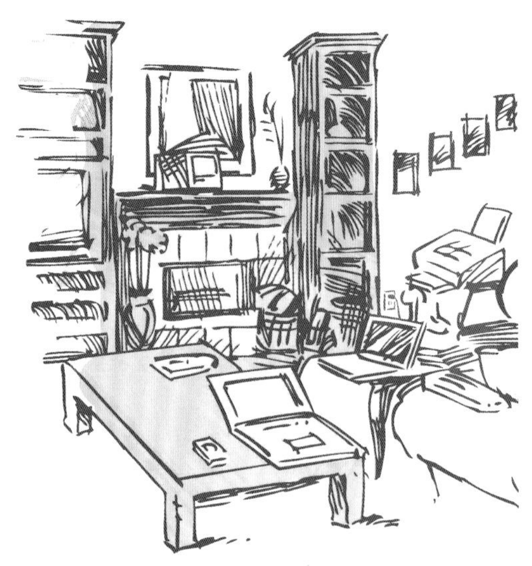

지난 25년 동안 우리는 가정 분야에서 놀라울 정도로 급속한 기술 진보를 목격해왔다. 그 중 많은 것들이 우리의 삶을 믿기지 않을 정도로 편리하게 했다.

빅 매치를 못 볼까 걱정되는가? 핸드폰을 들고 DVR에 녹화하라는 신호를 보내면 된다. 광고방송을 보게 되는 것에 대해서도 걱정할 필요가 없다.

설문지 당신의 집은 얼마나 유독한가? 점수

1. 당신이 전화 통화 시 사용하는 두 가지 가장 흔한 방법은 무엇인가?

- □ 유선 전화 (0점)
- □ 스피커폰 유선 전화 (0점)
- □ 무선 전화 (2점)
- □ 핸드폰 (10점)
- □ 블루투스® 헤드셋이 있는 핸드폰 (6점)
- □ 유선 헤드셋이 있는 핸드폰 (3점)
- □ 스피커를 사용하는 핸드폰 (3점)

2. 당신이 오늘 핸드폰으로부터 격리되었다고 상상해보라.
(가령 핸드폰을 집에 놔두었거나 핸드폰의 충전이 바닥났다고 하자.)
당신은 그 10시간 동안 어떤 기분이겠는가?

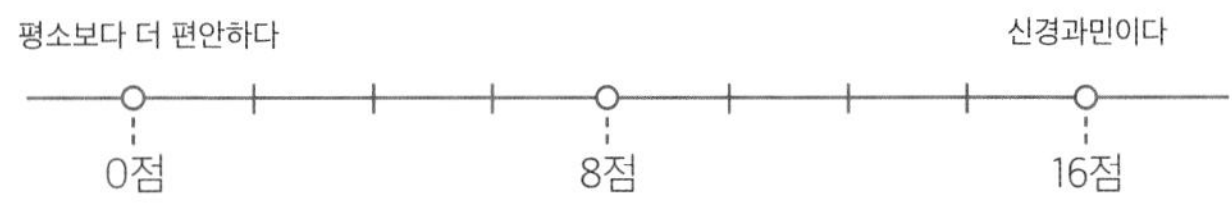

3. 당신은 육체 활동으로 인해 심장 박동이 얼마나 자주 올라가는가?
(하나만 선택)

- □ 매일 (0점)
- □ 일주일에 몇 번 (2점)
- □ 매주 (5점)
- □ 한 달에 몇 번 (8점)
- □ 전혀 없음 (12점)

4. 당신은 집의 조명을 콤팩트 형광등(CFL)으로 바꾸었는가?

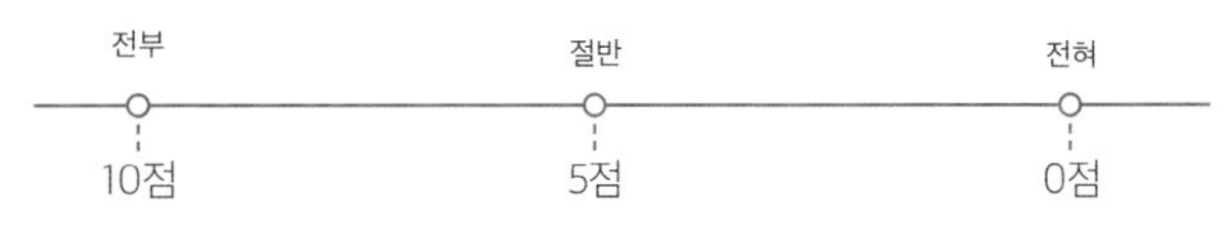

당신의 '첨단 기술' 위험 점수 □

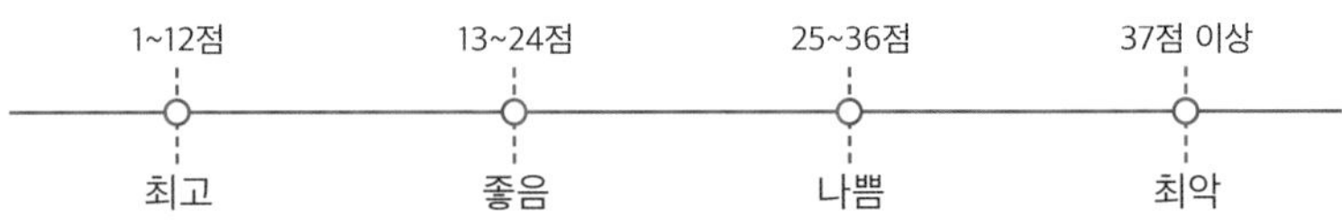

항공편 예약을 해야 하는가? 침대에 엎드려 누워 노트북 컴퓨터로 인터넷에서 탑승권을 무선 프린터로 출력하면 된다.

지루하거나 외로운가? 비디오 게임기의 전원을 켜고 세계 저편에 있는 낯선 사람과 수 시간 대결하면 된다.

다가오는 마감시한이 걱정되는가? 집에서 사무실 컴퓨터에 접속해 방금 전에 작업하던 프로젝트에 다시 몰두하면 된다. 그건 모두 그토록 놀라울 정도로 쉽다! 각각의 기술 도약과 그에 따른 뚜렷한 유익에도 불구하고, 우리는 신체적·정서적 건강 면에서 의도치 않은 결과에 직면한다.

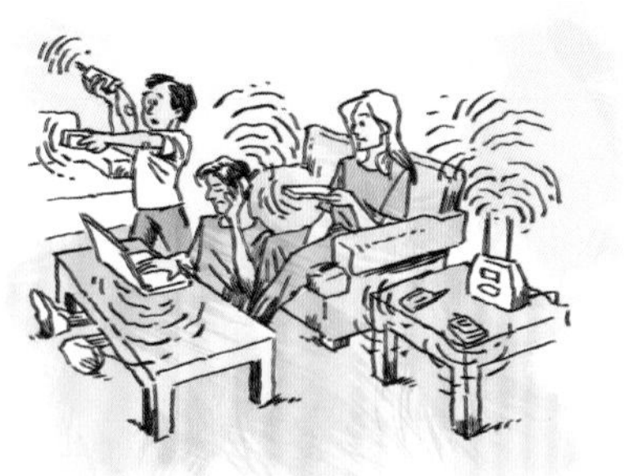

다양한 기기

자칭 얼리 어답터인 나는 최신 기술 혁신에 대한 나의 열광적인 면을 기술의 진보에는 부정적인 면이 뒤따른다는 나의 지식으로 끊임없이 누그러뜨리고 있다. 우리의 삶을 보다 수월하게 해주는 장치들의 일부는 우리에게 비만, 우울, 소외와 병 또한 일으키고 있다. 그렇다고 우리가 말과 마차, 녹음테이프, 워크맨 또는 다이얼 접속 인터넷으로 돌아가야 한다고 말하는 것은 아니다. 변화는 우리가 삶에서 정말로 의지할 수 있는 유일한 것이지만, 그렇다고 잠재적으로 부정적인 효과를 검토하고 위험을 최소화하는 일을 멈춰서는 안 된다. 우리는 자신(그리고 특히 우리 아이들)에게 진보와 안전, 기술 제품 및 가족과 보내는 시간, 가상 세계와 자연환경, 그리고 일과 놀이 사이에 원만한 타협점을 찾아야 하는 의무가 있다.

우리의 삶을 보다 수월하게 해주는 장치들의 일부는
우리에게 비만, 우울, 소외와 병 또한 일으키고 있다.

여러모로 기술은 친밀함의 적이 되고 있다. 우리는 배우자에게 자주 문자를 보내고, 가정에서 식사시간은 잠깐 들르는 시간이 되었고, 침실에는 TV와 노트북 컴퓨터가 있고, 우리와 가족, 친구 및 심지어 낯선 사람 사이의 대면 상호작용은 줄었다.

최근에 르네와 나는 한 쇼핑몰에 앉아서 충돌이 임박한 경우를 목격했다. 대학생 연령의 남자와 여자가 서로를 향해 곧장 걸어갔으며, 둘 다 자신의 핸드폰을 뚫어져라 보면서 문자 작업에 완전히 몰두하고 있었다. 르네에게 그건 로맨틱 코미디에서 바로 나온 장면인 듯했다. 아마도 그들의 운명은 둘 사이를 맺어주는 쪽으로 정해져 있었을 것이다. 서로 정면으로 부딪친 후 그들은 웃음을 터뜨리며 사과하고, 서로 소개하며, 조금 알콩달콩 지내다가 이후로 행복하게 살아갈 것이다.

그러나 현실에서 그들은 마지막 순간에 서로를 쳐다보거나 아는 척하지 않은 채 재빠르게 옆으로 비켜나서 바로 문자 작업을 계속했다. 그 마지막 순간의 민첩성은 인상적이었지만, 우리는 또한 그들이 진짜 인연을 놓친 것은 아닐까 생각했다.

하지만 기기는 우리에게서 인간 인연만 빼앗아가지 않으며, 또한 우리의 건강과 장수에 신체적 위협을 가할 수도 있다.

전자파의 바다

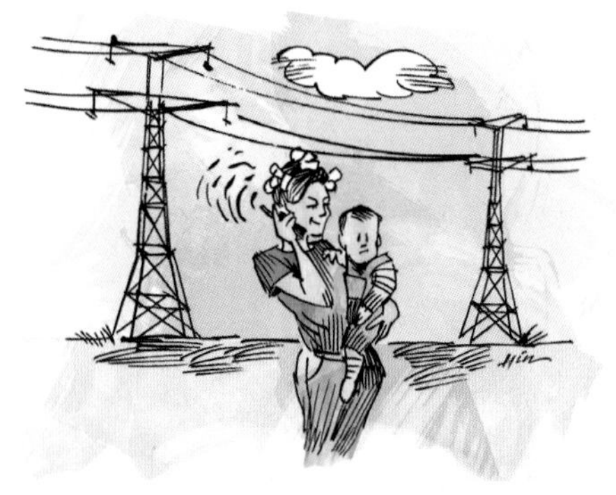

우리의 집안에서 모든 생활공간은 우리를 위험에 빠뜨리는 기술 장치로 가득하다. PART 2 제2장에서 우리는 전등, 자명종과 전기장판 같은 전자제품에서 나오는 전자기장(EMF, 전자파)과 연관된 건강 위험을 다루었다. 그러나 전자파 노출에 있어 훨씬 더 높은 발생원(고주파[RF] 방출)으로 인한 위험이 꾸준히 증가하고 있다.

PART 2(침실)에서 언급하였듯이, 고주파는 핸드폰과 와이파이를 포함해 가장 현대적인 편의기기의 일부에서 나온다. 이러한 전자 기구의 사용은 계속해서 빠르게 증가하고 있다. 사실 이 책을 쓰고 있는 중에도 세계적으로 핸드폰 사용자가 40억 명으로 추산되며, 그 중 무려 1/3이 아이들이다. 이 수치는 증가할 것이 분명하다.

핸드폰 사용자는 극심한 양의 고주파 방출에 노출되고 이러한 양은 환경에 자연적으로 존재하는 양보다 현저히 더 높다. 핸드폰은 기본적으로 고주파 신호를 원거리 기지국에(아울러 당신의 중추신경계에) 보내는 무선 통신 장치이다. 그러한 신호는 뇌와 기타 기관들의 조직을 쉽게 투과한다. 와이파이와 같은 기타 무선 통신 장치도 비슷한데, 이러한 장치는 또한 마이크로파 신호를 방사하기 때문이다.

핸드폰은 기본적으로 고주파 신호를 원거리 기지국에(아울러 당신의 중추신경계에) 보내는 무선 통신 장치이다.

과학자들의 주장에 따르면, 인체는 이러한 에너지 장을 침입하는 병원체로 보고 반응해 일련의 생화학적 반응을 촉발한다. 그러한 반응은 유해한 활성산소의 방출을 유발하고, 혈뇌장벽을 변경시키며, 만성 염증성 반응을 가동시키고, 세포 간 교신을 교란한다.

미국 국립독성학평가프로그램(NTP)은 현재의 노출 지침은 가열 손상(본질적으로 고주파는 실제로 피부를 가열하거나 태운다)으로부터의 보호로 제한되어 있다고 지적하지만, 기타 부작용의 증거가 이제 드러나고 있다는 점을 인정한다. NTP는 발암 또는 기타 독성 효과의 가능성에 초점을 두는 연구들을 실시하고 있다. 13개 국가가 참여해 실시 중인 일련의 국제 역학 연구인 인터폰프로젝트는 중간 결과를 내놓기 시작했다. 그리고 일부 연구들은 머리의 특정 암(청신경종과 신경교종)을 지속적인 핸드폰 사용과 연관시키고 있다.

핸드폰을 통한 통신이 세계 시장에 도입된 지 거의 20년이 지난 지금, 우리는 암이 곧 나타날 잠복기의 말미에 이르고 있으며, 핸드폰 사용이 건강에 심각한 부작용을 일으키는 것과 연관이 있다는 과학적 증거가 증가하고 있음을 알게 되었다.

핸드폰을 사용하는 아이들

핸드폰 사용의 위험에 대해 우려가 증가하면서, 우리는 우리의 아이들에 대해 걱정할 수밖에 없다. 대부분의 아이들은 어른들이 전통적인 키보드로 타이핑하는 것보다 더 빨리 엄지로 문자를 작성한다. 아이들이 십대에 들어서기 한참 전에 채팅을 하는 것을 보는 경우가 드물지 않다. 십대에게 휴대폰 세상이 도래하였다는 점은 부인할 여지가 없다.

이러한 장치의 사용이 증가하면서 거기서 방출되는 전자파가 이전에 생각한 것보다 훨씬 더 큰 위험을 초래하고, 특히 신체와 뇌가 아직 발달 중인 아이들에게 그렇다는 증거가 쌓이고 있다. 스웨덴에 있는 유니버시티 병원의 암 전문가인 레나트 하델(Lennart Hardell) 박사는 20세가 되기 전에 핸드폰을 사용하기 시작한 사람들 사이에서 1년 이상 사용 후 뇌종양의 위험이 일반 인구의 경우보다 5.2배 더 높았다고 최근에 밝혔다.

가장 흔한 우려는 암이지만, 다른 심각한 위험이 있다. 로스앤젤레스 캘리포니아 주립대학교 공중보건대학원의 2008년 연구는 1만3,000명 이상의 어머니들에게 7세 자녀의 건강 및 행동 상태에 대한 질문을 포함하는 설문지를 작성해달라고 요청했다. 또한 연구는 어머니들이 임신 중 혹은 분만 직후 핸드폰을 사용하였는지를 물었다. 거의 2 대 1로, 아이 엄마가 이 중요한 시기에 핸드폰을 사용했었다고 보고한 아이들은 입학 연령쯤에 과잉행동과 같은 행동장애를 보였다.

페인트와 가솔린에서 납을 제거하는 데에는 70년, 흡연과 암 간의 연관성을 확립하고 담뱃갑에 경고 문구를 표기하는 데에는 50년이 걸렸다. 심지어 고대 그리스인들조차도 석면이 해롭다고 지적하였지만, 미국이 질병이 보고된 후 그 사용을 금지하기까지는 60년 이상이 걸렸다.

이제는 진지하게 이러한 교훈으로부터 배워서 뇌종양의 대유행을 피할 수 있는지를 알아볼 시점이 아닌가?

우리의 가장 소중한 유산을 보호하는 것에 관한 한, 이제 우리가 PART 1에서 논의한 사전 예방 원칙을 활용할 시점이다. 당신은 핸드폰이 위험하다고 입증될 때까지는 안전하다고 결론을 내리거나, 아니면 어린이와 젊은 성인 10억 명이 관련된 이 중대한 사안에서 직관을 발휘해 현실적으로 변화를 가져올 수 있는 몇몇 간단한 사전 예방 조치를 취할 수 있다.

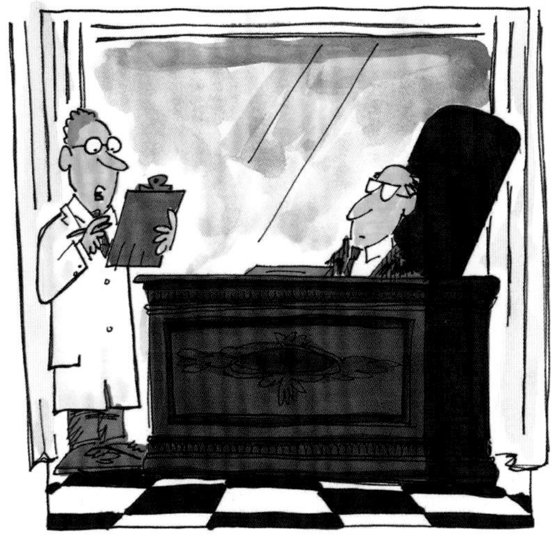

"핸드폰을 사용하는 건강한 아이들 1,000명을 대상으로 3개월간 진행된 연구에서 결론적으로 핸드폰은 암 발병이 0건으로 더할 나위 없이 안전하다고 입증됐습니다."

앤드류는 핸드폰을 아주 좋아하는데, 우리는 핸드폰이 '비행기 모드'에 있으면 그가 핸드폰을 가지고 노는 것에 신경 쓰지 않는다. 하지만 응급상황이 아닌 한 그가 아직 어린 동안에는 핸드폰의 사용을 허용하지 않을 계획이다. 그 전파가 그의 뇌를 혼란시키지 않기를 바라기 때문이다. 부모들은 영유아의 뇌가 완전히 발달한 우리 성인의 두개골의 경우처럼 보호받지 못한다는 사실을 기억해야 한다.

어느 무선 장치들이 가장 낮은 전자파를 방출하는지를 알아보려면 www.myhealthyhome.com/wireless에 방문해 보세요.

그리고 아이들은 우리 세대보다 훨씬 더 많은 세월에 걸쳐 핸드폰에 노출될 것이다.

우리는 가능한 한 아이들의 노출을 최소화하게 할 수 있는 일을 해야 한다.

당신과 가족을 보호하라

우리는 핸드폰과 기타 무선기기들이 없다면 어떻게 지낼 수 있을지를 상상하기 힘든 지경에 이르렀다(나는 내 아이폰을 옆 사람만큼 사랑한다). 그러나 상식을 활용하는 것은 그만한 가치가 있다. 모든 유형의 전자파에서처럼, 당신이 고주파 발생원에서 멀리 벗어날수록 노출량은 낮아질 것이다.

심플 솔루션 아이가 당신의 핸드폰을 가지고 노는 것을 도저히 뿌리칠 수 없다면 우선 핸드폰을 끈다. 혹은 스마트폰이라면 '비행기 모드'로 바꾸면 된다.

내 아버지는 핸드폰과 무선 전화기가 야기하는 위험을 오랫동안 의심해왔고 대체로 이들 기기를 자신의 머리 옆에 들기를 꺼려한다. 그는 가급적 스피커폰으로 통화한다. 스피커폰으로 사적인 대화를 나누려 하면 다소 당혹스러울 수 있다. 그러나 스피커폰의 질은 최근에 많이 개선되어 더 자주 사용할 수 있게 되었다.

나는 개인적으로 가능한 한 핸드폰으로 통화하는 시간을 줄이려고 노력한다. 그래서 사람들에게 유선 전화를 사용해 답신을 요청하거나, 아니면 문자를 보내서 핸드폰을 머리로 들 필요가 없도록 한다.

과학자에게 묻는다

"웬츠 박사님, 핸드폰에서 나오는 고주파가 유발하는 건강에 부정적인 영향을 미치는지요?"

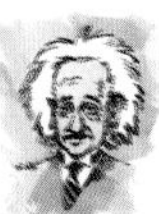

전자파 방출이란 주제에 관해서는 의견이 분분하다.

세계적으로 핸드폰 사용자의 만연을 고려한다면, 논쟁의 양측에서 수많은 주장이 나온다는 점은 놀라운 일이 아닐 것이다. 그러나 각 측에서 부인할 수 없는 일부 사실이 있다.

첫째, 매일 우리는 한 세대 전에 존재한 것보다 여러 배 높은 양의 전자파에 노출되고 있다. 우리는 핸드폰, 무선 인터넷, 무선 전화, 차고 문 개폐기, 베이비 모니터, 노트북 컴퓨터, 전자레인지와 심지어 형광 조명으로 둘러싸여 있다.

둘째, 전자파 노출의 건강 효과를 다루는 현재의 규정은 오직 가열 효과만이 위험하다는 신념에 근거하고 있다. 우리는 이제 그러한 신념이 틀렸다는 것을 알고 있다.

우리는 일부 유형의 방사선(예로 엑스선)이 명백히 치명적이란 사실을 알고 있다. 그렇다면 핸드폰에서 방출되는 고주파와 같은 기타 유형은 어떤가? 그건 엑스선 강도의 10억분의 1에 불과하지만, FM 라디오 신호보다 더 강하다. 하지만 유해성 여부는 노출량에 달려 있지 않은가? 즉 엑스선 노출은 순간적으로만 지속되는 반면 고주파 같은 것에 대한 노출은 우리의 삶에서 거의 매 순간 일어난다는 사실을 고려해야 한다.

고주파 방출이 건강에 미치는 효과란 질문에 대해서는 현재로선 도저히 정확한 답변을 할 수 없다. 그건 조각그림 맞추기와 비슷하며, 우리는 아직 모든 조각들을 갖고 있지 않다. 잠재적인 유해성의 증거는 증가하고 있지만, 명백하고 과학적인 답변은 아마도 당분간은 나오지 않을 것이다.

우리는 그렇게 오래 기다려야만 하는가?

많은 사람들이 핸드폰을 벨트 클립에 끼우거나 주머니 속에 넣어 볼기뼈(hip bone)와 주요 기관들을 전자파에 노출시킨다. 고주파장이 정말로 우리의 혈구 DNA를 손상시킨다면, 이는 우리의 장기적인 건강에 많은 해를 끼칠 수 있다. 이를 해결하는 한 가지 간단한 방법은 핸드폰을 휴대하는 곳을 끊임없이 바꾸고, 노출을 중요한 한 지점에 줄곧 집중시키지 말고 주위로 분산시키는 것이다. 핸드백을 가지고 다니는 여성이라면 이미 자신과 핸드폰 사이에 어느 정도 거리를 두는 셈이다. 핸드백을 가지고 다니지 않는 경우에는 거리를 유지하는 기타 방법들을 찾아본다. 핸드폰을 책상 또는 대시보드 위에 둔다. 그저 주머니 속만 아니면 된다.

전반적인 노출을 최소화하는 또 하나 쉬운 방법은 핸드폰에 유선 핸즈프리 헤드셋을 사용해 핸드폰을 머리 그리고 무릎 등 기타 어느 신체 부위에서도 최소한 몇 십 센티미터 떨어뜨려 놓는 것이다. 유선이 중요한데, 무선 헤드셋은 소형 무선 송신기로 작용하므로 사용하면 뇌를 그리 많이 보호하지 못하게 된다.

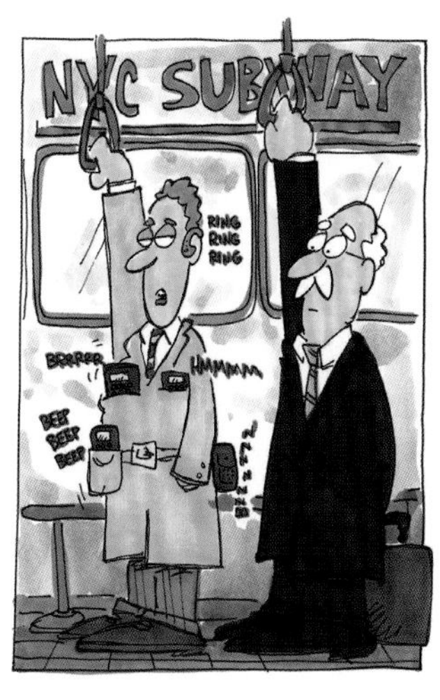

"아니요,

전 증권 중개인이 아닙니다.

웨이터예요."

그리고 많은 사람들이 집에서 굳이 유선 전화를 써야 할까라고 생각하지만, 나는 그것을 유지하고 (가장 중요하게는) 사용하라고 권장한다.

그러나 가장 큰 우려사항은 우리가 절대 연락이 끊기지 않도록 하는 데 집착한다는 것이다. 우리는 핸드폰을 모든 곳에 가져가며, 사람들은 자신의 핸드폰을 꺼놓아야 할 때 거의 공포에 떤다. 십대들은 늦은 밤 전화 또는 문자를 놓치지 않도록 핸드폰을 베개 밑에 둔 채 잠잔다. 많은 사람들은 핸드폰이 진동하거나 깜박거리면 즉시 반응할 수 있도록 핸드폰을 침대 옆 탁자에 둔다.

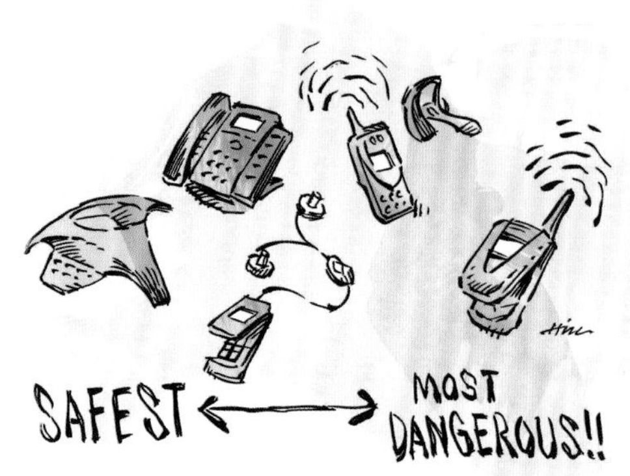

심플 솔루션 집 또는 직장에 있을 때 일반 유선 전화를 사용한다. 일일 고주파 노출의 20%만 줄여도 올바른 방향으로 가는 첫 걸음이 된다.

왜 와이파이를 선호하는가?

와이파이는 오늘날 피하기가 점점 더 어렵다. 그건 비행기, 커피숍과 식당, 그리고 대부분의 작업 공간 및 호텔 룸에 있다. 그러나 당신은 통제할 수 있는 하나의 장소(당신의 집)에서 그것을 제거할 수 있다.

당신이 정말로 와이파이의 편의성이 필요하다면, 그걸 필요로 하지 않을 때에는 송신하지 않도록 꺼놓는 방안을 고려한다. 켜짐/꺼짐 스위치를 사용하거나 플러그를 뽑는다. 대부분의 사람들은 잠자는 기간인 인생의 1/3 동안에는 와이파이가 필요하지 않다.

💡 **심플 솔루션** 당신은 편리한 곳에 이더넷(ethernet) 포트가 있다면 양질의 전통적인 배선을 사용해 인터넷에 접근할 수 있다.

나는 와이파이를 선택하기로 한 사람들 중 하나임을 고백한다. 특히 창고를 개조해 내벽이 거의 없고 배선이 제한되어 있는 우리 집에서는 정말 편리하다. 나는 자신을 좀 더 고주파 방출에 노출하는 위험에도 불구하고 집안 어디서든 노트북으로 작업할 수 있는 편의성을 선호해 결정을 내렸다. 그러나 나는 또한 모든 주요 전자제품(와이파이 박스를 포함해)을 집안에서 침실, 아기 방 및 주방으로부터 반대편에 있는 한 장소에 보관하기로 선택했다. 그리고 우리는 아들의 뇌와 신체가 아직 발육 중인만큼 그를 전자파가 집중되는 핫스팟(hotspot)인 이 장소에서 아주 멀리 두고 있다.

우리가 공공 와이파이 서비스 지역을 '핫스팟'이라고 부르는 것은 흥미롭다. 우리는 미래에 그것이 핵 '핫스팟'처럼 위험한 것으로 밝혀져 그런 용어에 더 이상의 의미를 부여하지 않는 날이 오기를 기대해야 한다.

전자 대공황

현대 세계의 위험이 모두 육체적인 것만은 아니다.

아직 정의된 질환으로 받아들여지지는 않았지만, 과도한 온라인 활동을 '인터넷 중독'이라 부르고 있다. 2008년 현재 세계적으로 10억 대의 개인용 컴퓨터가 사용되고 2015년에는 또 다른 10억 대가 사용되리라고 예상되는 상황에서, 인터넷 중독이란 이슈는 더 문제가 될 것이 거의 확실하다. 온라인 활동에 대한 끊임없는 욕구(그리고 그 부정적인 건강 효과)는 우리가 기술 진보를 누리기 위해 흔히 하는 추악한 거래에 대해 무서운 경고를 던진다.

인터넷 중독

인터넷 중독은 기본적으로 병적 컴퓨터 의존성으로 적어도 3가지 뚜렷한 변이가 있다. 도박, 포르노 탐닉과 과도한 이메일/문자 작업이 그것이다. 우리는 소셜 미디어 사용을 이 마지막 섹션에 포괄하여 설명한다.

온라인 활동에 상관없이 인터넷 중독이 있는 사람들은 대개 다음과 같은 '증상들'을 보인다.

- 과도한 사용: 시간 감각의 상실 그리고 식사, 수면, 목욕과 육체 활동 같은 기본적인 육체적 욕구들의 무시가 흔히 혼재되어 있다.
- 금단: 컴퓨터에 접근할 수 없을 때 분노, 우울과 불안 같은 증상들을 나타낸다.
- 내성 증가: 기본적으로 더 많은, 더 좋은 컴퓨터 장비 및 소프트웨어를 확보하거나 컴퓨터 사용에 더 많은 시간을 보내는 데 집착하는 것에 해당한다.
- 부정적 영향: 사회적 고립, 기타 노력들에 대한 흥미 결여, 직장 또는 학교에서 성과 부진 등이 있다.

문제가 있는 인터넷 사용(본질적으로 건강한 수준을 넘어서는 인터넷 사용)을 평가하는 대규모 역학 연구들 가운데 완료된 것은 거의 없다. 그러나 흥미로운 데이터가 있는데, 인터넷 중독은 세계적인 현상이고 거의 모든 연령층의 사람들에게 영향을 미쳐 수적으로 정신분열증 및 양극성 장애 환자들의 수에 다가서고 있다고 한다.

심플 솔루션 아이들 또는 십대의 온라인 활동에 관한 한 '문호 개방' 정책을 유지한다. 다시 말해 잠긴 문 뒤에서 인터넷 서핑을 하게 하지 않는다.

그럼에도 컴퓨터와 인터넷은 오늘날 아이들에게 삶의 필수적인 일부분이다. 그리고 십대들은 사회적 및 신경생물학적 요인들로 인해 중독성 질환에 몹시 취약하다. 이러한 이유로 당신은 살아가면서 사춘기 청소년과 젊은 성인에서 문제가 있는 컴퓨터 사용의 징후에 대해 경계를 게을리 해서는 안 된다.

이 모든 가상 상호작용은 사람들이 자신의 '실생활'에서 가족, 친구, 그리고 학업 또는 직업 상 책무에 그리 많은 시간을 사용하지 않고 있다는 것을 의미한다. 인터넷에 대한 몰두는 우울증과 고립감 그리고 학업 실패, 실직, 자금난, 법률문제, 가족 갈등과 이혼 같은 사회적 결과를 초래할 수 있으며, 사람을 한층 더 온라인 은둔으로 몰아갈 수 있다.

사람들은 자신의 '실생활'에서 가족, 친구, 그리고
학업 또는 직업 상 책무에 그리 많은 시간을 사용하지 않고 있다.
인터넷에 대한 몰두는 우울증과 고립감을 초래할 수 있다.

당신은 집안에서 기술 제품과 보내는 시간을 제한하고(특히 아이들에게) 컴퓨터 사용이 문제가 될 수 있을 것처럼 느껴지면 가능한 한 조기에 해결함으로써 위와 같은 부작용의 해소에 도움을 줄 수 있다. 그리고 당신은 아이와 손자에게 본보기가 된다는 점을 기억해야 한다. 당신이 컴퓨터와 휴대폰에서 해방되지 못한다면, 어떻게 당신의 아이들이 그렇게 하리라고 기대할 수 있겠는가?

대부분의 사람들은 진짜 인터넷 중독으로 고심하지 않지만, 우리는 기술이 우리의 건강과 관계에 미치고 있는 영향을 솔직하게 자주 평가해야 한다. 우선 다음과 같은 질문을 자신에게 해본다.

- 당신은 얼마나 자주 기분전환으로 웹을 검색하면서 하루의 시간을 소비하는가?
- 온라인에 있을 때 당신은 무엇 또는 누구를 무시하고 있는가?
- 당신은 집에서 로그인하거나 끊임없이 휴대폰을 체크하지 않은 채 저녁을 지낼 수 있는가?
- 당신은 페이스북 또는 트위터를 하기 위해 자주 가족과의 즐거운 순간을 놓치거나 건강한 야외 활동을 건너뛰는가?
- 당신은 기술 제품과 보내는 시간 때문에 몸이 아프거나 뻣뻣한 증상을 자주 겪는가?

기술이 당신의 직업, 가정생활 또는 건강에 방해가 되고 있다면, 상담가로부터 도움을 받을 시점일지도 모른다.

심플 솔루션 업무를 특정 시간 및 장소로 한정해보고, 매일 일정 시간을 할애해 기술 제품으로부터 해방되라. 대신에 현실세계에 접속된 생활을 하는 방안을 고려해보도록 한다.

심플 솔루션 요약

르네와 내가 지난 몇 년에 걸쳐 레몬 향이 나는 먼지용 분무제와 코가 뚫리게 하는 변기 세척제의 사용을 서서히 끊으면서, 우리 둘은 흥미로운 뭔가를 알아챘다. 한때 냄새가 정말 좋았던 세척제들이 이제는 질릴 정도인 향기와 눈물이 나게 하는 성분으로 인해 거의 역겹다는 것이다. 우리의 코는 이제 우리에게 독성에 관한 진실을 말해주고 있는 셈이다.

우리는 이제 친환경으로 청정해진 집을 자랑하지만, 그건 꼭 바꾸기가 쉬운 일만은 아니었다. 대부분의 가치 있는 과학 프로젝트들처럼, 위대한 청정 실험(나는 그렇게 언급하기를 좋아한다)은 좌절감을 안기는 실패가 많았다. 여름에 정전기가 발생한 적이 있었는데, 우리가 세탁한 옷이 자기만의 전자파를 생성하는 듯했다. 그리고 우리가 집안 타일을 닦아내는 데 적합한 방법을 탐색하면서 마루가 이상하게도 끈적거리는 경우를 여러 차례 경험했다.

그러나 우리는 앤드류가 마루를 처음으로 기어가는 데 성공하는 모습을 지켜보면서, 우리의 고된 노력이 헛되지는 않았다고 생각했다.

우리의 청소 습관이 변화시켜야 하는 유일한 것은 아니다. 내가 굳이 그날 저녁 집에 머물러 앤드류가 기어가는 시도에 처음으로 성공하는 모습을 지켜보았다는 사실은 나 스스로 기술의 경계선을 설정하려고 노력한다는 증거이다. 최고경영자인 나는 사무실에서 벗어나기가 얼마나 어려운지를 알고 있다. 기술이 성공을 거둔 관계로 우리는 늘 일을 달고 산다. 나는 수년이 걸려서야 이메일, 문자 또는 전화는 다음날 아침에 확인해도 된다는 점을 깨달았다. 과거에는 새 이메일이 내 받은편지함에 들어와 딩동 소리가 나면 잠자리에서 일어났다. 그러나 나는 당직 의사가 아니며, 일은 다음날 아침까지 놔두어도 된다는 점을 깨달은 것이다. 우리는 모두 직장 동료가 부르면 언제든지 가야 하는 대기 근무와 114 안내처럼 하루 종일 일주일 내내 서비스가 이루어지지만 일을 돌아가면서 하는 교대 근무 간의 차이를 알아야 한다.

그럼에도 나는 전자파에서 단절된 한적한 시간을 고대한다. 나는 운 좋게도 전 세계를 여행하고 정말로 호화로운 곳들에 머무르기도 했다. 그러나 내가 가장 좋아하는 휴양지에 대해 질문을 받으면 나는 주저하지 않고 남부 유타의 붉은 암석으로 된 아름다운 시골에 있는 파월 호수(Lake Powell)를 꼽는다. 나는 웨이크보드 타기를 좋아하고 그 곳의 경관을 사랑하지만, 진짜 매력은 그곳이 완전한 오지라는 것이다. 핸드폰 서비스도, 인터넷도, 이메일도, 뉴스 속보도 없어 내 가족과 친구와 가지는 즐거운 중요한 순간을 방해받을 일이 없다. 우리는 모두 우리의 기구들로부터 단절되어 오로지 우리가 사랑하는 사람들과 함께 하기 위해 종종 의식적인 결정을 내려야 한다. 진정한 삶은 그냥 흘려보내기에는 너무도 경이롭다.

솔루션 요약 당신은 심플 솔루션들 중 어느 항목을 거실에 추가할 건가요?

	점수
1. 내가 할 일 : (해당 항목 모두 선택) □ 현재의 화학 세척제를 최소한 절반으로 줄인다. (8점) □ 세척제를 사용할 때에는 매번 고무장갑을 낀다. (5점) □ 이 책 또는 온라인에 소개된 일부 자가 제조 천연 세척제로 바꾼다. (5점) □ 룸/카펫 방향제를 사용하지 않는다. (6점)	
2. 내가 할 일 : (해당 항목 모두 선택) □ 완전히 밀폐된 헤파필터 장치가 있는 진공청소기를 사용한다. (10점) □ 전문가에게 의뢰해 집안에 라돈, 곰팡이, 일산화탄소와 납 같은 오염물질이 있는지 검사받는다. (10점) □ 단단한 표면용 화학 세척제에서 스팀 청소기(오직 가열된 물만 사용하는 제품)로 바꾼다. (10점)	
3. 내가 할 일 : □ 거실 전체를 '신발 착용 금지' 구역으로 정하고 이를 지킨다. (10점)	
4. 내가 할 일 : □ 콤팩트 형광등의 사용을 전부 중단한다. (10점) □ 콤팩트 형광등을 유지한다면, 등이 깨질 경우에 적절한 처리 절차를 배울(그리고 사용할) 것이다. (4점)	
5. 내가 할 일 : (해당 항목 모두 선택) □ 가능한 한 언제나 핸드폰의 스피커폰 세팅을 사용한다. (5점) □ 핸드폰에 핸즈프리 유선 헤드셋을 사용한다. (5점) □ 집과 직장에서 전화할 때에는 항상 일반 유선 전화를 사용한다. (5점) □ 핸드폰을 벨트 또는 허리밴드에 걸치지 않는다. (3점) □ 14세 미만 아이들에게 핸드폰을 멀리하게 하는 원칙(적어도 핸드폰이 송신 중일 때)을 유지한다. (10점)	

6. **내가 할 일** : (해당 항목 모두 선택)

- □ 집에서 무선 인터넷 대신 유선을 사용한다. (10점)
- □ 와이파이 공유기를 침실과 거실에서 멀리 둔다. (3점)
- □ 취침시간에는 와이파이 공유기를 꺼둔다. (5점)
- □ 매일 컴퓨터, TV와 핸드폰을 끄는 '차단' 시간을 정한다. (8점)

당신의 심플 솔루션 플러스 점수	
당신의 '청결' 위험 점수	-
당신의 '첨단 기술' 위험 점수	-
당신의 거실 건강 총점	

당신은 긍정적인 변화를 이루고 있는가?

당신은 www.myhealthyhome.com에 있는
The Healthy Home Web 사이트에서
당신의 설문지 점수와 솔루션 점수를 추적할 수 있다.

PART 6 _ Garage and Yard

차고와 마당

집 벽에서 불과 몇 걸음 떨어져 있는 차고와 마당은 우리의 건강에 지뢰밭이 될 수 있다. 차고, 테라스, 마당과 그 너머에 존재하는 오염물질들은 거의 확실히 실내에서의 삶에도 영향을 미친다. 전면적인 변화를 주지 않더라도 몇몇 간단한 변화를 주면 집 주변에 극적인 영향을 미칠 수 있고 당신과 가족에게 병을 일으킬 수 있는 독성 물질들에 대해 방어막을 구축할 수 있다. 다행스러운 것은 당신이 휴식, 치유와 건강을 촉진하는 실외 공간을 만들 수 있다는 것이다.

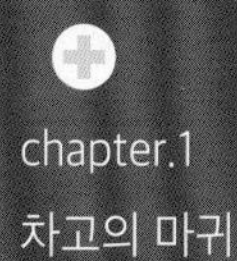

chapter.1
차고의 마귀

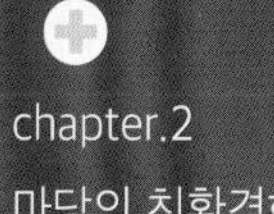

chapter.2
마당의 친환경화

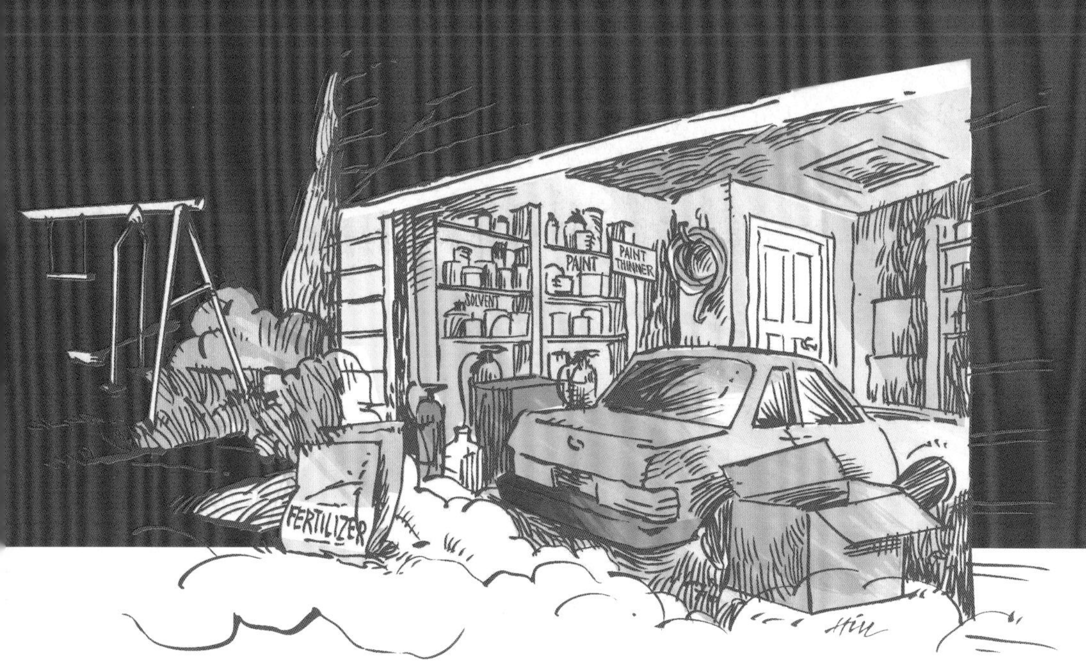

우리는 마침내 데이브의 집이 세상과 만나는 곳으로 다시 나왔다. 데이브는 유리문과 방충망을 열었으며, 우리는 방금 나온 집만큼이나 크다는 느낌이 드는 2층짜리 테라스로 걸어 나왔다. 한적한 옥상 정원은 영국 풍 뜰을 연상시켰다. 새들이 다 자란 나무들에서 짹짹거렸다. 나무들은 공간 전체를 둘러싸서 사생활과 그늘을 보장하고 있었다. 무성한 잔디 사이로 석재로 된 길들이 대칭을 이루면서 나 있었다. 거리에는 교회 종소리가 울리기 시작했다.

우리가 바깥으로 나갈 때 웬츠 박사는 일련의 도구들이 든 가방에서 또 다른 장치를 꺼냈다.

웬디 이 마당이 있어 집이 정말 독특해 보이네요. 마치 당신 자신의 공원을 가지고 있는 것 같아요.

데이브 감사합니다. 맞아요, 그래서 이 집에 껌벅 넘어갔죠. 도시 한가운데에서 모든 것이 도보 거리 내에 있는 곳임에도 여전히 토마토를 키우고 잔디에서 놀 수 있으니 정말 최고죠.

웬츠 박사 [케이블 TV 리모컨 같이 생긴 작은 장치를 들고 있다.] 이 VOC(휘발성 유기 화합물) 측정기 좀 봐라. 안에서 측정값은 0.4ppm으로 낮았지만, 지금 바깥이고 더욱이 바로 도심에 있음에도 0.2ppm

이다. 안보다 밖의 공기가 한층 더 깨끗하구나.

데이브 예, 전면 개조에서 추가한 것들 중 아주 마음에 드는 것이 문의 당김식 방충망이었어요. 이 방충망은 신선한 공기를 안으로 들이고 곤충을 막는데, 곤충이 보이면 르네는 살충제를 꺼내려는 유혹을 받았을 겁니다.
[다들 지붕의 가장자리로 걸어가 지나가는 차들을 내려다본다.]

웬디 거리에는 이용 가능한 주차장이 많지 않은 것 같습니다. 여기 주위에 차고가 있나요?

데이브 근처 주차장에 두 개의 개인 주차 공간이 있지만 차고는 없어요.

웬츠 박사 나는 데이브에게 차고가 없는 것이 이러한 곳에서는 가장 좋은 점들 중 하나라고 늘 말해왔어요. 적어도 가족의 건강에 관한 한 말입니다. 장담하건데, 나는 내 차고로 인해 꽤 많은 두통을 일으켰어요.

웬디 정말로요?

웬츠 박사 그럴 가능성이 많습니다만, 주로 그건 안전 조치를 취해야 하는 데서 오는 두통이었어요. 집과 연결된 차고는 본질적으로 집안의 또 다른 방이며, 거기에 저장된 모든 오염물질들은 벽의 틈새를 통해서, 그리고 연결된 문을 열 때면 언제든 집안으로 들어나옵니다. 그건 침실에 차, 자동차 용액, 살충제와 기타 쓰레기를 보관하는 것이나 마찬가지죠.

데이브_그 모두에도 불구하고, 저는 눈이 본격적으로 내리기 시작하는 한겨울에는 차고가 있으면 합니다. 한여름에도 좋겠죠.

웬디_차가 너무 뜨거워지기 때문이죠?

데이브_바로 그겁니다. 아시다시피 열은 플라스틱과 기타 독성 물질들의 분해를 가속화합니다. 햇볕을 쬐어 몹시 뜨거워진 후 차의 내부는 일부 꽤 강력한 가스를 방출할 수도 있어요. 그건 기본적으로 사람들이 아주 좋아하는 바로 그 '신차 냄새'입니다.

웬디_하지만 신차 냄새는 사람들이 신차를 구입하는 데 끌리는 요인들의 하나죠!

데이브_우리가 앤드류를 갖기까지는 저도 그런 식으로 생각했어요. 이제는 그런 건 정말 질색입니다.

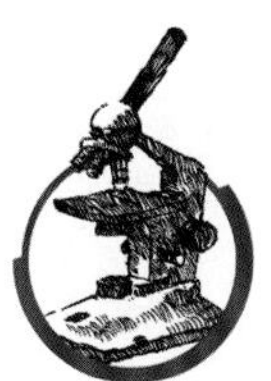

차고의 마귀

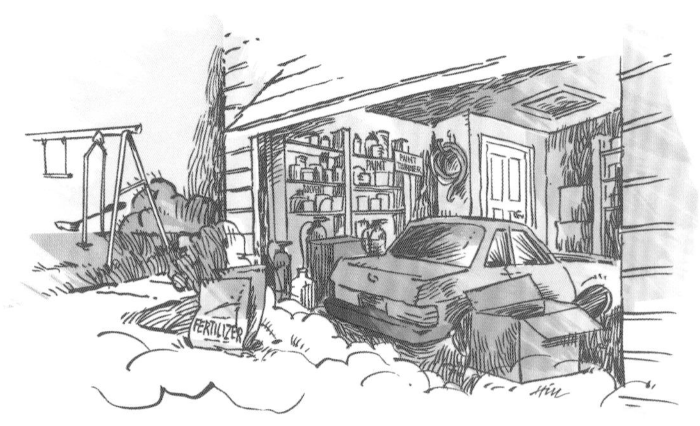

이번에 우리 모두가 가져가야 하는 가장 중요한 건강 개념은 우리 주변 환경과 활동이 우리에게 미칠 수 있는 잠재적 영향을 항상 인식해야 한다는 것이다. 우리는 음식, 물, 공기와 우리가 살고 일하며 노는 장소에 무엇이 있는지 끊임없이 질문해야 한다.

이러한 사고방식은 우리가 차고로 걸어 들어가고 테라스 또는 뜰로 걸어 나올 때에도 변함없어야 한다.

설문지 당신의 집은 얼마나 유독한가? 점수

1. 당신은 집에 연결된 차고가 있는가?

   예_____ (8점)

2. 당신이 질문 1에서 '예'에 표기하였다면, 다음 중 당신의 차고에 해당하는 항목을 모두 선택한다.

   □ 벽/천장이 마감되어 있지 않거나 그저 건식 벽체(drywall)이다. (6점)
   □ 거의 매일 2대 이상의 차를 주차 및 출차 한다. (6점)
   □ 휘발유로 구동되는 소형 기구들(잔디깎이, 제설기, 전동 톱 등)이 안에 보관되어 있다. (각 2점)
   □ 페인트 용품과 살충제가 차고에 보관되어 있다. (5점)

3. 당신의 차 사용 습관을 기술하는 항목에 모두 체크한다. 차가 없다면 0을 기입한다.

   □ 환기 시 실내 순환 버튼을 사용한다. (3점)
   □ 어느 종류든 방향제를 사용한다. (3점)
   □ 일반적으로 창문을 닫아둔다. (5점)

4. 질문 3에서 하나 이상의 차 사용 습관에 체크하였다면, 당신이 대개 매일 얼마의 시간을 차 안에서 보내는지 선택한다.

30분 이하	1시간	90분	2시간 이상
0점	2점	4점	6점

5. 당신 또는 배우자는 직접 차를 정비하는가?

   예_____ (6점)

당신의 '차고' 위험 점수 □

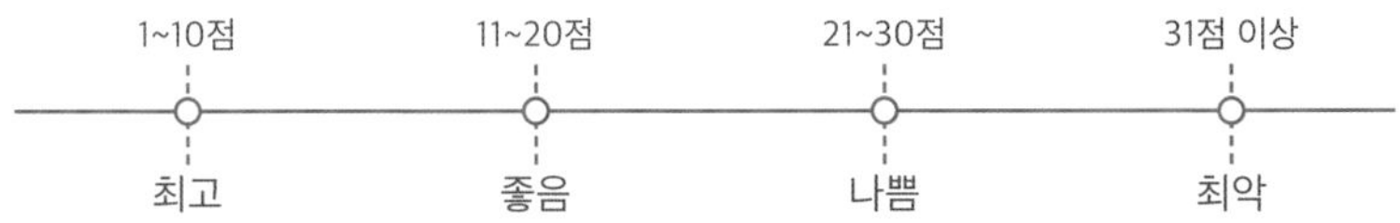

침실 아래의 차고

나의 아버지와 심야 TV 토크쇼를 진행하는 코미디언 제이 레노는 한 가지 공통된 열정이 있다. 둘 다 자동차에 깊은 애정을 보이고 독특한 차고를 가지고 있다는 것이다.

제이 레노의 차고는 차를 20대나 보유한 박물관이자 복원 시설이다. 그러나 내 아버지의 차고는 좀 더 실험실과 비슷한데, 수술실을 겸할 정도로 정리되어 있고 깨끗하며 온갖 도구와 기구가 기능 및 접근성에 따라 걸리거나 보관되어 있다. 모든 용기 위에는 밀폐 뚜껑이 있다. 가장 중요한 점은 아버지가 차에서 나오는 가스나 집밖에서 유입되는 오염물질이 생활공간으로 들어오지 않도록 특별히 주의한다는 것이다. 한때 나는 아버지가 지나치다고 생각한 적이 있지만, 이제는 그가 왜 그토록 조심하는지를 이해하게 됐다.

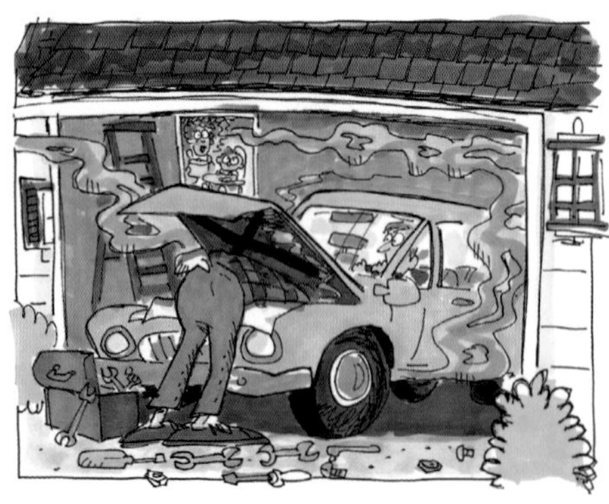

"조니, 날 위해 차를 다시 쌩쌩하게 해줘."

그는 결코 차고가 집의 일부라는 생각에 익숙해지지 못하고 있다.

그의 아버지(나의 할아버지 아담 웬츠)는 농부였지만 사업가이기도 했다. 가족은 철물점, 농기구 가게와 자동차 대리점을 가지고 있었다. 그러한 장소에서 내 아버지는 고성능 자동차에 대한 애정과 철물점에 가면 정원 섹션을 둘러보는 취미가 생겼다고 한다.

과거 미국에서 자동차, 작업대, 장비와 화학물질은 별채에 보관했다. 농장과 목장에서 이 모든 것은 아직도 가족의 집에서 늘 어느 정도 거리가 떨어져 있는 광, 헛간과 차고에 보관한다. 미국의 인구가 팽창하고 산업혁명으로 시골에서 도시로의 인구 이동이 촉진되면서, 부동산 비용이 증가하였고 주거 부지의 크기가 감소했다. 집들은 서로 매우 가까이 지어졌으며, 차고와 보관소는 이제 더 이상 별채에 있지 않다.

더 많은 사람들이 도시에서 살기 시작하면서 차고는 대부분 뒤뜰 바로 너머에 샛길을 마주하는 곳에 위치했다. 이러한 작은 차고에는 자전거, 기름투성이의 도구, 쓰레기통, 잡동사니와 먼지가 덮인 폐품을 보관했다. 공간이 좀 남는다면 사람들은 차를 비집어 넣을 수도 있었다.

그런 다음 콘도, 타운하우스와 교외 주택이 등장했다. 반려동물과 아이의 수가 감소하기 시작하였을 뿐만 아니라 차고와 주된 생활 공간 사이의 거리가 단축됐다. 한겨울에 차 앞 유리의 서리를 긁어내야 하거나 장 본 것을 들고 아이들과 함께 빗속을 헤쳐 집에 들어

가야 하는 사람들에게 집에 연결된 차고는 정말 편리하였으며, 특히 추가로 물건을 보관할 수 있어 더욱 그랬다. 단단히 밀폐되어 있고 흔히 2층 침실 바로 아래에 위치한 차고에는 아마도 2대 이상의 차가 있고 아울러 공구, 오래되고 눌러 붙은 페인트 통, 희석제, 세척제 및 접착제가 널려 있을 것이다.

숨을 참아라

집에 연결된 차고는 편리하고 심지어 사치일 수도 있지만, 집안 공기의 질에 악영향을 미치는 원인이라는 증거가 증가하고 있다. 차와 우리가 차고에 보관하는 물건들은 유독하다고 여겨지는 물질들을 생성하고 누출시킨다. 일단 이러한 물질들이 공기 중에 떠다니게 되면 쉽게 이동할 수 있다.

자동차 배기가스와 기타 연소 오염물질, 화학물질, 그리고 휘발성 유기 화합물은 대부분의 차고들에 최소한 어느 정도의 시간 동안 존재한다. 그리고 그것들은 열린 문, 닫힌 문 주위의 틈새, 냉난방 배관과 기타 벽-천장 이음부를 통해 집안으로 들어올 수 있다. 수많은 연구들에서 차고가 있는 집들은 차고가 없거나 분리되어 있는 집들보다 공기 오염물질(벤젠과 일산화탄소를 포함해)의 수치가 더 높은 것으로 밝혀졌다.

수많은 연구들에서 차고가 있는 집들은 차고가 없거나 분리되어 있는 집들보다 공기 오염물질(벤젠과 일산화탄소를 포함해)의 수치가 더 높은 것으로 밝혀졌다.

그럼에도 당신이 내 아버지와 비슷해 집에 연결된 차고가 있다면, 아직은 부동산 중개인이나 도급 업자에게 전화하지 말라. 간단하게 직접 할 수 있는 일부 프로젝트가 있으며(보다 복잡한 일부 해결책과 함께), 이러한 조치는 당신이 훨씬 더 수월하게 숨 쉬도록 도울 것이다.

차단하라

오염된 공기가 생활공간으로 넘어오지 않게 하려면 차고와 집 사이가 잘 밀폐되도록 한다. 우선 나머지 생활공간으로 연결하는 차고 문부터 시작한다. 문 틈을 마개로 메워 문이 밀폐되고 단단히 닫히도록 한다. 저렴한 자동 폐쇄 경첩을 달면 차고 독성 물질이 집안으로 들어오지 않게 하는 데 도움이 될 것이다.

그런 다음, 차고와 집 사이의 공통 벽 전체와 아울러 천장을 밀폐한다(냉난방 배관, 배선과 급배수 설비를 포함해). 배관은 수성 배관용 유향수지(乳香樹脂, mastic) 콤파운드로 밀폐하고 전기 설비 주위의 틈새와 벽-바닥 이음부는 팽창 스프레이 폼과 코킹재(caulk)로 메운다.

마감하라

건축업자가 집에 연결된 차고를 마감하지 않았다고 마감할 필요가 없다고 생각해서는 안 된다. 노출된 벽과 마감되지 않은 건식 벽체는 누출이 심하다. 벽과 천장을 건식 벽체로 도배하고, 적절히 밀폐하며, 페인트를 두 차례 바른다. 당신은 페인트에서 나오는 몇몇 더 많은 VOC와 씨름해야 할 수도 있지만, 장기적으로는 떠다니는 차고 가스로부터 훨씬 더 나은 보호를 받을 것이다.

청소하라

차고를 잘 둘러보라. 당신은 라벨에 '경고', '위험' 및 '독극물'이라고 표기되어 있는 모든 제품들이 정말 필요한가? 그것들을 실제로 사용한 마지막 시점은 언제였나? 그리고 당신이 알게 된 점을 감안하건대, 그것들을 집안에서 사용하는 것에 대해 여전히 편한 기분인가?

선반에 얹혀 있는 살충제, 페인트, 자동차 용액, 강력한 세척제 등, 이제 많은 차고들은 화학물질 폐기장과 유사하다(하지만 정부의 감독을 받지 않은 채). 양질의 장갑과 어쩌면 방진 마스크 또는 인공호흡기까지도 착용하고 청소하라.

위와 같은 물질들은 대부분 가정에서 안전하게 폐기할 수 없다는 점을 기억한다. 현지 유해 폐기물 처리 시설에 연락하여(혹은 그러한 시설을 찾을 수 없다면 시나 군 정부의 웹사이트에서 위생 또는 폐기물 관리 당국을 찾아본다) 이러한 위험 물질들을 적절히 처리하는 방법과 장소를 알아본다. 웹사이트가 '.com'이 아니라 '.gov' 또는 '.org'로 끝나면 정부 또는 비영리 기관이다.

덮어라

당신은 땜질 칠을 위해 작은 페인트 통을 주변에 두어야 할 수도 있다. 그러나 당신이 보관하는 잠재적으로 유독한 품목은 적절히 밀봉해야 한다. 페인트, 페인트 희석제, 용제, 휘발유와 기타 액체의 통들을 뚜껑을 덮지 않은 채 늘어놓아서는 안 된다. 그리고 일단 용기를 개봉하면 다시 완전히 밀봉하기가 불가능하다는 점을 기억한다. 소량의 증기가 항상 차고로 새어나온 다음 십중팔구 생활공간으로 유입될 것이다. 뚜껑이 열린 통 여러 개를 차고에 보관하고 있다면 가스의 축적은 위험한 수준일 수 있다.

실패할 염려가 없는 것은 아니지만, 페인트를 보관하는 보다 안전한 방법은 뚜껑을 닫기 전에 페인트 통의 꼭대기에 플라스틱 랩을 두르는 것이다. 뚜껑을 고무망치로 톡톡 두드려 닿은 다음 페인트 통을 뒤집어 보관한다. 나는 땜질 칠을 연례행사로 하도록 권장한다(예를 들어 봄맞이 대청소를 시작할 때). 그런 식으로 하면 페인트 통을 반복해서 열어 가스를 방출하지 않게 된다.

환기하라

우리는 차고 문을 닫은 채 차를 가동시켜 둬서는 안 된다는 점을 알지만, 차고 문을 열어놓아도 공회전은 안전한 습관이 아니다. 연소 오염물질은 차를 시동 걸 때마다 생성되고 방출되며, 집안으로 유입되면 당신과 가족이 흡입할 것이다.

이러한 이유로 당신이 도로로 나갈 준비가 완전히 될 때까지 차의 시동을 켜지 말며, 시동을 건 다음 가능한 한 즉시 차를 빼낸다. 그리고 귀가할 때에는 차고에 주차하자마자 차의 시동을 끈다. 차는 엔진이 식으면서 계속해서 어느 정도의 오염물질을 방출할 것이다(차량이 보다 오래되었으면 더 많이). 차고 안의 모든 배기가스는 어딘가로 가겠지만, 환풍기를 하나둘 설치하면 실외로 환기할 수 있다. 기본적인 욕실용 또는 주방용 환풍기로도 효과를 보게 되지만, 차고 문이 열리고 닫힐 때 자동으로 시작되고 타이머 장치로 멈추는 보다 복잡한 시스템을 갖춘 환풍기도 있다.

심플 솔루션 오래 운전한 후에는 차를 한두 시간 바깥에 주차한 다음 차고로 들여놓는 방안을 고려한다. 그러면 엔진이 차고와 생활공간을 오염시키지 않으면서 식을 것이다.

환풍기의 설치는 시간과 돈을 들일 만한 가치가 있다. 특히 당신이 차고에서 원목 마감재, 페인트 또는 기타 화학물질들로 자주 작업하는 경우에 그렇다.

옮겨라

오늘날 대부분의 차 엔진은 촉매 변환장치가 있어 배기가스의 저감에 도움을 주지만, 잔디깎이, 선외 모터(outboard motor), 제설기와 전동 톱의 경우에는 그렇지 않다. 휘발유로 구동되는 소형 기구들은 발암물질인 벤젠을 포함해 심각한 양의 휘발유 관련 오염물질을 방출할 수 있다. 사실 웅웅거리는 잔디깎이 뒤에서 걸어가면 공기 오염에 꽤 많이 노출될 수 있다.

소형 엔진은 켜지 않을 때에도 오염물질을 방출할 수 있다. 따라서 공간이 있다면 휴대용 휘발유 구동 장비를 보관하기 위해 집에서 떨어진 곳에 작은 헛간을 짓는다.

묻어 들어오는 독성 물질

독성 물질은 공중에 떠서 들어올 뿐만 아니라 묻어 들어오기도 한다.

회사 중역으로 세계를 여행하면서, 특히 아시아 국가들을 방문했을 때, 나는 흙과 기타 오염물질들이 신발에 묻어 들어오지 않도록 집이나 아파트에 들어가기 전에 신발을 벗는 문화 관습에 감명을 받았다. 그리고 나는 비행기 화장실을 사용하고 더러운 택시를 타는 등의 행동을 한 후 집으로 돌아올 때, 앤드류가 주방 바닥에서 내게 미소를 짓는 모습을 볼 때마다 내가 신발을 벗는 이유가 생각난다.

일부 집들에는 '머드룸(mudroom)'이 있는데, 집 자체에 들어가기 전에 지나가는 작은 공간이다. 거기에 신발을 보관하고 머드룸을 청소하기 수월하게 유지하면, 무엇이든 묻어 들어오지 않도록 할 수 있다.

머드룸이 없는 가정에서는 차고가 신발장 또는 신발 바구니를 두기에 아주 좋은 장소이다. 앞서 언급하였듯이 우리는 현관문 앞쪽에 신발들을 늘어놓고 있으며, 그래서 손님들은 요청을 받지 않고도 상황을 이해한다.

휘발성 유기 화합물

지금까지 우리는 차의 엔진에서 나오는 배기가스에 초점을 두었지만, 차의 실내에서 방출되는 가스도 인식해야 한다. 성공을 의미하는 것은 바로 향기이며, 우리는 그 향기를 흡입하길 아주 좋아한다. 마침내 신차를 구입하게 되어 갓 나온 신차가 풍기는 그 매력적인 냄새 말이다.

그런데 그러한 냄새는 무엇이고 그 발생원은 무엇인가?

세탁용 세제와 달리 그건 우리가 라벤더와 장미를 냄새 맡고 있다고 믿도록 속이려는 화학자에서 오지 않는다. 신차의 냄새는 갓 만든 플라스틱, 비닐, 가죽, 페인트 및 합성 카펫에서 방출되는 가스이다. 그리고 신차 소유자는 그것을 폐 가득히 빨아들인다.

신차의 냄새는 갓 만든 플라스틱, 비닐, 가죽, 페인트 및 합성 카펫에서 방출되는 가스이다. 그리고 신차 소유자는 그것을 폐 가득히 빨아들인다.

과학자에게 묻는다

"웬츠 박사님, 당신의 차고에서 특히 신경쓰는 점은 무엇인지요?"

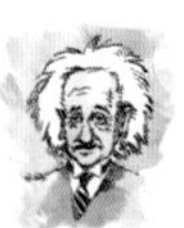

집에 연결된 차고와 관련해 중요하지만 흔히 간과하는 하나의 사안은 집에 대한 차고의 위치와 그 지역에 우세한 바람이다. 우리가 사는 주거지에서 바람은 북서쪽에서 불어온다. 문제는 차고가 우리 집의 북쪽에 있다는 것이다. 그래서 차고 문을 열어두고 집으로 들어가면 바람이 가스를 집안으로 밀어 들인다.

문을 닫아두어도 여전히 움직임이 있다.

나는 오래 전에 내 실험실에서 실내 공기압을 조절하면 살아 있는 세포가 보호를 받는다는 점을 알게 됐다. 깨끗한 실내에서는 양압을 그리고 오염된 실내에서는 음압을 유지해야 한다. 따라서 집에 연결된 차고는 집안에 비해 음압이 유지되는 식으로 배기되어야 한다는 결론이 나온다. 차고를 통해 집안으로 들어가야 하는 경우에는 오염된 차고 공기가 생활공간으로 밀려들게 하기보다는 집안 공기가 차고로 빠져나가게 해야 한다.

차고는 공기보다 더 무겁거나 더 가벼운 서로 다른 가스를 모두 함유하고 있다는 점을 명심한다면, 집에 부속된 차고를 적절히 환기하는 최선의 방법은 외부로 배기하는 환기구를 바닥 및 천장 높이로 동시에 설치하는 방안일 것이다. 나는 배기용 환풍기를 두 환기구에 설치하였고 하루 중 적절한 시간에 자동으로 가동되도록 타이머를 설정한다. 그리고 차를 몰고 들어오면 환풍기를 수동으로 켠다.

배기용 환풍기는 차고에서 바람이 불어가는 쪽에 두는 것이 중요하다.

온도와 습도가 높으면 이러한 화학 반응이 가속화되어 차는 뜨거운 햇볕에 쬐여 몹시 덥혀진 후 한층 더 새로운 냄새가 난다. 따라서 곧바로 들어가 깊은 숨을 들이쉬면 안 된다. 실내를 철저히 환기해 방출된 가스의 희석을 극대화해야 한다. 가능하다면 차고에서 차창을 열어두고 밖에서 햇볕에 쬐일 때에는 차창을 조금 열어 위험한 휘발성 유기 화합물이 계속해서 환기되도록 한다. 운전 중에도 차창을 연다. 그러면 어느 정도 신선한 공기가 들어오고 신차를 타고 지나가면서 이웃사람들이 감탄하는 소리를 들을 수 있을 것이다.

차고에서 차창을 열어둘 경우 신차에서 방출되는 가스가 여타의 다른 가스와 함께 당신의 생활공간에 들어오지 않게 해야 한다. 그리고 차고를 효과적으로 환기해야 한다.

당신은 때로 차 앞 유리의 안쪽에 형성되는 얇은 막을 알고 있는가? 그건 차의 에어컨이 뿜어 들이는 오염물질로 인한 것이다. 가능한 한 언제나 차창을 한두 개 열어 어느 정도 신선한 공기가 들어오게 한다. 이는 집안 공기의 질에 적용하는 원칙과 동일하다. 보다 깨끗한 공기는 바깥에 있으므로 그걸 들어오게 하라는 것이다.

차안에서 방출되는 가스는 결국 감소한다. 우리 자체는 그러한 신차 냄새를 놓칠지도 모르지만, 우리 세포는 훨씬 더 행복해질 것이다. 그리고 당신의 얼굴에서 얼마 떨어지지 않은 백미러에 걸려 흔들거리는 크리스마스트리용 '방향제'에 푹 빠지지 않도록 한다. 이러한 방향제가 처음 출시되었을 때 광고는 '자동차 가스를 빼낸다'고 주장했다. 또한 원래의 라벨에는 소비자들에게 손가락으로 제품을 만지지 않도록 하고 페인트칠한 부분 또는 플라스틱 표면에 닿지 않도록 하라고 경고했다.

심플 솔루션 차의 에어컨 또는 히터를 실내 순환 모드로 설정해서는 안 된다. 외부 공기 유입 모드로 선택하면 실내에서 순환하는 오염물질의 수가 감소할 것이다.

이제 라벨 표기는 변경되었지만, 라벨에 상관없이 실제의 제품이 그러하다면 나는 놀랄 것이다. 당신은 차 페인트를 손상시킬 수 있는 어떤 것을 정말 호흡하고자 하는가?

유아용 카시트 속에는 무엇이 있는가?

나는 한동안 신차 냄새의 위험에 대해 알고 있었지만, 앤드류가 태어난 후 몇몇 새로운 사실을 알게 됐다. 우리는 순진하게도 가장 안전하리라 기대하면서 카시트를 구입하였지만, 나중에 안전성에는 충돌로부터 보호하는 것 이상이 있다는 점을 깨달았다.

유아용 카시트는 안티몬, 브로민, 염소와 납 같은 위험 물질들을 함유할 수 있다. 이는 특히 문제가 되는데, 대부분의 아기들(앤드류처럼)은 승차 시간 이상을 그러한 카시트에서 보내기 때문이다. 아기들은 식당, 점포와 친구의 집에서 그런 캐리어에 실려 다니며, 흔히 심지어 거기서 잠자기도 한다.

건강에 좋은 유아용 카시트에 관해 좀 더 정보를 얻으려면
www.myhealthyhome.com/carseat에 방문해 보세요.

다행히도 당신이 덜 유독한 카시트를 고르고 당신의 아기가 졸면서 가스를 흡인하지 않도록 돕기 위해 검사를 실시한 단체들이 있다.

직접 정비하되, 안전하게

자동차 정비에 대한 나의 지식은 방전된 배터리를 점프시키는 수준 정도이다. 그러나 많은 사람들이 집에서 자신의 차를 관리하길 좋아하는데, 오일을 교환하고 용액을 가는 등 스스로 가능한 정비는 직접 한다. 하지만 자가 정비사를 생각하면 어떤 심상이 떠오르는가?

널브러져 있는 부품들, 오일 및 가스 냄새, 상하가 붙은 작업복을 입고 손은 그리스(grease)로 덮인 사람.

잠깐.

우리는 PART 3에서 우리가 피부에 바르는 제품들에 대해 주의해야 한다는 점을 알게 됐다. 그렇다면 내가 앞서 "마시지 않으려 하는 것은 피부에도 바르지 말아야 한다"고 한 말은 어떤가? 당신이 차에 사용하는 오일 또는 그리스를 조금이라도 마시는 것을 생각조차 안 한다면, 왜 그것을 피부에 묻히게 하는가? 그러면 그것은 혈류로 흡수될 수 있는데 말이다.

차고에서 일할 때에는 장갑을 낀다. 그러고는 일을 마치자마자 손을 씻되, 손 세척에 페인트 희석제, 아세톤 혹은 기타 위험한 세척제의 사용을 삼간다. 이러한 제품들은 아마도 그리스보다 더 유독할 것이다.

비누와 물이 당신에게 가장 친화적인 세척제라는 점을 기억한다. 당신의 차에 대한 애정만큼 당신의 몸에 대해서도 각별한 관심과 주의를 기울인다.

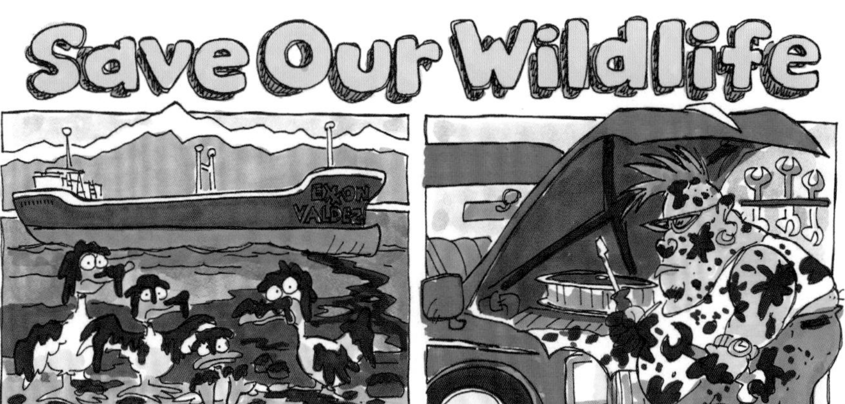

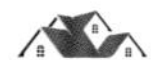

마당의 친환경화

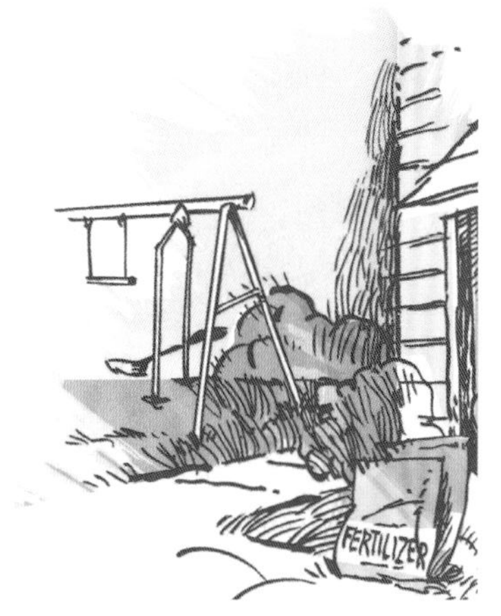

훼손되지 않은 풍경 또는 인간 영혼의 치유에 상당한 효험이 있는 자연 환경은 어떤 것을 말하는가? 우리의 수명을 늘려주는 것은 그저 국립공원의 웅대한 자연만이 아니다. 크기에 상관없이 우리의 마당과 정원도 우리가 마음을 추스르고 건강을 찾을 수 있는 바로 그런 환경을 제공한다.

신학자인 존 칼빈(John Calvin)은 자신의 저서 《기독교강요(Institutes of Christian Religion)》에서 온전히 아름다운 지구는 고상하고 풍부한 가구로 채워져 있는 널찍하고 호화로운 집과 비슷하다고 했다. 칼빈처럼, 우리도 집을 대하는 것처럼 실외 공간을 바라봐야 한다(보호하고 미래 세대에 물려주어야 하는 소중한 어떤 것으로).

이는 실외 공간도 독성 물질로 오염시키지 않는다는 것을 의미한다.

설문지 당신의 집은 얼마나 유독한가? 점수

1. 당신은 집 주변과 마당에 얼마나 많은 합성 살충제/제초제를 사용하는가?

자라는 것은 뭐든 분무 — 14점
여러 개 — 7점
무살충제 구역 — 0점

2. 자외선 차단제를 바르지 않은 채 하루에 최소한 10분 실외에서 보내는 것을 얼마나 자주 하는가? (하나만 선택)

□ 매일 (0점)
□ 드물게 (5점)
□ 일주일에 몇 번 (1점)
□ 전혀 안함 (8점)

3. 당신은 누군가에게 유료로 마당 정리 작업을 대행하게 하는가?

예_____ (5점)

4. 당신은 마라톤을 달리거나 기타 유형의 매우 격렬한 지구력 운동에 참여하는가?

예_____ (4점)

당신의 '마당' 위험 점수

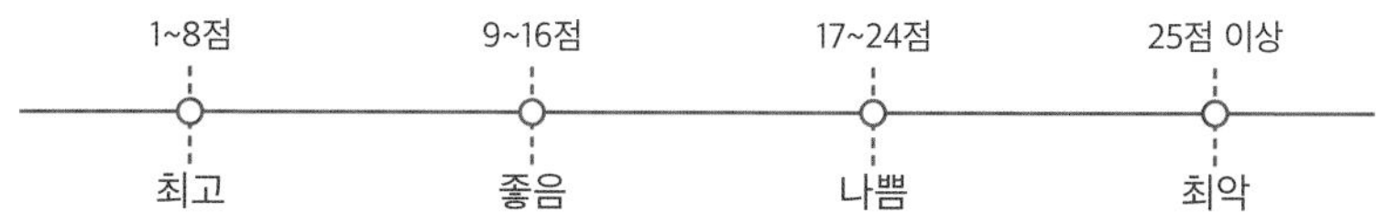

나가자!

우리가 산, 사막 혹은 해변 중 어디로 이끌리든, 우리는 자연에서 경험하는 진정과 경외감을 집과 직장의 보통 환경에서는 찾을 수 없다는 사실을 이해한다. 삶이 걷잡을 수 없이 소용돌이치거나 너무 빨리 지나가는 것을 느낄 때, 대부분의 사람들은 본능적으로 훼손되지 않은 자연의 조용한 장소를 찾아간다. 우리는 거기에 가면 잠시 동안의 안식과 원기 회복을 얻게 된다.

'청결한 삶'을 다룬 장의 내용에 비추어보면, 우리는 완전히 새로운 수준의 존경심을 가지고 자연에 다가갈 수 있다. 삶은 바깥에서 더 청결하다. 우리가 활용하는 공간이 아무리 작더라도(심지어 협소한 발코니), 인공적이고 사방이 벽으로 둘러싸인 박스에서 나오면 심신에 이로울 수 있다. 적어도 블라인드를 올리고 창문을 열어 신선한 공기와 햇빛이 어느 정도 들어오게 한다.

실외에는 햇빛, 물, 공기와 토양이 있다. 삶에서 이러한 요소들은 의식주와 함께 우리의 행복에 필수적이다.

햇빛

식물은 햇빛이 있어야 자라며, 사람도 신체 및 심리 면에서 모두 마찬가지이다. 최근에 미디어는 피부암을 예방하고자 한다면 태양을 피하라고 경고하면서 햇빛에 부당한 비난을 가하고 있다. 적당한 햇빛 노출의 건강 유익은 위험을 능가한다는 것이 진실이다.

햇빛 노출은 우리에게 비타민 D를 생성하게 한다. 비타민 D는 아마도 우리에게 기적의 비타민에 가장 가까운 영양소일 것이다. 비타민 D는 뼈와 이를 강하게 하는 데 필요하고, 일부 암의 예방을 도우며, 심지어 노화 과정을 늦출 수도 있다. 적절한 영양 및 충분한 수면과 함께, 햇빛은 세로토닌의 방출도 촉발한다. 세로토닌은 '행복화합물'이라고 불리는 신경전달물질인데, 마음속에 긍정적인 사고를 촉진하기 때문에 그렇게 불린다.

심플 솔루션 매일 비타민 D 보충제를 최소한 2,000IU(국제단위)로 겨울에 복용한다. 매일 나가서 햇빛을 받을 수 없는 경우에는 연중 내내 복용한다.

물

우리의 세포와 신체는 70%가 물이다. 우리의 체내에서 수많은 화학 반응은 물 없이는 불가능할 것이다. 물은 우리의 생리를 통해서보다 더 많은 방법으로 우리를 지탱한다.

물은 우리의 모든 감각에 호소한다. 우리는 그 아름다움에 끌리고, 그것의 광경과 소리를 사랑하며, 어릴 적에는 그 속에서 노는 시간을 기다릴 수가 없었다. 우리는 물속 또는 그 주위에서 시간을 보낸 후 더 잘 자고 일하며 기분이 나아진다. 이러한 이유들로 우리 회사의 본사 로비에는 거대한 실내 폭포가 있다. 그건 실내 알레르기 항원을 줄이도록 돕고 천연 가습기의 역할을 한다. 직원과 방문자들은 폭포의 광경과 소리가 정말 편안하다고 한다.

공기

우리 모두는 공기가 '살아남는' 모든 것에 매우 중요하다는 사실을 알고 있다. 단순히 호흡에 필요하다는 것 외에, 공기는 독성 물질의 독특한 냄새와 잠재적인 위험의 소리를 실어와 우리에게 경고 장치가 되기도 한다. 또한 공기는 오염물질을 희석하고 우리의 집과 도시로부터 오염물질을 이동시켜 우리를 위해 청소도 해준다. 아울러 공기는 우리를 진정시키는데, 신선한 공기를 심호흡하는 것은 흔히 스트레스 또는 공포에 최선의 치유책이다. 스카이 다이버이자 파일럿인 나는 직접 체험을 통해서 공기가 육체적·정서적으로 모두 우리를 고양시키는 힘을 가지고 있다고 말해줄 수 있다.

과학자에게 묻는다

"웬츠 박사님, 자연계가 정말로 신체의 치유를 도울 수 있나요?"

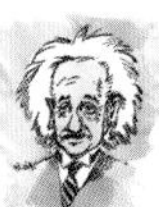

내가 멕시코에서 사노비브의학연구소를 창립하였을 때, 나는 태평양이 내려다보이는 절벽에 있고 도시 공해로부터 멀리 떨어져 있으며, 산소 가용성의 극대화를 위해 해수면 높이에 있는 부지를 의도적으로 선택했다.

사람들은 사노비브의 정문에 들어서자마자 치유의 감각이 시작되는 것을 느낀다고 한다. 손님들은 아름다운 해넘이, 소박한 아름다움과 사방의 평온을 경험한다. 직원은 그들에게 바깥으로 나가 메디컬 타워 주위에서 치유 효과가 있는 바닷물 수영장, 허브 가든, 그리고 바다가 내려다보이는 산책길을 즐겨보라고 추천한다. 그들은 시원한 야자수와 매혹적인 열대지역 꽃들에 둘러싸여 휴식할 수 있다.

자연의 건강 유익은 매우 설득력이 있어 많은 병원들이 '힐링 가든'을 설치하기 위해 조경을 바꾸고 있으며, 심지어 뇌졸중이나 외상에서 회복 중인 환자들을 위해 원예치료를 제공한다.

자연이 스트레스를 감소시키는 데 매우 효과적일 수도 있는 이유들의 하나는 마음을 명상과 비슷한 상태가 되도록 한다는 것이다. 일본의 한 연구에 따르면 숲 주변에 사는(도시에 살지라도) 사람들은 나무가 없는 지역에 사는 사람들보다 수명이 더 긴 것으로 나타났다. 환자들, 특히 병이 심한 사람들의 스트레스를 감소시키는 것은 치료 계획의 중요한 측면이다. 사람들은 아름다운 실외 공간에 있을 때 가장 평온해지는 것을 느낀다. 나는 힐링 장소에서의 자연에 대한 이러한 욕구를 인식하는 병원들이 늘어나길 기대한다.

토양

대공황이 한창일 때 국민들에게 농지를 보존하도록 촉구한 미국 대통령 프랭클린 루스벨트는 "자국의 토양을 파괴하는 국가는 국가 자체를 파괴한다"고 말했다.

우리의 발 아래로 15cm 정도 쌓여 있으면서 햇빛으로 덥혀지고 비로 물기를 머금은 흙은 지구상에서 거의 모든 에너지의 공급원이다. 물론 비옥한 토양은 그냥 흙과는 차원이 다르다. 약 30㎠의 토양은 수백만 종의 박테리아 및 수천 종의 벌레들과 기타 무척추동물을 함유하고 있으며, 이들은 토양을 비옥하게 하고 그야말로 살아 있게 한다. 당신이 작은 땅(그것이 창문 선반 위에 있든 혹은 약 8,000m^2의 뜰에 있든)이라도 이용할 수 있다면 할 수 있는 최선의 일은 뭔가를 심는 것이다.

당신이 손수 재배한 채소보다 더 맛있는 것은 없다. 당신이 심은 꽃보다 더 화사해 보이는 것은 없다. 그리고 뜨거운 여름날 당신의 마당에서 산소를 내어주는 작은 나무의 그늘 아래에 앉아 있는 것보다 더 편안한 기분은 없다.

현명한 해충 방제

자연계의 유익을 가까이(우리가 그저 문을 열고 거기로 걸어 나가면 될 정도로 가까이) 들이는 데에는 대가가 따른다. 그건 우리가 초대하지 않았음에도 우리의 공간을 공유하는 데 관심이 있는 기타 많은 생물들(동식물)이 있기 때문이다. 대부분 그들은 우리가 집을 가꾸기 위해 심어놓은 식물들을 먹는 데 관심이 있다. 우리는 이미 우리가 소유한 장소에 침입하려는 달갑지 않은 동식물에 특별한 이름을 부여했다. 우리는 그들을 해충이라고 부른다.

인류는 수렵채집에서 농작물 경작으로 전환한 이래 동식물 해충과 전쟁을 벌여왔다. 20세기에 해충을 죽이도록 만들어진 합성 화학물질(살충제)의 개발로 이 산업은 매년 수십억 달러를 벌어들이는 규모로 성장했다. 온갖 시간과 노력을 기울였지만, 우리가 해충을 이기고 있다고 주장하기는 어렵다. 사실 때로는 우리가 흔히 사용하는 전략들이 득보다는 실이 많은 것처럼 보인다.

우선, 우리의 무기는 대부분 그리 정밀하지 않다. 우리는 자주 표적에서 빗나가는 분무제, 분말제, 연무제와 과립제를 사용하고 있다. 오늘날 사용되는 분무 살충제의 98%, 제초제의 95% 이상이 결국 가기로 되어 있는 곳 이외의 곳으로 간다.

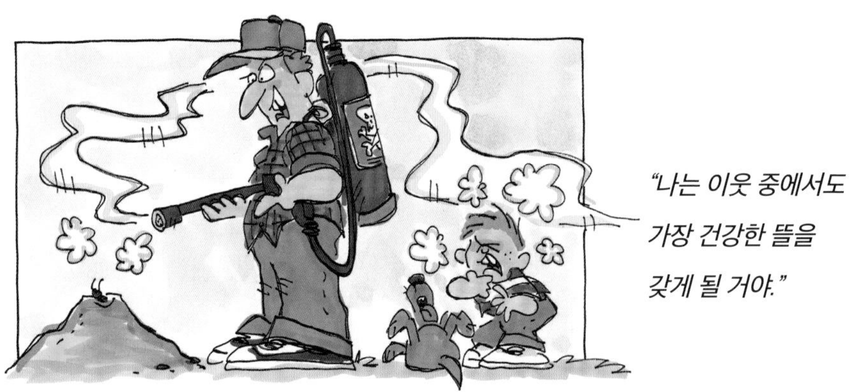
"나는 이웃 중에서도
가장 건강한 뜰을
갖게 될 거야."

둘째, 우리는 독성 물질이 소임을 다할 정도로 오래 지속되길 원하지만, 그 결과 그러한 물질은 원래의 목적이 종결된 후에도 오래도록 우리의 건강에 위험한 물질로 남아 있다. DDT가 미국과 세계 대부분의 지역에서 금지된 후 수십 년이 흘렀음에도, DDT는 원래 사용된 곳에서 수천 킬로미터 떨어진 남극의 펭귄에서 여전히 검출되고 있다. 클로르데인(chlordane, 20여년 전 흰개미 만연의 퇴치에 마지막으로 사용됨)과 같은 잔류성 유기 오염물질(persistent organic pollutant)은 오늘날에도 침전된 토양을 흩뜨리면 여전히 암을 유발할 수 있다.

DDT가 미국과 세계 대부분의 지역에서 금지된 후 수십 년이 흘렀음에도, DDT는 원래 사용된 곳에서 수천 킬로미터 떨어진 남극의 펭귄에서 여전히 검출되고 있다.

셋째, (너무 흔히) 우리가 해충에 대해 사용하는 무기는 오직 과잉치사로 묘사할 수 있으며, 무고한 구경꾼이 대가를 치르는 경우가 너무 흔하다. 내 처남은 몇 년 전 이러한 소중한 교훈을 얻었는데, 당시 그는 뜰의 민달팽이와 달팽이를 죽이려하면서 뜻하지 않게 자신의 개를 중독시켰다. 다행히도 심하게 게우고 동물병원에 갔다 온 후 개는 살아남았다.

매년 주택 소유자들은 최소한 4만800톤 정도의 살충제를 잔디와 정원에 뿌린다. 가정에서 살충제 사용은 1998년에서 2001년 사이 42% 증가하였다. 이제 미국 살충제 시장에서 유일하게 성장세를 나타내는 분야이다. 그리고 이러한 화학 독성 물질 가운데 많은 것들이 뿌린 곳에 머물지 않는다. 주택 잔디에 뿌려진 살충제는 실내로 옮겨간다. 농도는 흔히 집 주위의 토양에서보다, 심지어 농지에서보다 실내 먼지에서 더 높다.

미국 환경보호청(EPA)의 한 연구에 따르면 반려 동물과 사람들의 신발에 묻어 들어오는 실외 살충제의 잔류물은 카펫 먼지 내 살충제 축적량을 무려 400배 증가시킬 수 있는 것으로 밝혀졌다. 또한 살충제는 집안에서 수년 동안 잔류될 수 있으며, 햇빛과 비로 인한 정상적인 분해의 대상이 되지 못한다.

농업계가 매년 수십억 달러를 제초제, 살충제, 쥐약 등에 쓰고 있음에도, 우리는 이러한 군비 경쟁에서 여전히 뒤처지고 있다. 해충은 그야말로 너무 많고 우리가 그들에 대해 사용하는 무기에 적응력이 뛰어나다. 게다가 우리가 자신의 뜰 또는 정원에서 그들을 제거하는 데 얼마간의 성공을 거둘지라도, 다른 곳으로부터 오는 증원 병력이 그들을 신속히 대체할 것이다.

우리가 이러한 화학전의 개별 공세를 고집한다면, 십중팔구 우리 자신과 가족을 중독시킬 위험을 증가시킬 것이다. 살충제는 선천성 결손, 신경 손상과 암을 포함해 광범위한 건강 문제를 일으킬 수 있다. 아이들은 합성 살충제에 특히 취약하다. 그들의 내부 장기는 여전히 발육 중이고, 그들은 체중 킬로그램 당 더 많은 음식과 음료를 섭취하며, 훨씬 더 많은 시간을 화학물질이 내려앉아 축적되는 바로 그 장소인 마루 또는 잔디에서 놀면서 보낸다.

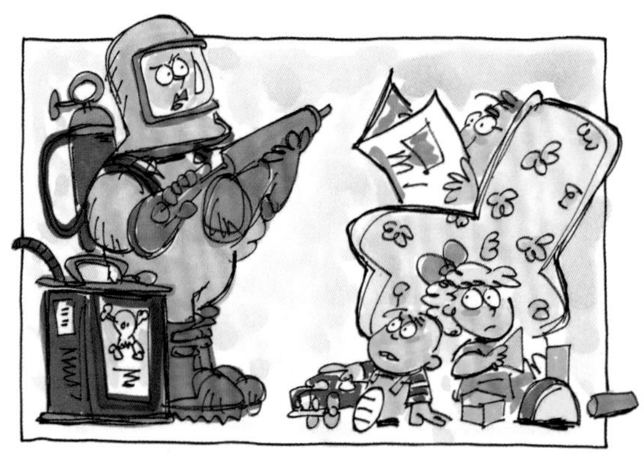

"파리 한 마리를 본 것 같은데."

이 모든 일은 우리가 우리의 식물을 해충과 나누길 원치 않거나 우리의 잔디가 이웃사람의 것보다 더 푸르게 보이길 원하기 때문에 벌어진다.

살충제에 존재하는 모든 독성 물질들과 그것들이 아이들과 기타 생명체의 건강에 미치는 영향을 대충 열거해도 많은 페이지가 필요할 것이다. 인터넷만 봐도 개별 살충제가 초래하는 구체적인 위험과 관련해 당신이 이용할 수 있는 것보다 더 많은 전문적인 자료가 있다. 따라서 여기서 우리는 해충의 억제를 유지하면서 독성 물질의 사용을 피하기 위해(가능한 한 많이) 우리가 할 수 있는 일부 조치들에 초점을 둘 것이다.

우선, 약간의 굴욕을 감수하고 지난 세기에 걸쳐 폭력(해충을 강력한 독성 물질로 몰살시키는 행위)의 사용은 통하지 않았다는 점을 인정하는 것이 도움이 된다. 극소수의 예외가 있지만, 해충의 제거란 목표는 실패에 직면해 있다. 그 전쟁은 결코 확대를 멈추지 않으며, 자연은 어느 모로 보나 살충제 업계의 과학자들만큼 혁신적인 것으로 입증되어 왔다.

그러나 당신은 가족의 건강을 위험에 빠뜨리지 않으면서 해충을 억제할 수 있다. 내가 보아온 최선의 접근법은 다양한 전략들을 동시에 활용해 일종의 상승효과를 거두도록 하는 것으로, 그러면 당신은 동식물 해충을 극복하는 데 유리한 입장에 서게 된다.

이러한 다면적 공격 계획은 병해충종합관리(integrated pest management, IPM)라는 이름까지 있다.

병해충종합관리

IPM을 실시한다는 것은 상식적, 무독성적, 생물학적 방법들을 종합적으로 사용해 해충, 침습성 식물과 식물병의 문제에 대해 종합적이고 환경적인 입장을 취하는 것을 의미한다. 여러 서로 다른 유형의 IPM이 있고 대부분이 산업 수준의 농업에 초점을 두고 있지만, 그 원칙들은 가정 수준으로 축소시켜도 못지않게 효과적일 수 있다. 환경보호청(EPA)이 수립한 원칙들은 다음과 같다.

용납할 수 있는 해충 수준은 어느 정도인지 결정한다

당신이 말썽꾼이라고 여기는 모든 식물과 해충을 제거하는 것이 아니라 대신 그들을 억제하는 것에 중점을 둔다. 모든 해충을 제거하는 것은 비현실적이고 아울러 불가능하며, 차라리 인조 잔디와 플라스틱 식물을 심으면 만사가 해결될 것이다.

자연과 협력해 해충을 예방한다

우선 당신의 거주지에 대해 종합적인 조사를 해보고, 거기에 있는 모든 동식물에 대해 식별하는 법을 배우며, 그들의 건강을 평가해보는 것으로 시작한다. 그런 다음 당신이 주거하는 지역의 기후와 지리를 익힌다. 당신은 어느 지대에 있는가? 지배적인 온도, 습도와 기타 기후 및 지리 조건은 어떤가?

기르고자 하는 모든 식물들이 건강할지를 확인한다

이러한 식물들은 식물 해충을 억제하고 동물 해충을 물리치는 데 당신의 동반자가 될 것이다. 식물들이 당신이 주거하는 지역의 재배 조건에 맞거나 (훨씬 더 좋은 경우는) 그 지역 토종이라면 상당히 도움이 된다.

분명 남부 캘리포니아가 원산지인 식물은 북부 유타의 산골짜기에서는 잘 자라지 못할 것이다. 유타의 파크시티(해발 고도가 거의 2,100m에 달함)에 있는 자신의 집 정원에서 토마토를 기르려는 사람들이 있는데, 그러한 모험은 거의 매년 토마토가 붉어지는 기미를 보이기 한참 전에 첫 한파가 와서 실패로 끝난다.

현지 정원 용품 점포들은 아마도 자연스레 당신의 주거지를 원산지로 하는 식물들을 보다 잘 구비하고 그들을 재배하는 방법에 관한 정보를 더 많이 가지고 있을 것이다.

당신의 실외 공간을 현지 생태계와 일치시키면 해충 방제 이상의 큰 이익을 얻을 수 있다. 솔트레이크시티에 있는 회사의 본사를 확장하는 주요 계획의 일환으로 우리는 건물 주위의 광범위한 잔디를 들어내고 건조에 견디는 내건성(耐乾性) 식물들을 심는 건식조경(xeriscaping)으로 대체하기로 결정했다. 이는 자원, 특히 물을 보존하기 위한 노력이었다. 이러한 변화로 인해 우리는 매년 약 284만 리터의 물을 절약하고 비료와 살충제의 사용을 마찬가지로 현저히 줄이고 있다. 이는 우리에게 좋을 뿐만 아니라 연 강수량이 약 400밀리 이하인 지역 전체에도 좋다.

해충을 식별 및 감시한다

일단 당신이 당신의 땅에 무엇이 있는지 알게 되면 제거하고자 하는 것에 대해 현명한 결정을 내릴 수 있다. 아는 것이 힘이지만, 조심해야 할 것이다. 당신의 잔디와 정원에 이로운 곤충과 식물이 있으며, 그들은 해충과 아주 비슷해 보일 수 있다.

방제 조치를 취한다

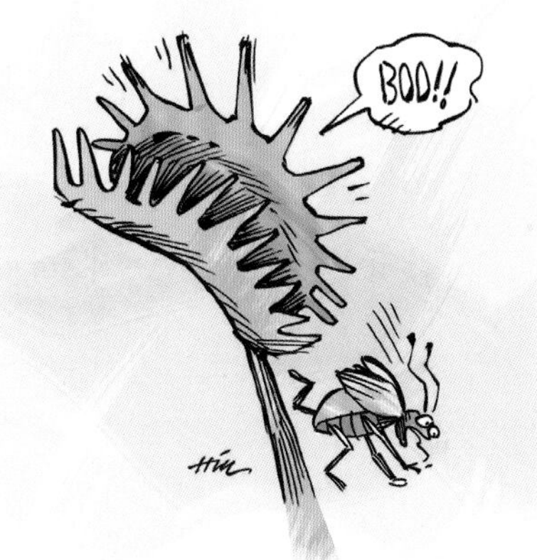

여기가 당신이 해충 방제에 대한 재래식 접근법들과 결별하는 부분이다. 요령은 달갑지 않은 잡초, 해충과 병을 관리하기 위해 일부 종들의 식물 및 동물과 제휴하는 것이다. 또한 여기는 상황이 좀 더 복잡해지는 부분이기도 하다. 그러나 그러한 작업은 장기적인 결과 이상의 가치가 있다. 가용한 전략들은 다음과 같다.

해충을 물리치는 식물을 재배한다

당신의 정원, 잔디 또는 과수원을 살충제로 유독하게 하기보다는 더 간단하고 보다 건강에 좋은 해결책을 시도하는 게 어떤가? 예를 들어 레몬 바질(lemon basil)을 토마토 식물과 함께 심으면 토마토의 맛이 향상되면서 가루이(whitefly)를 쫓아내는 이중 효과를 보게 된다. 페퍼민트 식물은 개미와 쥐를 물리칠 것이다.

기타 해충을 물리치는 식물로는 모기를 방제하는 로즈메리와 개박하(catnip)가 있다. 개박하에서 추출한 기름은 DEET보다 수 배 더 효과적인 것으로 밝혀졌다. 또한 매우 인기 있는 가든 허브인 로즈메리도 모기를 물리치는 기름이 들어 있다. 로즈메리는 추운 날씨에서 그리 내한성을 보이지 않지만, 화분에 키워 겨울에는 실내로 들여오면 된다.

메리골드(marigold)는 많은 곤충들이 불쾌해하는 특별한 냄새를 풍긴다. 이 식물은 모기와 아울러 채소 농작물을 공격할 수 있는 진딧물과 기타 곤충들을 물리치는 데 이롭다. 메리골드를 고려하는 데 있어 하나의 단점은 그 '향기'가 인간에게도 유쾌하지는 않다는 것이다.

곤충 순찰대를 부른다

이로운 곤충과 해로운 곤충이 있다. 해로운 곤충은 당신이 뜰과 정원에서 키우려는 모든 것을 먹으며, 이로운 곤충은 해로운 곤충을 먹는다. 사실 당신이 동원할 수 있는 많은 곤충들은 스스로 수색 및 파괴 작업을 하지 않는다. 그들은 자기의 생애를 당신의 꽃에서 나오는 꿀과 꽃가루를 즐기고 알을 낳으며 보낸다. 해로운 곤충을 실제로 사냥하고 먹는 것은 바로 이들의 자손인 유충이다. 특정한 문제의 해결을 도울 수 있는 곤충들은 다음과 같다.

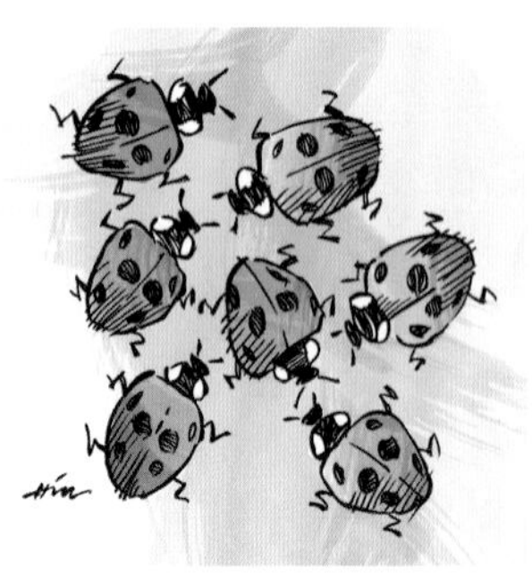

- 무당벌레는 진딧물, 깍지벌레(scale insect), 가루깍지벌레(mealybug)와 진드기를 물리치는 데 효과적이다.
- 풀잠자리 유충은 잎응애(spider mite), 총채벌레(thrip), 매미충(leafhopper), 가루이와 나방

애벌레를 퇴치한다.

- 사마귀는 해충이 유효 사거리에 들어오면 그 모습만큼이나 흉포하다. 그 유충은 봄에 부화하자마자 모기만큼 작은 곤충들을 먹기 시작한다.
- 꽃등에(syrphid fly)는 진딧물을 먹고 소중한 꽃가루 매개자 역할을 한다.

당신이 뜰에 끌어들이고자 할 수도 있는
모든 이로운 곤충에 대해 좀 더 알려면
www.myhealthyhome.com/bugs에 방문해 보세요.

당신은 우호적인 곤충에게 먹이와 피난처를 제공하는 식물과 꽃을 재배해 이러한 곤충을 당신의 정원으로 끌어들일 수 있다. 종묘상 또는 화원에서 이로운 곤충을 구입할 때에는 먹이를 공급하는 충분한 양의 식물을 확보하도록 한다. 먹이 공급원이 될 식물로는 캐러웨이(caraway), 코리앤더 클로버(coriander clover), 딜(dill), 알리섬(alyssum), 한련(nasturtium)과 회향(fennel)이 있다.

새들이 찾아들게 한다

우리의 뜰 또는 정원에 있는 대부분의 해충은 우리가 아군으로 만들 수 있는 천적을 갖고 있다. 곤충을 먹는 새들은 대사와 에너지 요구가 높아 해충을 퇴치하는 데 제격이다. 제비, 굴뚝새와 휘파람새는 주로 곤충, 유충과 곤충 알이 있는 곳에 서식하지만, 당신의 뜰 또는 정원을 찾는 거의 모든 새들(심지어 벌새)이 해충의 억제에 도움이 된다. 당신의 뜰을 곤충을 먹는 새들 또는 유익한 곤충에게 친화적인 장소로 만들고자 한다면 첫 번째 조치는 간단하다. 합성 화학물질 살충제를 사용하지 않으면 된다.

당신의 뜰을 곤충을 먹는 새들 또는 유익한 곤충에게 친화적인 장소로 만들고자 한다면 첫 번째 조치는 간단하다. 합성 화학물질 살충제를 사용하지 않으면 된다.

다양성을 유지하고 증가시킨다

우리는 새집을 지을 때 부분적으로 야생이고 미개발된 토지 구획으로 시작할 것이다. 거기에는 서로 다른 200종의 식물과 같은 뭔가가 있고 아울러 아득한 옛날부터 그곳에 서식해온 온갖 관련 곤충, 벌레 및 기타 무척추동물이 있다. 흔히 우리는 이 모든 다양성을 한 종의 잔디, 몇몇 관목과 꽃으로 대체한다(아마도 그 중 토종은 없을 것이다). 그 결과 우리는 그곳이 황량하고 매력 없어 보여 실망하며, 정원을 되살리려 상당한 시간, 노력과 돈을 들여야 한다.

심플 솔루션 뜰에 아주 다양한 식물을 심는다(토종이 가장 좋다). 많으면 많을수록 좋고 건강하다.

합성 화학물질의 대안을 찾아본다

당신이 해충의 방제에 사용할 수 있는 많은 작은 비법들이 있으며, 그러한 비법들은 위험한 화학물질을 요하지 않는다. 예를 들어 진입로, 보도 또는 테라스의 틈새에서 질기고 깊이 뿌리내린 잡초를 뽑아내려 하는 경우에는 주전자로 끓는 물을 좀 붓고 《오즈의 마법사》에 나오는 사악한 마녀처럼 잡초가 시들어 죽는 모습을 지켜본다.

국제농약행동망(Pesticide Action Network)은 합성 살충제의 대안에 관한 풍부한 정보를 제공하며, 미국 환경보호청은 병해충종합관리(IPM)에 도움이 되는 많은 자료를 제공한다(그리고 현지 화원의 전문가들을 잊지 마라).

무독성 원예와 관련한 정보와 자료를 좀 더 얻으려면
www.myhealthyhome.com/ipm에 방문해 보세요.

생물학적 살충제를 사용한다

IPM의 중요한 요소는 생물학적 살충제, 즉 생물살충제(biopesticide)의 사용이다. 이는 당신이 십중팔구 전문가의 지도를 어느 정도 필요로 하게 될 IPM의 한 분야이다. 생물살충제는 세균, 진균과 바이러스를 포함해 천연 공급원으로부터 추출한 제품이다. 마늘, 민트와 베이킹 소다 같은 전통적인 방제의 사용은 초기 생물살충제로도 볼 수 있다.

추가 정보를 얻으려면
www.myhealthyhome.com/biopesticides를 방문해 보세요.

내 여동생은 최근 내게 밀기울로 만든 놀로(NoLo) 미끼를 소개했다. 그 포자는 오직 메뚜기 및 밀접한 관계가 있는 곤충에게만 영향을 미쳐, 메뚜기 대신 여동생이 건강에 좋은 채소를 온전히 즐길 수 있다.

IPM은 1940년대 중반에 현대적인 합성 살충제의 개발과 함께 확산된 사고방식에 대한 반작용이다. 우리는 모든 농업 문제들을 해결해줄 '특효약'을 개발하였다고 생각했다. 우리는 이제 지각이 생겼다.

아마도 IPM의 가장 중요한 측면은 당신과 가족에게 건강 위험을 감소시킬 잠재력일 것이다. 사실 IPM을 실시하는 많은 사람들은 효과적인 해충 방제 자체보다 우선적으로 살충제의 사용을 감소시키는 것을 이 접근법의 가장 중요한 목표로 고려한다.

IPM은 많은 측면에서 웬츠 박사의 영양 접근법과 비슷하다. 그는 건강기능식품에는 필요한 모든 영양소들이 적절한 양으로 올바른 균형을 이루면서 들어 있어야 한다고 주장한다. 우리의 뜰과 정원에도 그렇게 천연 원소들(물, 공기, 비료, 꽃가루 매개자 등)이 적절히 섞여 있도록 할 수 있다면, 우리는 자연이 우리에게 불리하게가 아니라 유리하게 작용하도록 할 것이다.

몸을 움직이라!

야외로 나가는 것(해넘이 또는 별을 보는 것과 아름다운 풍경을 감상하는 것)은 내가 알기로 가장 좋은 건강 강장약의 하나이다.

그러나 야외를 관찰하는 것보다 훨씬 더 좋은 게 그 안에서 일하는 것이다. 살충제가 없는 당신의 뜰에서 일하는 것은 좋은 시작이다. 그리고 당신의 관조력을 고양하고 경이감과 겸손함을 고취하는 한 가지 간단한 방법은 땅에 씨를 심어 싹이 트고 자라는 생물체로 변화하는 모습을 보는 것이다. 당신의 몸, 마음과 영혼은 그 혜택을 볼 것이다. 또한 이는 당신이 뜰에서 허드렛일을 하거나 정원을 돌보면서 가족과 함께 시간을 보내기에 아주 좋은 기회이다.

씨에서 싹이 트는 모습을 보는 것은 시작에 불과하다. 한두 달 후면 씨는 (기적이나 다름없는 듯한 과정을 거쳐) 음식이 되어 당신의 세포에 영양분을 공급한다. 그 맛은 당신이 식료품점에서 살 수 있는 그 어느 것보다도 훨씬 더 좋을 것이다.

또한 실외 운동은 러닝머신에서 땀을 내면서 아무 생각 없이 시간이 더 빨리 흘러가길 바라는 것보다 훨씬 더 낫다. 연구들에 따르면 파기, 갈기, 심기, 김매기, 거름주기 및 거둬들이기와 관련된 신체 운동은 골밀도, 수면의 질, 손힘, 근 긴장 및 심리적 행복에 긍정적인 작용을 하는 것으로 나타났다.

정원에서 매일 규칙적으로 일하면 심장질환, 비만, 고혈압, 성인 당뇨병, 골다공증과 뇌졸중을 억제할 것이다. 체력의 유지에 중요한 요소는 체중부하 운동이며, 그러한 목적이라면 물뿌리개를 옮기거나, 손수레를 밀거나, 혹은 퇴비 더미를 뒤집는 일보다 나은 것이 없다. 그리고 다른 생명체의 건강에 관심을 집중하는 것은 즐겁고 마음을 가다듬는다는 면에서 일종의 명상일 수 있다. 그건 헬스용 자전거를 일련의 정원용 기구로 교체해야 하는 또 다른 이유이다.

활동은 기적을 낳는다

육체 활동은 엉덩이를 붙이며 생활하고 기술이 주도하는 우리의 생활습관에서 불편한 것이 되었다. 그러기에 우리는 이제 일상생활에서 자신의 몸을 움직이는 기회를 찾아보아야 한다. 우리의 일상생활을 심하게 방해하지 않으면서 운동을 하는 간단한 방법들이 많다.

다음을 빠르게 3번 외쳐본다.

- 주차장의 뒤쪽에 주차한다.
- 엘리베이터를 타기보다는 계단을 오른다.
- 짐을 손수 나른다.

이러한 기본 운동들을 꾸준히 하면 삶이 바뀔 것이다.

50년 전에 인간은 우리가 지금 하는 경우보다 매일 약 700 칼로리를 더 소모했다. 우리는 기본적인 육체 활동(차창을 돌려 내리는 것에서 잔디를 깎는 것까지)을 우리의 삶에서 몰아냄으로써 칼로리 소모를 최소화했다. 기계들이 이제 우리의 활동을 대신하고 있지만, 우리는 모두 매일 몇 번 갖게 되는 5분 또는 10분의 여유를 활용함으로써 그러한 칼로리를 다시 소모할 수 있다. 연구들에 따르면 10분씩 3번 걷는 것은 30분간 1번 산책하는 것에 거의 맞먹을 정도로 효과적으로 칼로리를 소모하고 건강을 증진시킨다고 한다.

50년 전에 인간은 우리가 지금 하는 경우보다
매일 약 700 칼로리를 더 소모했다…
기계들이 이제 우리의 활동을 대신하고 있다.

놀이는 장수의 지름길

우리가 아무 소용없어 쉽게 대체해버리는 일은 무엇인가?

놀이이다.

아니면 우리는 그렇게 믿게 된 것이다. 그럼에도 연구에 따르면 행복하고 재미있는 관계는 그야말로 우리 뇌의 생화학적 상태를 호전시키는 반면 고독은 우리의 고혈압, 우울증 및 조기 사망 위험을 증가시키는 것으로 입증되고 있다.

하루를 마치면서 약간의 재미는 아이들에게도 아주 유익하다. 브리스톨대학 연구팀은 12세 아이 5,500명의 활동을 측정해 하루에 15분만이라도 중간 정도의 육체 활동(뒤뜰에서 술래잡기를 하는 것처럼)을 하면서 보낸 경우에 비만이 될 가능성이 최고 50% 감소하게 된다는 점을 발견했다.

그러니 어느 정도 놀이를 즐겨라! 당신의 아이들과 요새를 구축하거나 베개를 던지는 놀이를 하라. 모두에게 유익할 것이다.

전력을 다한다는 것은…

마라톤을 하거나, 자전거로 장거리를 달리거나, 헬스클럽에서 무거운 역기를 드는 등 육체 활동을 극단적으로 하는 사람들인 경우에 격렬한 운동은 세포에 많은 소모를 일으킨다는 점을 기억해야 한다. 고강도 운동 중에 신체는 에너지를 생성하고 소비하며 산화를 통해 활성산소를 만든다.

신체는 일반적으로 판에 박힌 일상에 대처하는 데 문제가 없다. 그러나 신체를 극한으로 몰아갈 경우에는 어느 정도 항산화제를 추가해 보호할 필요가 있을 것이다. 이는 신체가 질병으로 기능이 저하되어 있거나 심리적 스트레스를 많이 받고 있는 경우에 특히 적용된다.

마라톤 주자들은 그 운동이 무릎에 초래할 수 있는 희생에 대해 이미 알고 있다. 관절들이 빈번하고 현저한 충격을 견뎌내야 하는 스포츠에 참여하는 경우에는 글루코사민과 같은 보충제를 복용하여 관절들에서 연골의 중요한 완충을 지속적으로 대체하고 강화하는 영양소들을 신체에 공급하도록 한다. 프로 운동선수들은 제일 먼저 문제가 생기는 부위가 바로 무릎이라는 점을 알고 있다. 당신도 무릎의 기능을 유지할 수 있는 조치를 취해야 한다.

심플 솔루션 요약

내 여동생 줄리는 거주민들이 밤하늘의 찬란한 광경을 만끽할 수 있도록 거주민들에게 실외 전등을 통제하게 하는(전등을 차폐하거나, 건물 또는 지면 쪽으로 곧장 향하게 하거나, 혹은 아예 전원을 차단함으로써) 남부 유타의 소도시에서 살고 있다.

오늘날 많은 사람들이 가로등, 24시간 편의점과 끝없는 교통으로 인해 빛 공해로 가득한 도시에 살고 있다. 우리는 밤하늘을 쳐다보고 달과 별들을 정말로 감상하는 것이 얼마나 경외심을 불러일으키는지를 잊고 있다.

나는 '어둠의 시간'을 지시하는 지역에 살 정도로 운이 좋지는 않지만, 자연계와 다시 연결되는 방법들은 많다는 점을 깨달았다. 르네와 나는 우리 집을 실내외 모두 식물과 나무로 둘렀다. 그리고 우리는 우리 집에서 가까운 자연 공간들을 충분히 활용한다. 내 경우에 유타에 있는 워새치 산맥의 숲속을 헤치며 스키 또는 자전거를 타는 것보다 더 활기를 되찾아주는 것은 없다.

찬란한 햇빛을 머금어 눈이 분가루처럼 희게 빛나는 날들이면 나는 그리스 신화의 거인 안테우스(Antaeus)가 생각난다. 전설에 따르면, 그는 모든 나그네에게 레슬링 시합을 요구하곤 했다. 그는 어머니인 대지와 접촉한 상태로 있는 한 믿기 어려울 정도로 강했다.

그리스의 영웅 헤라클레스가 안테우스와 마주쳤고 안테우스는 그에게 레슬링을 하자고 요구했다. 자신의 힘과 기술에도 불구하고 헤라클레스는 그 거인을 무찌를 수 없었는데, 그가 안테우스를 땅에 쓰러뜨릴 때마다 그 거인은 벌떡 일어서 이전보다 더 강해졌다. 그러자 여신인 아테네가 헤라클레스에게 안테우스의 비밀을 귀띔해주었으며, 헤라클레스는 안테우스를 꽉 끌어안아 지면에서 떼어 들었다. 안테우스의 힘은 서서히 약해졌고 헤라클레스는 양팔로 그를 으스러뜨렸다.

나는 너무 많은 날들을 연속해서 사무실 또는 비행기에서 보낼 때마다, 안테우스처럼 나도 최선의 상태가 되기 위해서는 대지(지구)와 다시 연결되어야 한다는 점을 알고 있다. 그러나 이러한 소중한 연결을 수용하는 것의 일부는 지구를 청결하게 유지하기 위해 내가 할 수 있는 일을 하는 책임이다. 이 때문에 재활용, 보존과 오염물질 감소를 통해 지구를 보호하는 것이 그토록 중요하다.

그리고 우리의 집은 그러한 일을 시작하기에 더할 나위 없는 최적의 장소이다.

솔루션 요약 **당신은 심플 솔루션들 중 어느 항목을 차고와 마당에 추가할 건가요?** **점수**

	점수
1. 내가 할 일 : (해당 항목 모두 선택) □ 차고 벽과 천장에 있는 건식 벽체, 배관 설비, 전기 배선과 이음매를 마무리하고 밀폐한다. (8점) □ 오염된 공기를 제거하기 위해 차고에 팬을 설치한다. (10점) □ 현재 차고에 보관되어 있을 수도 있는 살충제, 페인트와 자동차 용액처럼 위험한 화학제품들을 적절히 처리한다. (절반이면 5점, 전부이면 10점) □ 남겨둔 페인트 통 위에 플라스틱 랩을 두르고 뚜껑을 닫은 후 거꾸로 놓아 밀봉한다. (2점) □ 소형 휘발유 구동 장비들을 차고에서 들어내서 별도의 헛간 또는 보관소로 옮긴다. (4점) □ 가능하면 언제나 차를 차고 바깥에 주차하거나 차고 문을 열어둔다. (4점)	
2. 내가 할 일 : (해당 항목 모두 선택) □ 차를 정비할 때에는 항상 장갑을 낀다. (5점) □ 차고에서 작업을 마쳤을 때에는 페인트 희석제가 아니라 비누와 물로 손을 씻는다. (3점)	
3. 내가 할 일 : (해당 항목 모두 선택) □ 자외선 차단제를 바르지 않은 채 매일 햇빛을 최소한 몇 분간 받는다. (8점) □ 겨울에 또는 바깥에 나갈 수 없을 때 비타민 D 보충제를 복용한다. (8점) □ 천연 방향제로 실내에 식물들을 추가한다. (4점) □ 거실에 미니 폭포 또는 분수 같은 인공 수로를 추가한다. (4점)	

4. 내가 할 일 : (해당 항목 모두 선택)

- ☐ 해충 방제에 살충제와 제초제의 사용을 보다 종합적인 접근법으로 대체한다. (15점)
- ☐ 살충제 또는 제초제를 계속 사용한다면, 라벨을 주의해서 읽는다고 다짐하고 가족과 반려 동물을 보호하기 위한 예방 조치를 취한다. (4점)
- ☐ 자신의 지역에서 어느 토종 식물이 해충 방제에 좋은지를 알아본다. (5점)
- ☐ 정원 관리 업체 및 / 혹은 이웃사람들에게 그들이 어떤 해충 방제 치료제를 사용하는지에 대해 물어본다. (3점)
- ☐ 뜰에서 토종이 아닌 식물을 보다 강인한 토종 식물로 대체한다. (각각의 새로운 종 당 2점)
- ☐ 레몬 바질, 로즈메리, 개박하와 메리골드 같은 천연 해충 퇴치 식물을 심는다. (각 1점)
- ☐ 자연적으로 곤충을 줄이기 위해 뜰에 새 모이통 또는 기타 조류 친화적인 특성을 추가한다. (4점)
- ☐ 보다 많은 종류의 식물을 뜰에 추가한다. (각 1점)

당신의 심플 솔루션 플러스 점수	
당신의 '차고' 위험 점수	-
당신의 '마당' 위험 점수	-

당신의 차고와 마당 건강 총점 ☐

당신은 긍정적인 변화를 이루고 있는가?

후기 1

과거 수십 년에 걸쳐 나는 엄청난 규모의 많은 프로젝트들에서 아버지와 긴밀히 협력해왔다. 함께 신제품들을 만들어냈고, 회사를 세계적인 반열에 올려놓았다. 그러한 과정에서 많은 삶의 변화가 있었다. 그런데 왠지 비교적 한정된 이번 프로젝트(이 책)는 개인적으로 대단히 중요한 의미를 갖고 있었다.

이와 같은 창의적이고 개인적인 어떤 것에 관한 작업은 아버지와 나의 유사점과 차이점을 드러냈다. 대부분의 부자들처럼, 우리는 일부 신체적 특징들을 공유하고 공동의 관심사들이 있지만 많은 방식에 있어 두 개의 뚜렷이 다른 세계에서 살고 있다. 나는 이 책에서 내가 맡은 분량을 노트북 또는 아이폰으로 대개 공항이나 호텔 룸에서 작업했다. 아버지는 대부분의 글을 질 좋은 구식 2B 연필을 사용해 손글씨로 작성했다. 나는 내 첫 아들의 출생을 위해 '집 청결화' 작업을 한 최신의 경험을 토대로 원고 작업을 했다. 한편 아버지는 오래 전부터 자신의 삶에서 실행해온 전문적·개인적 발견의 생애를 회고하는 데 기초했다.

독자는 우리 중 한 명이 과거를 그리고 다른 한 명이 현재를 대변한다고 말할지도 모른다. 그러나 이 책은 우리 둘 다 미래에 영향을 미친다는 각오가 있기 때문에 출간됐다. 어느 다른 곳에 우리가 노력을 집중시킬 수 있겠는가? 독성 환경으로 인한 심각하고 지속적인 손상에 가장 취약하게 노출된 우리의 아이들이 세상에서 가장 소중한 자산이다. 아버지가 내게 하였던 것처럼, 나는 앤드류(그리고 이제 막 출생한 사랑스러운 우리 딸)에게 건강하고 행복한 삶을 보장하기 위해 힘쓸 것이다.

물론 나는 우리의 생명 단축을 위협하는 신기술, 신약과 신제품의 끊임없는 폭격에 패배감을 느낄 수 있다. 그러나 나는 도처의 사람들 사이에 편의성의 진정한 비용에 대한 인식이 증가하고 장기적인 건강을 보호하기 위해 행동을 취할 준비가 되어 있는 사람들과 가족이 점증하고 있다는 데 무한한 희망을 느낀다. 이 책을 쓰면서 내가 나눈 많은 대화를 통해 나는 나의 우려사항에 공감하는 부모와 조부모가 얼마나 많은지에 눈을 떴다. 한 지역사회가 단결하여 대규모로 변화를 이룬다는 생각은 미래에 대한 나의 희망을 강화했다.

역사를 통해 우리는 우려하는 시민들의 목소리가 의미 있는 변화를 이루는 데 강력한 힘이 될 수 있다는 점을 배웠다. 그러나 내가 첫 아기의 출생으로 알게 되었듯이, 가장 큰 영향을 미칠 수 있는 조치는 흔히 간단한 것이다. 즉 우리가 자신의 집에서 개인으로 이룰 수 있는 변화이다. 굼뜬 정부나 미온적인 업계가 정신을 차릴 때까지 기다릴 필요가 없다. 오늘날 당신에게는 당신이 사랑하는 사람들의 건강에 장기적인 영향을 미칠 수 있는 힘이 있다.

압도되는 느낌이 드는가?

나 역시 다음과 같은 점을 깨닫게 되기까지는 그랬다. 나는 내 가족을 위해 단 몇 년 만에 세계를 변화시킬 수 없지만, 그들의 세계에서 가장 중요한 장소(우리 집)는 변화시킬 수 있다. 우리는 위험을 인식하게 될 때 선택을 한다: 두려워하거나 혹은 조치를 취한다. 나는 당신이 이 책에서 손쉽게 이용할 수 있는 솔루션들에 집중해 후자를 선택하길 바란다. 당신에게 여유가 없는 거대한 프로젝트 또는 당신을 위협하는 지역에 집착해서는 안 된다.

작게 시작해도 괜찮다.

사실, 단순한 것이 일반적으로 가장 좋다. 이 때문에 나는 1997년 신문 칼럼니스트 메리 슈미히(Mary Schmich)가 대학 졸업생들을 위해 작성한 짧지만 심오한 '해야 할 일' 목록을 아주 좋아한다. 그 목록은 '자외선 차단제를 바르라'는 간단한 문구로 시작된다.

나도 아래에 내 나름의 목록을 작성해보았으며, 그것이 독성이 덜한 삶을 이루려는 여정을 시작하는 독자들에게 재미있고 유용하길 기대해본다.

21세기의 신사숙녀 여러분

장갑을 낀다.

내가 당신에게 조언 하나만 해줄 수 있다면 그건 장갑을 끼라는 것이다. 당신이 마루를 문질러 닦든, 뜰에 살충제를 뿌리든, 혹은 차의 오일을 갈든, 마시려하지 않는 것은 접촉하지도 말아야 한다는 점을 기억한다.

색깔의 맛을 즐긴다. 색깔에 맛이 나지 않는다고 신경 쓰지 말라. 당신의 세포에 영양분을 공급하는 다채로운 음식의 매력을 즐긴다.

여행할 때에는 생수를 마시되, 플라스틱 용기를 잘 보관한다.

집에서는 정수를 마시되, 필터를 자주 교체한다. 물을 많이 마신다. 여행한다.

피부에 너무 많이 발라 뒤범벅이 되지 않도록 한다. 그렇지 않으면 40세가 될 즈음에 피부가 80세처럼 보일 것이다.

피부세포의 힘과 매력을 즐긴다. 당신의 자연스런 외모를 가리고 착색하며 오염시키려는 화장품 업계들의 현혹적인 마케팅을 무시한다. 당신은 아마도 당신의 피부가 주름지고 탄력을 잃을 때까지는 그 피부의 힘과 매력을 이해하지 못할 것이다. 당신은 있는 그대로만으로도 아름답다.

체중을 줄인다. 그러면 나는 당신이 20년 후 사진을 돌이켜보고 체중을 보다 줄였을 때 얼마나 더 많이 수명을 늘린 거야라고 회상하리라 확신한다.

창문 하나를 연다.

호흡한다.

당신 가족의 건강에 대해서는 걱정 말라. 아니면 걱정하되, 아주 종종 결과는 당신의 선택에 달려 있다는 점을 알아야 한다. 걱정은 스트레스만 증가시킨다. 도박을 해서는 안 된다.

가우스 미터는 드러내고, 곰팡이 탐지견은 짖으며, 당신의 코는 알아낸다.

당신의 세계를 공유한다. 곤충은 해충일수도 있지만, 그들은 당신의 배우자와 아이들처럼 성가시게 하지 않으므로 돌아다니게 한다.

살충제를 무모하게 사용하지 않는다. 또한 그러한 무모한 행동을 보이는 사람들 가까이 살지 않도록 한다.

불소는 유해하다. 대신 치실을 사용한다.

은 충전물을 대체한다. 아름다운 추억을 간직한다.

이미 입은 손상에 대해 죄책감을 느끼지 않는다. 당신의 집과 가족에게 건강을 가져오는 일을 매일 추가로 하나씩 하면 된다.

또 다른 창문을 연다.

호흡한다.

드라이어 시트에 돈을 낭비하지 않는다. 때로 양말이 잠옷에 들러붙겠지만, 그래도 괜찮다.

당신의 코는 알고 있다. 아무 냄새를 맡지 않다가 냄새를 자주 맡는다.

로그오프 한다.

충분한 휴식을 취한다. 요즈음에는 그리 바쁘지 않은 유일한 시간이 꿈꾸는 때이다. 아마도 당신에게는 아이들이 있거나 없을 수도 있다. 어쨌든 신발을 벗는다. 당신은 누가 십초 룰을 사용하여 마루에 떨어진 뭔가를 먹을지 결코 모른다.

당신의 본능을 신뢰한다. 놀라울 정도로 강력한 다른 '감각'(상식)을 잊지 않는다.

모든 창문들을 연다.

호흡한다.

미래에 대해 걱정하지 말라. 변화시켜라. 오늘 나는 당신에게 솔루션들을 제시한다. 일부는 입증되었고 일부는 이론이지만, 모두 타당한 의도를 가지고 있다. 내가 일부 경우에서 표적을 빗나가고 그것들이 생명을 구하지는 못한다고 할지라도, 그것들이 당신을 해롭게 하지는 않으리라고 확신한다.

대형 제약사의 주머니를 채워주는 것이 아니라, 당신의 면역계를 강화한다. 당신을 진심으로 위하는 것은 오직 하나밖에 없다.

단순화한다.

파리 한 마리를 잡기 위해 집을 유독하게 하지 않는다. 곤충 끈끈이이면 어느 놈이 집안을 공짜로 쓰고 있는지 보여줄 것이다.

당신의 부모가 아이였을 때 살아갔던 삶의 방식을 알아본다. 당신 부모의 과거는 당신 아이들의 건강한 미래에 열쇠가 된다.

조사한다.

떨쳐버릴 수 없는 일부 간단한 진실을 수용한다: 당신의 집과 차는 오염되어 있다. 당신은 그것을 변화시킬 수 있다.

경고 라벨을 존중한다. 그러한 라벨을 요하는 제품들을 사용하지 않으면 더욱 좋다.

모든 창문들이 열려 있는가?

호흡한다.

과학은 제품 안전성을 보장할 정도로 신속히 움직일 수 없다. 당신 자신과 가족을 위해 주의한다. 책임은 당신에게 있다. 당신이 비난하면서 손가락을 가리킬 때, 세 손가락은 뒤로 당신을 향한다.

배운다.

누구의 조언을 받아들일지에 신중해야 한다. 질문하는 법을 배운 그런 유형의 사람이 되도록 한다. 나는 당신이 나의 제안들에 의문을 갖고 어느 정도 조사를 해보길 기대한다. 스스로 답을 찾도록 한다. 답을 찾을 수 없을 때에는 멈추고 생각하며 당신의 직감이 말해주는 것을 해본다. 그것을 우리 아이들의 미래를 위해서 한다.

그러나 장갑을 끼는 것에 관한 한 나를 믿어도 된다.

- 데이브 웬츠

✚ 후기 2

현대 사회는 역사상 가장 큰 과학 실험의 와중에 있다. 우리는 우리의 어린 아이들을 독성 물질들로 가득 찬 세계에 노출시키고 있다. 그들의 건강과 행복이 어떠한 영향을 받는지에 대해 아무 생각이 없이 말이다. 반복해서 우리는 새로 발명된 독성 물질들을 공기, 물, 토양과 소비자 제품으로 방출한다. 그러한 실험에서 나쁜 결과가 나오면(그러한 노출이 심각한 해를 끼치고 있다는 점을 우리가 알게 되면) 우리는 뒤돌아보고 왜 그 화학물질이 인간과 기타 생명체에게 안전한지를 확인하는 시험이 실시되지 않았는지를 의아해한다.

신화학물질은 평일 중 약 9초 간격으로 발견된다. 화학자들은 1998년 6월 15일 과학계에 알려진 1,800만 번째 화학물질을 발견했다. 그때 이래로 무수한 화학물질들이 더 개발됐다. 이들 물질의 대부분은 쓸모가 거의 없지만, 수천 종은 매년 소비자 제품 또는 산업 공정에 포함된다.

대중은 대다수의 화학물질들이 엄청난 양으로 그들의(또는 그들 자녀의) 건강에 위험을 초래한다는 점을 알 방법이 없다. 그러한 건강 위험이 얼마나 심각할 수 있는지 또는 그들 화학물질이 통제되고 있는지를 알 방법이 없다. 우리는 그런 화학물질들에 대해 기타 정보(예를 들어 토마토 농사를 망쳐버리지 않게 하는 것 또는 곤충을 죽이는 것)를 알고 있을 수도 있지만, 그런 화학물질들이 인간 세포 또는 인체에 어떠한 영향을 미칠지는 알지 못한다. 그러한 영향이 오랫동안 나타나지 않는다면, 우리는 수 년 또는 수십 년 동안 독성 물질들을 우리 환경의 일부로 만들고 있을지도 모른다.

문제의 심각성은 모두가 노출되고 있다(아무 통제가 없다)는 사실에 있다. 공기를 호흡하거나, 물을 마시거나, 토양에서 재배된 식품을 먹는 모든 사람이 실험군에 포함되어 있는 셈이다. 우리가 마침내 장기적인 부정적 효과를 인식하게 되면, 수많은 사람들이 영향을 받아왔을 것이다.

우리 중 아무도 우리 사회가 우리 건강에 제기하는 위협을 피하지 못하지만, 환경 건강을 논의할 때 우리가 어린 아이들을 특별히 강조해야 하는 이유들이 많다. 그러한 이유들은 순전히 정서적인 것(아들과 내가 먼저 이 책을 쓰길 고려한 이유)에서 엄격히 과학적인 것(성인에 비해 태아, 영아와 유소아는 얼마나 더 취약한지에 대한 우리의 이해)까지 이른다.

아이들의 건강에 위협을 가하는 노출은 심지어 수태 이전에 시작된다. 여성의 신체에 축적되었을지도 모를 독성 화학물질은 태반을 넘어가 중요한 발달기 동안 배아 또는 태아에 영향을 미칠 수도 있다. 살충제처럼 대부분의 독성 화학물질은 지용성이라 체내 지방조직에 축적될 수 있다. 예비 엄마의 몸은 영양 및 에너지 저장고를 동원하여 태아에게 가능한 한 최선의 영양을 제공하지만, 독성 화학물질이 따라가 대신 태아에 축적될 수 있다.

출생 후에도 아이들의 해독 메커니즘은 덜 발달되어 있고 그들을 화학물질로부터 완전히 보호할 수 없다. 또한 아이들은 성인들보다 더 빨리 호흡하고 체중에 비해 더 많이 먹고 마신다. 그 결과 같은 공기, 음식 및 물로부터 화학물질에 더 많이 노출된다.

오늘날의 세계에서 우리가 독성 원소들로 완전히 둘러싸여 있다는 점은 의심할 여지가 전혀 없다. 우리는 우리(특히 어린 아이들)의 건강에 미치는 환경적 영향이 주요 우려사항이 되었을 뿐만 아니라 사실 오늘날 세계적으로 가장 중요한 건강 문제가 되었다는 점을 부인할 수 없다.

나는 친구, 동료 및 심지어 비행기의 낯선 사람과 대화하면서 이러한 우려사항을 많이 공유해왔다. 흔히 그들은 "상황이 정말로 그렇게 나쁘다면, 우리에게 어떤 희망이라도 있나요?"라고 묻는다. 그러면 나는 항상 단호히 "예스"라고 대답한다. 당신과 가족이 호흡하고 먹으며 마시는 것과 아울러 당신의 주변에 두게 하는 것을 통제하면, 당신은 삶 자체를 보호하고 육성하게 된다. 최적의 영양을 통해 세포 방어를 증강시키면, 당신은 피할 수 없는 독성 물질을 더 잘 퇴치할 수 있을 것이다. 당신에게 가장 가까운 세계를 돌보면, 당신은 세계에 변화를 가져올 것이다.

나는 우리가 여기서 인간은 세계를 독성 무덤으로 변화시키고 있다는 사실을 접하는 경우만큼이나 아무 생각 없이 어떤 것에 굴복하는 처지가 된다는 것을 믿을 수 없다. 우리는 침입을 위협하는 모든 위험을 막을 수 없을 것이지만, 이 세계를 내부에서 보호할 수 있다. '내부에서 외부로' 방식으로 시작하면 우리는 좀 더 큰 상황을 변화시키게 된다. 당신과 당신이 사랑하는 사람들을 돌보면 당신의 가족뿐만 아니라 지구의 미래도 보호할 것이다.

내가 종종 자신에게 묻는(그리고 내 아이들에게도 자주 하는) 질문의 하나는 이렇다: 당신은 선택에 의해 또는 우연에 의해 살고 있는가? 당신은 당신의 건강, 행복 또는 삶 자체가 잘되길 수동적으로 기대하고 있는가, 아니면 당신이 바라는 결과를 성취하는 데 능동적으로 관여하고 있는가? 분명 우리에게 아무 통제력이 없는 상황이 있다. 그럼에도 우리는 삶에서 거의 모든 결과를 불가피한 것이라고 치부하기가 너무 쉽다.

내가 나의 70년 생애에서 얻은 모든 지혜 중 가장 중요한 것은 건강과 시간은 두 가지 소중한 자산이라는 것으로, 이 둘은 고갈될 때까지 우리가 거의 그 진가를 알아보거나 인정하지 못한다. 시간의 경우처럼, 건강은 삶의 원료이다. 당신은 그걸 현명하게 사용하거나, 낭비하거나, 심지어 죽일 수 있다. 우리는 할 수 있는 모든 일을 다 하려면 백 번의 생애가 필요할 것이다. 만일 우리의 삶이 영원하다면, 우리는 생활습관을 조정하거나, 목표를 세우거나, 효과적으로 기획하거나,

우선순위를 설정할 필요가 없을 것이다. 우리는 시간과 건강을 낭비하면서 아마도 여전히 그럭저럭 꿈을 실현할 수 있을 것이다(오직 우연에 의해서일지라도).

그러나 현실에서 우리는 단 한 번의 생애가 주어져 있으므로 현세에서 최선을 다해야 한다. 우리는 선택해야 한다.

최적의 건강을 선택하는 것은 내가 내 아이들, 그들의 자녀와 당신의 아이들에게 가지는 꿈이다. 당신이 삶을 사랑하고 행복과 건강 속에 삶을 만끽하면서 살기를 기대해본다.

- 마이런 웬츠 박사

감사의 글

여기서 거명 여부에 상관없이 이번 프로젝트의 성공에 기여해준 모든 분들에게 감사드린다. 우리는 우리의 직업적·개인적 여정에 영향을 미친 분들 각자에게 깊이 감사하고 있다.

Amy Haran에게 감사드린다. 이번 프로젝트에 대한 그의 헌신과 우리의 사고에 활기를 불어넣는 지칠 줄 모르는 그의 능력이 있었기에 이번 작업이 가능했다. 심도 있는 조사, 탐구심과 과학 자료에 대한 주의력을 보여준 Peter Van Duser에게 감사드린다.

우리의 비전을 선도하고 현실로 만든 Kevin Guest에게 무한한 감사를 드린다.

또한 소중한 피드백 및 기여를 해준 Denis Waitley, Tony Jeary, Lyle MacWilliam, Dr. Michael B. White, Michael Scott, 그리고 사노비브의학연구소의 직원들에게도 감사드린다.

믿기지 않을 정도로 시간 집중적이고 창의적인 레이아웃을 전달해준 Nathan Paret과 John Cordova에게 감사드린다. 삽화와 만화로 책에 활기를 불어넣은 Pat Hill과 Val Bagley에게 감사드린다. 끊임없이 산만해지는 두 저자와 그 팀들이 업무에 전념하도록 필요한 격려(그리고 협박)를 해준 Diane Leroy와 Melissa Fields에게 감사드린다. 실험 대상자의 역할을 해주고 마케팅과 홍보에 자신의 시간과 재능을 내어준 Kim Pratt과 Ashley Collins에게 감사드린다. 그리고 시간을 내어 원고를 읽고 예리한 통찰력과 이의를 제기하는 질문을 제공해준 기타 많은 여성들(직장 동료, 소비자, 친구와 가족 구성원)에게 감사드린다.

마지막으로, 우리에게 최대의 팬이자 가장 엄한 비평가인 Renee와 Prudence에게 감사드린다. 당신들이 우리의 터무니없는 행동을 참아준 것은 놀랄 만하다. 공동 저술을 하는 수개월 동안 당신들이 우리를 지원해준 것은 우리가 늘 감사할 경이로운 일이다.

또한 우리는 이 책과 그 메시지에 대해 초기에 지원을 해준 다음 분들에게 특별한 감사를 표한다. 당신들의 열정은 우리의 성공에 필수적이었다.

Lisa Ng and Ivan Wong / Susanne and John Cunningham /
Sophia Marcoux and Jacques Fiset / April and Mike Fano /
Collette Larsen and Zachary Ross / Tom and Lorie Mulhern /
Bill Ohochinsky and Donna Thrasher /
Deanna and David Waters / Majid and Kahnoush Mokhbery /
John and Anne Northrup / Barbara Souther /

Pete and Dora Zdanis / Owen and Marcie Briles /
Dan and Rebecca Brink / Simon and Kelly Chan /
Dan and Nanc Christy / David and Tricia Delevante /
Faye and Raymond Despins / Paul and Ellen Dueck /
J'en El and Michael Adamson, Ph.D. /
Brett and Melanie Ethridge / John and Patty Abraham /
Bud and Bunny Barth /
Brian, Jaclyn, Dylan, and Landri Bohlke /
Chris and Helen Bolton-Jamieson /
Larry and Nancy Bunn / Dana and Paul Ethridge /
Theresa Haney and Pepi Diaz-Salazar /
Michael and Barbara Hollender /
Penny and Phil Kirk / Arnie and Linda Knight /
Paul and Leslee Maki / Mike and Miriam Miller /
Janet L. Moore / Mario and Elia Ray /
Karen and Tim Shumka / Susan Waitley /
Rick and Terri Young / Seta Der Artinian and Hubert Krause /
Line and Luc Dubois / Jean-Pierre Gagne and Nicole Boulé /
Rita Hui / Michel and Suzanne Lavoie /
Isabelle Wilson and Jean-Guy Gladu /
Gene and Gwen Burnell, Todd, Garrett, and Whitney /

Michael Callejas / Mable and Vincent Chan /
Dean and Sherri Chionis and Matt Chionis /
Sheila and Garry Dancho / Tony and Tammy Daum /
Barbara and Dr. Norman Dawson /
Claude and Maryse DuQuette / Robin Ellis /
Jim and Dian Fawver / Dustin and Melissa Fields /
Barbara Fonger / Leanne Grechulk /
Dr. Steve and Andrea Hryszczuk /
Daniel and Dr. Paige Hunter / Fiona Jamieson-Folland
and Chris FollandRory Jones / Jordan Kemper /
Dr. Deborah Kern / Dean and Evelyn Koontz /
Lyne and Germain Lafortune / Elaine Lee / Ri Yue Liu /
Carmen Marshall / Dixie Moore / Gene and Sandra Onley /
Liza Pascal and Ayan Rivera / Peter and Bibiana Pau /
Sven and Patricia Poulsen / Annette and Victor Que /
Patti Roney / Justina Rudez / Matt, Shanna, Will
and Ava Ryan / Lloyd and Nikki Singer /
Dwight and Karen Spaulding / Brian and Amber Thiel /
Dr. Karen Wolfe / Terry and Terri Wright /
Dr. Wen Chi Wu and Zang Houng Wu /

✚ 참고 문헌

PART 2 - 제1장 옷이 문제다

1. U.S. Centers for Disease Control, Agency for Toxic Substances and Disease Registry, "Public Health Statement for Antimony," CAS# 7440-36-0, December 1992, http://www.atsdr.cdc.gov/phs/phs.asp?id=330&tid=58 (accessed June 10, 2010).
2. L. Birnbaum and D. Staskal, "Brominated Flame Retardants: Cause for Concern?" *Environmental Health Perspectives*, 112 (2004) 9-17.
3. SixWise.com, "The 6+ Synthetic Fabrics You Most Want to Avoid and Why," http://www.sixwise.com/newsletters/05/12/21/the-6-synthetic-fabrics-you-most-want-to-avoid-and-why.htm (accessed January 2, 2009).
4. Croplife Foundation, "Pesticide Use in U.S. Crop Production: 2002," http://www.croplifefoundation.org/Documents/PUD/NPUD%202002/Fung%20&%20Herb%202002%20Data%20Report.pdf (accessed June 29, 2010).
5. Fragranced Products Information Network, "Background," http://www.fpinva.org/text/1a5d908-117.html (accessed January 19, 2010); June Russell's Health Facts, "Chemical Sensitivities and Perfumes," http://www.jrussellshealth.org/chemsensperf.html (accessed January 8, 2010).
6. K. Leong, "Is Perfume Toxic to Your Health?" *Associated Content: Health and Wellness*, August 14, 2008, http://www.associatedcontent.com/article/929891/is_perfume_toxic_to_your_health.html?cat=5 (accessed January 7, 2010).
7. Institute of Medicine, "Clearing the Air: Asthma and Indoor Air Exposures," *Indoor Chemical Exposures*, ch. 6, 247-50 (Washington, D.C.: National Academy Press, 2000).
8. H. Scott et al., "Steroidogenesis in the Fetal Testis and Its Susceptibility to Disruption by Exogenous Compounds," *Endocrine Reviews* 30, (2009): 883-925.

9. Canadian Centre for Occupational Health and Safety "Health Effects of Acetone," December 1997, http://www.ccohs.ca/oshanswers/chemicals/chem_profiles/acetone/health_ace.html#_1_9 (accessed January 8, 2010).
10. N. Soukaseum, "Determining the Toxicity Level of Perfumes and Colognes," Project No. J1431, California State Fair, 2006, Project Abstract, http://www.usc.edu/CSSF/History/2006/Panels/J14.html#J1431 (accessed July 1, 2010).
11. California Environmental Protection Agency Air Resources Board, "California Dry Cleaning Industry Technical Assessment Report," August 2005, http://www.arb.ca.gov/toxics/dryclean/draftdrycleantechreport.pdf (accessed December 21, 2009).
12. K. W. Thomas et al., "Effect of Dry-cleaned Clothes on Tetrachloroethylene Levels in Indoor Air, Personal Air, and Breath for Residents of Several New Jersey Homes," *Journal of Exposure Analysis and Environmental Epidemiology* 1, no. 4 (October 1991): 475-90.
13. L. M. Langan and S. M. Watkins, "Pressure of Menswear on the Neck in Relation to Visual Performance," *Human Factors* 29 (1987): 67-71.
14. C. Teng et al., "Effect of a Tight Necktie on Intraocular Pressure," *British Journal of Ophthalmology* 87 (2003): 946-48.
15. E. Brown, "Tight-pants Syndrome: Cause of Abdominal Pressure," The Free Library, http://www.thefreelibrary.com/%22Tight-pants+syndrome.%22+%28cause+of+abdominal+pressure%29-a017104523 (accessed June 29, 2010).
16. N. I. Jowett and C. G. F. Robinson, "The Tight Pants Syndrome—A Sporting Variant," *Postgraduate Medical Journal* 72 (1996): 239-40.
17. S. Lunder and A. Jacob, "Fire Retardants in Toddlers and Their Mothers," Environmental Working Group, http://www.ewg.org/reports/pbdesintoddlers (accessed March 31, 2010); ToxFAQs™ (U.S. Centers for Disease Control, Agency for Toxic Substances & Disease Registry), "ToxFAQs™ for Polybrominated Diphenyl Ethers," September 2004, http://www.atsdr.cdc.gov/tfacts68-pbde.html (accessed March 31, 2010).

PART 2 - 제2장 전자파

1. M. Munowitz, *Knowing: The Nature of Physical Law* (New York: Oxford University Press, 2005).
2. N. Werthheimer and E. Leeper, "Electrical Wiring Configurations and Childhood Cancer," *American Journal of Epidemiology* 109 (1979) 273-84.

3. Scientific Committee on Emerging and Newly Identified Health Risks (SCENIHR), "Health Effects of Exposure to EMF," 2009, Brussels, Belgium.
4. World Health Organization, "What Are Electromagnetic Fields?" http://www.who.int/peh-emf/about/WhatisEMF/en/ (accessed October 1, 2009); Energex, "Effects of EMFs—Do EMFs Cause Adverse Health Effects?" http://www.energex.com.au/network/emf/community_emf_approach.html (accessed October 1, 2009).
5. J. M. Delgado, J. Leal, J. L. Monteagudo, and M. G. Gracia, "Embryological Changes Induced by Weak, Extremely Low Frequency Electromagnetic Fields," *Journal of Anatomy* 134, pt. 3 (May 1982): 533-51; J. D. Harland and R. P. Liburdy, "Environmental Magnetic Fields Inhibit the Antiproliferative Action of Tamoxifen and Melatonin in a Human Breast Cancer Cell Line," *Bioelectromagnetics* 18, no. 8 (1997): 555-62; O. Johansson, "Disturbance of the Immune System by Electromagnetic Fields: A Potentially Underlying Cause for Cellular Damage and Tissue Repair Reduction which Could Lead to Disease and Impairment," *Pathophysiology* 16, nos. 2-3 (2009): 157-77; R. Meinert and J. Michaelis, "Meta-analyses of Studies on the Association between Electromagnetic Fields and Childhood Cancer," *Radiation and Environmental Biophysics* 35, no. 1 (1996): 11-18; M. Otto and K. E. von Muhlendahl, "Electromagnetic Fields (EMF): Do They Play a Role in Children's Environmental Health (CEH)?" *International Journal of Hygiene and Environmental Health* 210, no. 5 (2007): 635-44; D. A. Savitz, "Overview of Epidemiologic Research on Electric and Magnetic Fields and Cancer," *American Industrial Hygiene Association Journal* 54, no. 4 (1993): 197-204.
6. Otto and von Muhlendahl, "Electromagnetic Fields"; N. Wertheimer and E. Leeper, "Electrical Wiring Configurations and Childhood Cancer," *American Journal of Epidemiology* 109, no. 3 (1979): 273-84.
7. Wertheimer and Leeper, "Electrical Wiring Configurations and Childhood Cancer."
8. T. Tynes, L. Klaeboe, and T. Haldorsen, "Residential and Occupational Exposure to 50 Hz Magnetic Fields and Malignant Melanoma: A Population Based Study," *Occupational and Environmental Medicine* 60, no. 5 (2003): 343-47.
9. M. Feychting et al., "Occupational Magnetic Field Exposure and Neurodegenerative Disease," *Epidemiology* 14, no. 4 (2003): 413-19; N. Hakansson et al., "Neurodegenerative Diseases in Welders and Other Workers Exposed to High Levels of Magnetic Fields," *Epidemiology* 14, no. 4 (2003): 420-26.
10. G. M. Lee et al., "A Nested Case-control Study of Residential and Personal Magnetic

Field Measures and Miscarriages," *Epidemiology* 13, no.1 (2002): 21-31; D. K. Li and R. R. Neutra, "Magnetic Fields and Miscarriage," *Epidemiology* 13 no. 2, (2002): 237-38; Y. N. Cao, Y. Zhang, and Y. Liu, "Effects of Exposure to Extremely Low Frequency Electromagnetic Fields on Reproduction of Female Mice and Development of Offsprings," *Zhonghua Lao Dong Wei Sheng Zhi Ye Bing Za Zhi* 24 no. 8 (2006): 468-70.

11. A. Goldsworthy, "The Dangers of Electromagnetic Smog," *h.e.s.e Project: Human Ecological Social Economic*, 2007, under "EM Fields" and "Papers," http://www.hese-project.org/hese-uk/en/papers/electrosmog_dangers.pdf (accessed January 26, 2010); A. Goldsworthy, "The Biological Effects of Weak Electromagnetic Fields," *h.e.s.e Project: Human Ecological Social Economic*, 2007, under "EM Fields" and "Papers," http://www.hese-project.org/hese-uk/en/papers/goldsworthy_bio_weak_em_07.pdf (accessed January 26, 2010).

PART 2 - 제3장 수면시간

1. R. H. Fletcher and K. M. Fairfield, "Vitamins for Chronic Disease Prevention in Adults: Clinical Applications," *JAMA*. 287 no. 23 (June 19, 2002): 3127-29.
2. J. Kliukiene et al., "Risk of Breast Cancer among Norwegian Women With Visual Impairment," *British Journal of Cancer* 84 (2001): 397-99.
3. J. Hansen, "Increased Breast Cancer Risk among Women Who Work Predominantly at Night," *Epidemiology* 12, no. 1 (2001): 74-77.
4. K. Doheny, "Can't Sleep? Adjust the Temperature," *WebMD*, March 2008, http://www.webmd.com/sleep-disorders/features/cant-sleep-adjust-the-temperature (accessed April 20, 2009).
5. Ibid.
6. U.S. Environmental Protection Agency, "About the Indoor Environments Division," http://epa.gov/iaq/aboutus.html (accessed April 20, 2009).
7. U.S. Environmental Protection Agency, "An Introduction to Indoor Air Quality: Volatile Organic Compounds (VOCs)," http://epa.gov/iaq/voc.html (accessed April 20, 2009).
8. J. Mulhall et al., "Importance of and Satisfaction with Sex among Men and Women Worldwide: Results of the Global Better Sex Survey," *Journal of Sexual Medicine* 5 (2008): 788-95.

PART 3 - 제1장 개인용품

1. A. Goodman, "Sources and Origins of Compounds of Emerging Concerns," *Proceedings of the Water Environment Federation, Compounds of Emerging Concern* (2007): 197-223, http://www.ingentaconnect.com/content/wef/wefproc/2007/00002007/00000006/art00017.
2. Environmental Working Group, "Body Burden: The Pollution in Newborns," http://ewg.org/reports/bodyburden2/execsumm.php (accessed February 20, 2010).
3. "Cosmetics: Product and Ingredient Safety," U.S. Food and Drug Administration, http://www.fda.gov/cosmetics/productandingredientsafety/default.htm (accessed July 1, 2010).
4. J. Nudelman et al., "Policy and Research Recommendations Emerging From the Scientific Evidence Connecting Environmental Factors and Breast Cancer," *International Journal of Occupational and Environmental Health* 15, no. 1 (2009): 79-101.
5. S. Epstein and R. Fitzgerald, *Toxic Beauty* (Dallas, TX: Benbella Books, 2009).
6. R. Sutton, "Adolescent Exposure to Cosmetic Chemicals of Concern," Environmental Working Group, http://www.ewg.org/reports/teens.2008 (accessed April 21, 2009).
7. Ibid.
8. V. Timm-Knudson et al., "Allergic Contact Dermatitis to Preservatives," *Dermatology Nursing* 18 (2006): 130-36.
9. U.S. Centers for Disease Control, Agency for Toxic Substances & Disease Registry, "Toxicological Profile for Aluminum: Health Effects," http://www.atsdr.cdc.gov/ToxProfiles/TP.asp?id=191&tid=34# (accessed February 20, 2010).

PART 3 - 제2장 백옥같이 흰 치아

1. U.S. Centers for Disease Control, Agency for Toxic Substances & Disease Registry, "Toxicological Profile for Mercury: Health Effects," http://www.atsdr.cdc.gov/ToxProfiles/TP.asp?id=115&tid=24 (accessed February 20, 2010).
2. M. Wentz, *A Mouth Full of Poison*, (Rosarito Beach, Baja California: Medicis, 2004), 25-32.
3. Ibid., 4.

4. "Summary of Changes to the Classification of Dental Amalgam and Mercury," Food and Drug Administration, http://www.fda.gov/MedicalDevices/ProductsandMedicalProcedures/DentalProducts/DentalAmalgam/ucm171120.htm (accessed, April 25, 2010).

PART 3 - 제3장 약물 중독

1. M. Mendoza, et al., "Pressure Rises to Stop Antibiotics in Agriculture," Associated Press, December 29, 2009.
2. A. E. Aiello et al., "Consumer Antibacterial Soaps: Effective or Just Risky?" *Clinical Infectious Diseases* 1, no. 45 (September 2007): S137-47.
3. L. Born, "Vaccinations: Parents' Informed Choice," Weston A Price Foundation (2005), http://www.westonaprice.org/children/vaccinations.html (accessed October 15, 2009).
4. Ibid.
5. M. D. Kogan, S. J. Blumberg, and L. A. Schieve, "Prevalence of Parent-Reported Diagnosis of Autism Spectrum Disorder Among Children in the US," *Pediatrics*, October 5, 2009.
6. A. Howd, "When Vaccines Do Harm to Kids," *American Gulf War Veterans Association* (2000), www.gulfwarvets.com/kids.htm (accessed October 15, 2009).
7. U. Erasmus, *Fats That Heal, Fats That Kill* (Burnaby BC, Canada: Alive Books, 1993).
8. "Cholesterol," Wikipedia, http://en.wikipedia.org/wiki/Cholesterol (accessed November 18, 2009).
9. Erasmus, *Fats That Heal, Fats That Kill.*
10. U. Ravnskov, "High Cholesterol May Protect Against Infections and Atherosclerosis," *QJM International Journal of Medicine* 96 (2003): 927-34.
11. "Mike's Calorie and Fat Gram Chart for 1000 Foods," http://www.caloriecountercharts.com/chart4a.htm (accessed June 10, 2010).
12. Erasmus, *Fats That Heal, Fats That Kill.*
13. "Small Diabetes Risk Is Not a Reason to Stop Taking Statins," *Medical News Today*, February 21, 2010, http://www.medicalnewstoday.com/articles/179779.php. (accessed February 26, 2010).
14. "Top 5 Lifestyle Changes to Reduce Cholesterol," Mayo Clinic, http://www.mayoclinic.com/health/reduce-cholesterol/CL00012 (accessed February 26, 2010).

15. J. O'Rourke, "Patients OD'ing on OTC Drugs: Warnings Not Sufficient, Some Contend," *Los Angeles Daily News*, December 23, 2006.
16. "Acetaminophen Side Effects," Online Lawyer Source, http://www.onlinelawyersource.com/acetaminophen/side-effects.html (accessed February 2, 2010).
17. R. Strand, Death by Prescription: *The Shocking Truth Behind an Overmedicated Nation* (Nashville, TN: Thomas Nelson, 2003).
18. Ibid., 208-09.

PART 4 - 제1장 음식 사랑

1. R. Strand, M.D. "*Healthy for Life* lecture series," 2009.
2. S. B. Eaton, M. J. Konner, and L. Cordain, "Diet-dependent Acid Load, Paleolithic Nutrition and Evolutionary Health Promotion," *American Journal of Clinical Nutrition* 91, no. 2 (February 2010): 295-97.
3. J. H. O'Keefe, Jr. and L. Cordain, "Cardiovascular Disease Resulting From a Diet and Lifestyle at Odds with Our Paleolithic Genome: How to Become a 21st-Century Hunter-Gatherer," *Mayo Clinic Proceedings* 79, no. 1 (January 2004): 101-08.
4. S. B. Eaton, "The Ancestral Human Diet: What Was It and Should It Be a Paradigm for Contemporary Nutrition?" *Proceedings of the Nutrition Society* 65 (2006): 1-6.
5. D. A. Bushinsky et al., "Proton-induced Physicochemical Calcium Release from Ceramic Apatite Disks," *Journal of Bone and Mineral Research* 9, no. 2 (February 1994): 213-20.
6. D. A. Bushinky et al., "Ion Microprobe Determination of Bone Surface Elements: Effects of Reduced Medium pH," *American Journal of Physiology* 250, no. 6 (June 1986): F1090-97; D. A. Bushinsky et al., "Physiochemical Effects of Acidosis on Bone Calcium Flux and Surface Ion Composition," *Journal of Bone and Mineral Research* 8, no. 1 (January 1993): 93-102; J. M. Chabala, R. Levi-Setti, and D. A. Bushinsky, "Alteration in Surface Ion Composition of Cultured Bone During Metabolic, But Not Respiratory, Acidosis," *American Journal of Physiology* 261, no. 1, pt. 2 (July 1991): F76-84.
7. D. A. Buchinsky et al., "Effects Of In Vivo Metabolic Acidosis on Midcortical Bone Ion Composition," *American Journal of Physiology* 277 (November 1999): F813-19.
8. D. A. Bushinsky, "Acid-base Imbalance and the Skeleton," *European Journal of Nutrition* 5, no. 40 (October 2001): 238-44.
9. M. Roland-Mieszkowski, "Cancer—A Biophysicist's Point of View," Digitalrecordings.com,

July 21, 2004, http://www.digital-recordings.com/publ/cancer.html (accessed February 12, 2010).

10. J. A. Kellum, M. Song, and J. Li, "Science Review: Extracellular Acidosis and the Immune Response: Clinical and Physiological Implications," *Critical Care* 8, no. 5 (October 2005): 331-36.
11. M. Huang et al., "Non-small Cell Lung Cancer Cyclooxygenase-2-Dependant Regulation of Cytokine Balance in Lymphocytes and Macrophages: Up-regulation of Interleukin 10 and Down-regulation of Interleukin 12 Production," *Cancer Research* 58, no. 6 (March 1998): 1208-16; C. N. Baxevanis et al., "Elevated Prostaglandin E2 Production by Monocytes Is Responsible For the Depressed Levels of Natural Killer and Lumphokine-activated Killer Cell Function in Patients With Breast Cancer," *Cancer* 72, no. 2 (July 1993): 491-501.
12. J. M. Wallace, "Nutritional and Botanical Modulation of the Inflammatory Cascade—Eicosanoids, Cyclooxygenases, and Lipoxygenases—As an Adjunct in Cancer Therapy," *Integrated Cancer Therapy* 1, no. 1 (March 2002): 7-37; A. B. Crumley et al., "Evaluation of an Inflammation-Based Prognostic Score in Patients with Inoperable Gastrooesophageal Cancer," *British Journal of Cancer* 94, no. 5 (March 2006): 637-41; A. M. Al Murri et al., "Evaluation of an Inflammation-based Prognostic Score (GPS) in Patients with Metastatic Breast Cancer," *British Journal of Cancer* 94, no. 2 (January 2006): 227-30.
13. J. Challem, "The pH Nutrition Guide to Acid/Alkaline Balance," Natural News, 2010, http://www.naturalnews.com/report_acid_alkaline_pH_1.html (accessed February 10, 2010).
14. L. A. Frassetto et al., "Adverse Effects of Sodium Chloride on Bone in the Aging Human Population Resulting from Habitual Consumption of Typical American Diets," *Journal of Nutrition* 138, no. 2 (February 2008): 419S-22S; P. Frings-Meuthen, N. Baecker, and M. Heer, "Low-grade Metabolic Acidosis May Be the Cause of Sodium Chloride-induced Exaggerated Bone Resorption," *Journal of Bone Mineral Research* 23, no. 4 (April 2008): 517-24

PART 4 - 제2장 요리하기

1. L. Song and P. J. Thornalley, "Effect of Storage, Processing, and Cooking on Glucosinolate Content of Brassica Vegetables," *Food Chem Toxicol* 2, no. 45 (February 2007): 216-24; G. F. Yuan et al., "Effects of Different Cooking Methods on Health-promoting

Compounds of Broccoli," *Journal of Zhejiang University*, Science B 8, no. 10 (August 2009): 580-88; V. Rungapamestry et al., "Changes in Glucosinolate Concentrations, Myrosinase Activity, and Production of Metabolites of Glucosinolates in Cabbage," *Journal of Agricultural Food Chemistry* 4, no. 54 (October 2006): 7628-34.

2. A. M. Jimenez-Monreal et al., "Influence of Cooking Methods on Antioxidant Activity of Vegetables," *Journal of Food Science* 74, no.3 (April 2009): H97-103.
3. H. A. Schroeder, "Losses of Vitamins and Trace Minerals Resulting from Processing and Preservation of Foods," *American Journal of Clinical Nutrition* 24, no. 5 (May 1971): 562-73.
4. D. J. McKillop et al., "The Effect of Different Cooking Methods on Folate Retention in Various Foods that Are amongst the Major Contributors to Folate Intake in the UK Diet," *British Journal of Nutrition* 6, no. 88 (December 2002): 681-88.
5. L. Song and P. J. Thornalley, "Effect of Storage, Processing, and Cooking on Glucosinolate Content of Brassica Vegetables," *Food Chemistry and Toxicology* 45, no. 2 (February 2007): 216-24.
6. M. Kimura and Y. Itokawa, "Cooking Losses of Minerals in Foods and Its Nutritional Significance," *Journal of Nutritional Science and Vitaminology* 36 (1990): S25-32.
7. "Microwave Ovens and Food Safety," *Health Canada*, July 2005, http://www.hc-sc.gc.ca/hl-vs/iyh-vsv/prod/micro-f-a-eng.php (accessed Oct. 1, 2009).
8. "Heterocyclic amines in cooked meats," National Cancer Institute, September 15, 2004, http://www.cancer.gov/cancertopics/factsheet/Risk/heterocyclic-amines (accessed April 21, 2010)
9. "High-temperature Cooking and the World's Healthiest Foods," George Mateljan Foundation, http://www.whfoods.com/genpage.php?tname=george&dbid=122 (accessed April 21, 2010).
10. F. Mangano, "The Hidden Health Hazards of Grilling and Barbecuing," http://ezinearticles.com/?The-Hidden-Health-Hazards-of-Grilling-And-Barbecuing&id=243933 (accessed April 21, 2010).
11. J. Houlihan et al., "Canaries in the Kitchen: Teflon Toxicosis," Environmental Working Group, May 2003, http://www.ewg.org/reports/toxicteflon (accessed February 19, 2010).
12. Ibid.
13. Ibid.
14. "Important Cooking Safety Tips," Dupont, http://www2.dupont.com/Teflon/en_US/assets/downloads/cooking_safely/safety_tips.pdf (accessed February 22, 2010).

15. "A Pictorial Walk Through the 20th Century," U.S. Department of Labor, http://www.msha.gov/century/canary/canary.asp (accessed February 22, 2010).
16. "Styrene," Environmental Protection Agency, January 2000, http://www.epa.gov/ttn/atw/hlthef/styrene.html#ref5 (accessed March 5, 2010).
17. L. Castle, M. Kelly, and J. Gilbert, "Migration of Mineral Hydrocarbons into Foods" and "Polystyrene, ABS, and Waxed Paperboard Containers for Dairy Products," *Food Additives and Contaminants* 10, no. 2 (March 1993): 167-74; M. Kempf, "Occurrence of 2,2,4Trimethyl-1,3-Pentanediol Monoisobutyrate (Texanol) in Foods Packed in Polystyrene and Polypropylene Cups," *Food Additives and Contaminants Part A Chemistry Analysis Control, Exposure and Risk Assessment* 26, no. 4 (April 2009): 563-67; P. G. Murphy, D. A. MacDonald, and T. D. Lickly, "Styrene Migration from General-purpose and High-impact Polystyrene into Food-simulating Solvents," *Food and Chemical Toxicology* 30, no. 3 (March 1992): 225-32; M. S. Tawfik and A. Huyghebaert, "Polystyrene Cups and Containers: Styrene Migration," *Food Additives and Contamination* 15, no. 5 (July 1998): 592-99; W. J. Uhde and H. Woggon, "New Results on Migration Behavior of Benzophenone-based UV Absorbents from Polyolefins in Foods," *Nahrung* 20, no. 2 (1976): 185-94; O. Vitrac et al., "Contamination of Packaged Food by Substances Migrating from a Direct-contact Plastic Layer: Assessment Using a Generic Quantitative Household Scale Methodology," *Food Additives and Contamination* 24, no. 1 (January 2007): 75-94; W. J. Uhde and H. Woggon, "Antistatic Finishing of Plastics from Food Hygiene and Toxicological Viewpoints," *Nahrung* 21, no. 3 (1977): 235-45.
18. J. E. Matiella and T. C. Hsieh, "Volatile Compounds in Scrambled Eggs," *Journal of Food Science* 56, no. 2 (March 1991): 387-90.
19. P. Alonso-Magdalena, "The Estrogenic Effect of Bisphenol A Disrupts Pancreatic Beta-cell Function in Vivo and Induces Insulin Resistance," *Environmental Health Perspectives* 114, no. 1 (January 2006): 106-12; P. Goettlich, "Get Plastic Out of Your Diet," Mindfully.org, November 16, 2003, http://www.mindfully.org/Plastic/Plasticizers/Out-Of-Diet-PG5nov03.htm (accessed December 10, 2009).
20. G. Latini, "Peroxisome Proliferator-activated Receptors as Mediators of Phthalate-induced Effects in the Male and Female Reproductive Tract: Epidemiological and Experimental Evidence," PPAR Research, 2008 (accession number 359267) (accessed July 1, 2010); J. D. Meeker, A. M. Calafat, and R. Hauser, "Urinary Metabolites

of Di(2-ethylhexyl) Phthalate Are Associated with Decreased Steroid Hormone Levels in Adult Men," *Journal of Andrology* 30, no. 3 (May 2009): 287-97; J. D. Meeker, S. Sathyanarayana, and S. H. Swan, "Phthalates and Other Additives in Plastics: Human Exposure and Associated Health Outcomes," *Philosophical Transactions of the Royal Society of London Biological Sciences* 364, no. 1526 (July 2009): 2097-113; N. Pant et al., "Correlation of Phthalate Exposures with Semen Quality," *Toxicology and Applied Pharmacology* 231, no. 1 (August 2008): 112-16; K. P. Phillips and N. Tanphaichitr, "Human Exposure to Endocrine Disrupters and Semen Quality," *Journal of Toxicology and Environmental Health B Critical Review* 11, no. 3-4 (March 2008): 188-220; H. E. Virtanen, "Testicular Dysgenesis Syndrome and the Development and Occurrence of Male Reproductive Disorders," *Toxicology and Applied Pharmacology* 1, no. 207 (September 2005): 501-05; J. J. Wirth et al. "A Pilot Study Associating Urinary Concentrations of Phthalate Metabolites and Semen Quality," *Systems Biology in Reproductive Medicine* 54, no. 3 (May 2008): 143-54.

21. "Plastic Containers Buying Guide," National Geographic, http://www.thegreenguide.com/buying-guide/plastic-containers (accessed March 5, 2010).
22. K. R. Weiss, "Plague of Plastic Chokes the Seas," *Los Angeles Times*, August 2, 2006, http://www.latimes.com/news/printedition/la-me-ocean2aug02,0,5594900.story (accessed July 1, 2010).

PART 4 - 제3장 마시기

1. K. J. Duffey and B. M. Popkin, "Shifts in Patterns and Consumption of Beverages Between 1965 and 2002," *Obesity* 15 (2007): 2739-47, http://www.nature.com/oby/journal/v15/n11/full/oby2007326a.html (accessed July 2, 2010).
2. C. Duhigg, "Millions in U.S. Drink Dirty Water, Records Show," *New York Times,* December 7, 2009.
3. Ibid.
4. "Fluoride in Drinking Water: A Scientific Review of EPA's Standards," *National Research Council*, March 22, 2006.
5. Ibid.
6. "Fluoride and Infant Formula: Frequently Asked Questions," American Dental Association, http://www.ada.org/4052.aspx (accessed March 15, 2010).

7. E. D. Olsen, "Bottled Water: Pure Drink or Pure Hype?" Natural Resources Defense Council, February 1999, http://www.nrdc.org/water/drinking/bw/bwinx.asp and http://www.nrdc.org/water/drinking/qbw.asp (accessed July 1, 2010).
8. "Calcium and Milk: What's Best for Your Bones and Health?" Harvard School of Public Health, www.hsph.harvard.edu/ . . . /what-should . . . /calcium-full-story/ (accessed January 9, 2010).
9. B. Avery et al., "Lowering Dietary Protein to U.S. Recommended Dietary Allowance Levels Reduces Urinary Calcium Excretion and Bone Resorption in Young Women," *Journal of Clinical Endocrinology & Metabolism* (accession number 89:3801-07. 2004).
10. S. Brown, *Better Bones, Better Body* (Los Angeles: Keats Publishing, 2000), 81-114.
11. "Calcium and Milk: What's Best for Your Bones and Health?"
12. C. S. Johnston, D. L. Bowling, "Stability of Ascorbic Acid in Commercially Available Orange Juices," *Journal of the American Dietetic Association* 102, no. 4 (2002): 525-29.

PART 5 - 제1장 청결한 삶

1. U.S. Environmental Protection Agency, "An Introduction to Indoor Air Quality: Volatile Organic Compounds (VOCs)," http://epa.gov/iaq/voc.html (accessed April 20, 2009).
2. A. C. Bronstein et al., "2008 Annual Report of the American Association of Poison Control Centers' National Poison Data System, (NPDS) 26th Annual Report," *Clinical Toxicology* 47(2009): 911-1084.
3. "A Little about Baking Soda," *Baking Soda Book*, http://www.bakingsodabook.co.uk/baking_soda_book_a_little_about_baking_soda.shtml (accessed April 4, 2010).
4. "Ten Uses for Borax," Essortment, http://www.essortment.com/home/usesforborax_swox.htm (accessed April 4, 2010).
5. "Using Essential Oils to Clean and Disinfect," Housekeeping Matters, http://housekeepingmatters.com/using-essential-oils-to-clean-and-disinfect/ (accessed April 4, 2010).

PART 5 - 제2장 첨단기술, 고위험

1. S. Kovach, "The Hidden Dangers of Cell Phone Radiation," *Life Extension Magazine*, August 2009, http://www.lef.org/magazine/mag2007/aug2007_report_cellphone_

radiation_01.htm (accessed May 10, 2010).

2. "Cell Phone Radiofrequency Radiation Studies," National Toxicology Program, http://www.niehs.nih.gov/health/docs/cell-phone-fact-sheet.pdf (accessed October 4, 2009).
3. "Mobile Telephones and Health Effects," Australian Radiation Protection and Nuclear Safety Agency, 2009, http://www.arpansa.gov.au/mobilephones/index.cfm (accessed October 6, 2009).
4. L. Hardell and M. Carlberg, "Mobile Phones, Cordless Phones, and the Risk for Brain Tumors," *International Journal of Oncology* 35 (2009): 5-17.
5. H. Divan et al., "Prenatal and Postnatal Exposure to Cell Phone Use and Behavioral Problems in Children," *Epidemiology* 19 (2008): 523-29.
6. "Worldwide PC Adoption Forecast, 2007 to 2015," Forrester, June 11, 2007, http://www.forrester.com/rb/Research/worldwide_pc_adoption_forecast%2C_2007_to_2015/q/id/42496/t/2 (accessed May 3, 2010).
7. T. Liu and M. N. Potenza, "Problematic Internet Use: Clinical Implications," *CNS Spectrums* 12, no. 6 (2007): 453-66; B. Dell'Osso et al., "Epidemiologic and Clinical Updates On Impulse Control Disorders; A Critical Review," *European Archives of Psychiatry and Clinical Neuroscience* 256 (2006): 464-75.
8. J. J. Block, "Pathological Computer Use In the USA," 2007 International Symposium on the Counseling and Treatment of Youth Internet Addiction, Seoul, Korea, National Youth Commission (2007): 433; K. W. Beard and E. M. Wolf, "Modification in the Proposed Diagnostic Criteria for Internet Addiction," *Cyberpsychol Behaviour* 4 (2001): 377-83; R. Pies, "Should DSM-V Designate 'Internet Addiction' a Mental Disorder?" *Psychiatry* 6 , no. 2 (2009): 31-37.
9. Liu and Potenza, "Problematic Internet Use."
10. K. S. Young, "Internet Addiction: The Emergence of a New Clinical Disorder," *Cyberpsychological Behaviour* 11 (1998): 237-44.

PART 6 - 제1장 차고의 마귀

1. A. Schlapia and S. S. Morris, "Architectural, Behavioral and Environmental Factors Associated with VOCs in Anchorage Homes," Anchorage Air Pollution Control Agency, 1996, http://www.muni.org/Departments/health/environment/AirQ/Pages/AirQualitySpecialStudies.aspx (accessed July 1, 2010); S. J. Emmerich, J. E. Gorfain, and C.

Howard-Reed, "Air and Pollutant Transport from Attached Garages to Residential Living Spaces—Literature Review and Field Tests," *International Journal of Ventilation* 2, no. 3, http://fire.nist.gov/bfrlpubs/build03/PDF/b03067.pdf (accessed July 1, 2010).

PART 6 - 제2장 마당의 친환경화

1. F. D. Roosevelt, "Letter to All State Governors on a Uniform Soil Conservation Law," February 26, 1937.
2. T. Takano et al., "Urban Residential Environments and Senior Citizens' Longevity in Megacity Areas: The Importance of Walkable Green Spaces," *Journal of Epidemiology and Community Health* 56 (December 2002): 913-18.
3. G. T. Miller, *Sustaining the Earth* (Pacific Grove, CA: Thompson Learning, Inc., 2004), 211-16.
4. "Antarctic Melt Releasing DDT, Tainting Penguins," National Geographic News, May 12, 2008, http://news.nationalgeographic.com/news/2008/05/080512-penguins-ddt.html (accessed June 29, 2010).
5. "Chlordane," Eco-USA Toxic Chemicals, http://www.eco-usa.net/toxics/chemicals/chlordane.shtml (accessed June 29, 2010).
6. R. Lewis et al., "Measuring and Reducing Exposure to the Pollutants in House Dust," *American Journal of Public Health* 85 (1995): 1168.
7. R. Renner, "Curse This House," *New Scientist*, iss. 2289, May 5, 2001.
8. U.S. Environmental Protection Agency, "Pesticides and Food: Health Problems Pesticides May Pose," http://www.epa.gov/pesticides/food/risks.htm (accessed June 10, 2010).
9. Center for Sustainable Systems, University of Michigan, 2009, "U.S. Environmental Footprint Factsheet," Pub. no. CSS08-08, http://css.snre.umich.edu/css_doc/CSS08-08.pdf (accessed July 1, 2010).
10. W. D. Schmidt et al., "Effects of Long Versus Short Bout Exercise on Fitness and Weight Loss in Overweight Females," *Journal of the American College of Nutrition* 20 (2001): 494-501.
11. A. R. Ness et al., "Objectively Measured Physical Activity and Fat Mass in a Large Cohort of Children," *PLOS Medicine* 4, no. 3 (2007): e97, http://www.plosmedicine.org/article/info%3Adoi%2F10.1371%2Fjournal.pmed.0040097 (accessed July 1, 2010).

후기 2

1. A. McGinn, "Phasing Out Persistent Organic Pollutants," in *State of the World*, ed. Worldwatch Institute, chap. 5, 79-100 (New York: Norton, 2000).
2. Environmental Defense Fund, "Toxic Ignorance: The Continuing Absence of Basic Health Testing for Top-selling Chemicals in the United States," in *The Current State of Ignorance About Chemical Hazards*, chap. 2, 11-15 (1997), http://www.edf.org/documents/243_toxicignorance.pdf (accessed May 28, 2010).

우리가 마침내 이러한 말들을 글로 쓰게 한 이유였던

앤드류에게 이 책을 헌정한다.

너 덕분에 우리는 미래에 대한 희망을 느낀다.

저자 주

데이브 웬츠와 마이런 웬츠 박사는 《헬시 홈》의 판매에서 얻는 수익의 100%를 트루헬스 재단에 기부할 것이다. 이 재단은 인간에게 가장 중요한 필수품(영양, 의류, 주거, 의료 지원과 건강 교육)을 고통을 받고 있는 사람들이나 가난한 사람들에게 제공하는 것을 사명으로 한다.

좀 더 알아보려면 www.usanafoundation.org를 방문한다.

THE HEALTHY HOME

Ready to Get Started?

Use your personal pass to myhealthyhome.com

Enter the unique access code below on myhealthyhome.com to unlock free, exclusive content, including:

- A Healthy Home assessment that you can save and update as you make progress
- MORE Simple Solutions to improve your Healthy Home score
- Further resources on the subjects discussed in The Healthy Home
- The latest news on health issues that could affect your family
- Select discounts for healthier products from trusted vendors

Log on to myhealthyhome.com today to begin taking simple steps toward a healthier home for you and your family.

Unique Web Access Code: LD43A41HH

myhealthyhome.com